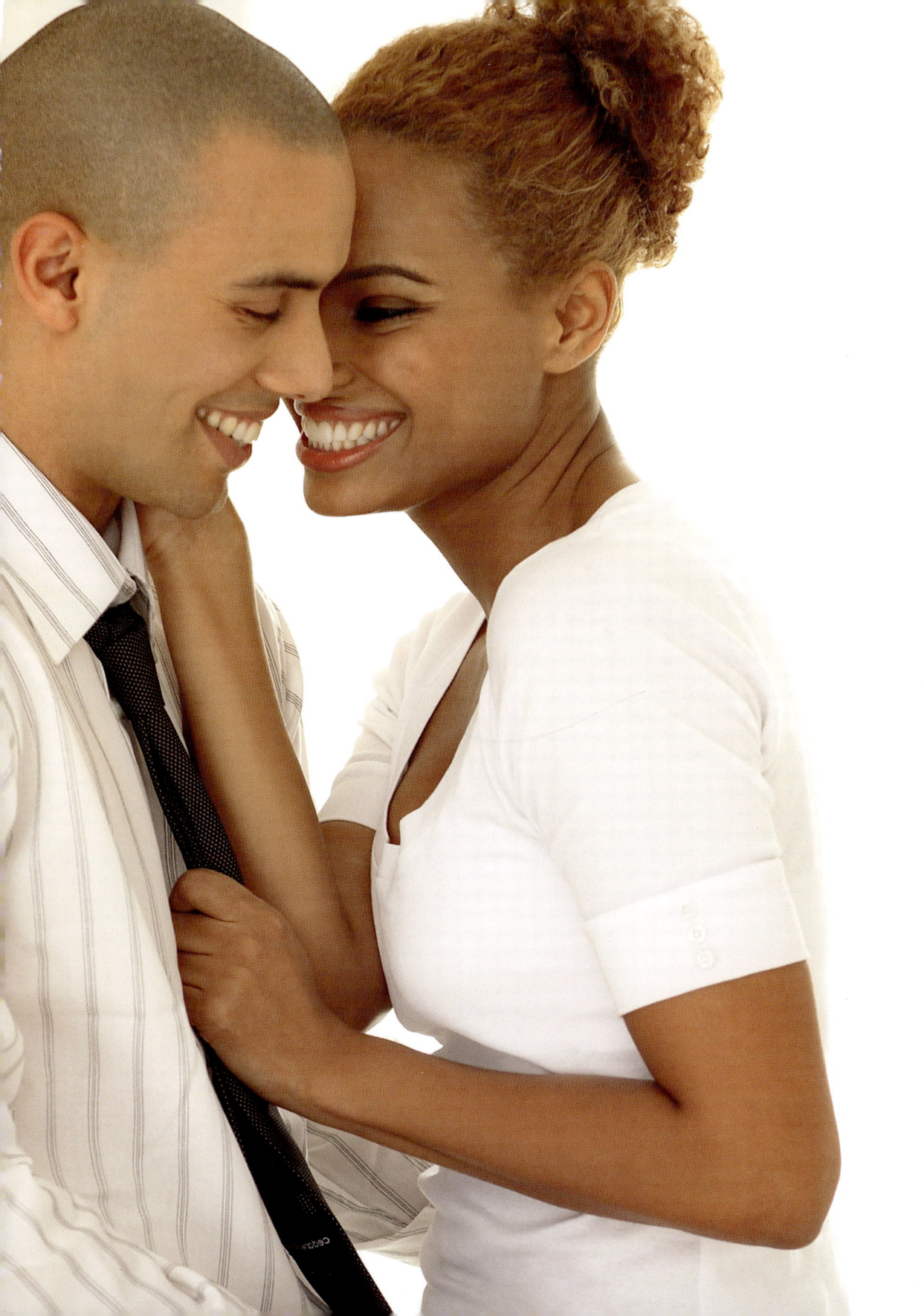

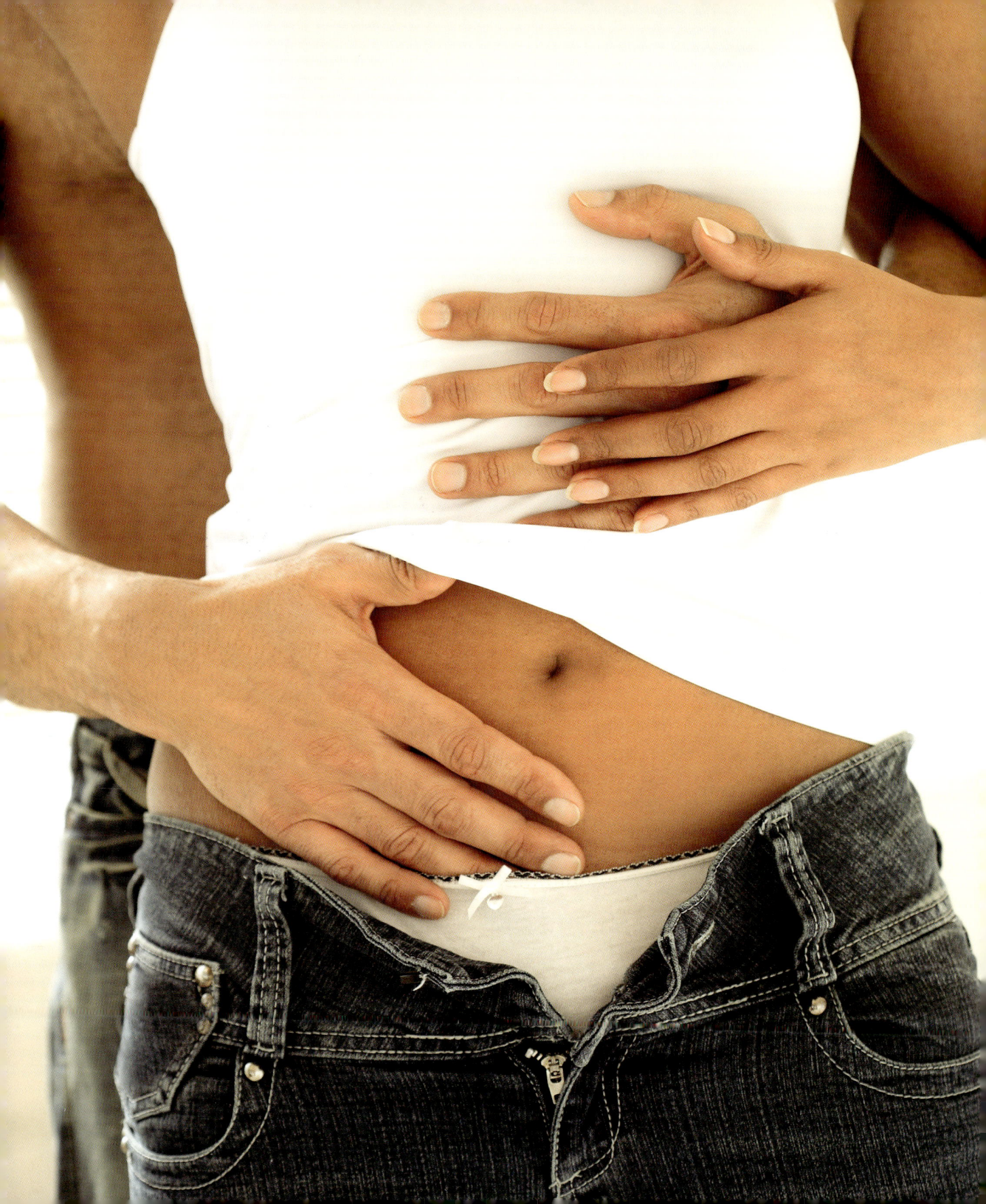

Lustvoll weiblich

Glückliche Sexualität ein Leben lang

Dr. Laura Berman

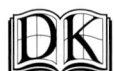

Inhalt

Die Sehnsucht nach Sex　6

Sex ist wichtig　8

Sex ist wichtig　10

Sexualität verstehen ▪ Die weibliche Sexualität ▪ Die Sexualität des Mannes ▪ Geschlechterdifferenzen ▪ Sex und Intimität ▪ Zeit für Sex

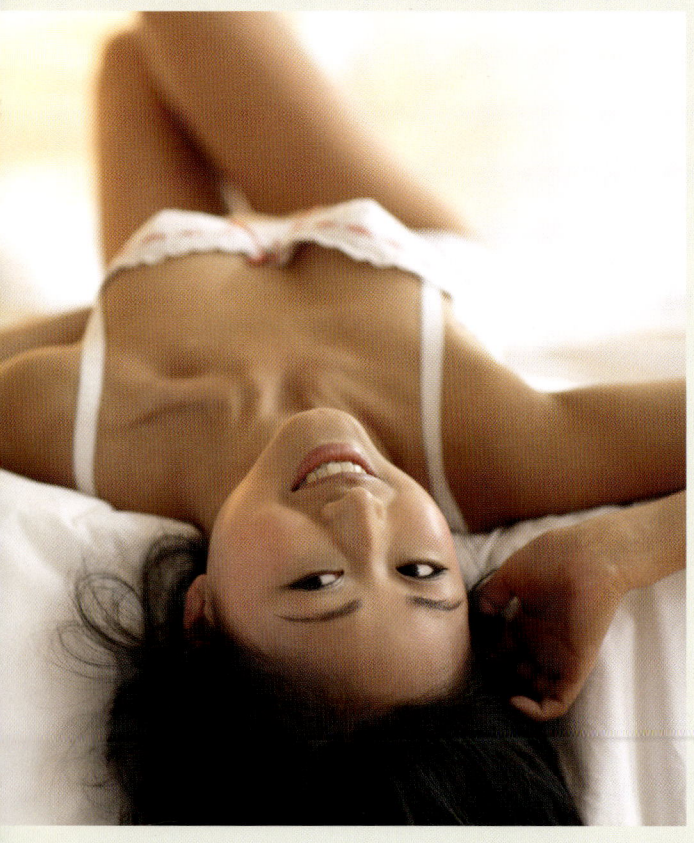

In Sachen Sex　28

Lernen Sie Ihren Körper kennen　30

Anatomie und sexuelle Erregung ▪ Die Anatomie der Frau ▪ Die Anatomie des Mannes ▪ Körperwahrnehmung ▪ Masturbation für Frauen ▪ Masturbation für Männer

Der Sex im Kopf　50

Ansichten zu Sex ▪ Selbstachtung und Liebesleben ▪ Die Selbstachtung Ihres Partners ▪ Der Sexualtrieb ▪ Ihr sexueller Antrieb ▪ Der Sexualtrieb Ihres Partners ▪ Unterschiede in der Libido ▪ Werden Sie wild

Beziehungen　72

Die Beziehungsstadien ▪ Seitensprünge ▪ An der Beziehung arbeiten ▪ Intimität und Romantik ▪ Kommunikation ▪ Weibliche Kommunikation ▪ Mit dem Partner kommunizieren ▪ Bedürfnisse und Wünsche mitteilen ▪ Zuhören und Fragen stellen

Erkundungsreise 96
Erregung und Orgasmus 98
Küssen ▪ Berührungen ▪ Sinnliche Massagen ▪ Erotische Massage ▪ Erregung verstehen ▪ Die weibliche Erregung ▪ Der weibliche Orgasmus ▪ Die männliche Erregung ▪ Der männliche Orgasmus ▪ Gemeinsame Orgasmen

Sex-Basics 128
Manueller Sex ▪ Fingerspiele für sie ▪ Handspiele für ihn ▪ Oraler Sex ▪ Cunnilingus ▪ Fellatio ▪ Stellungen: Gutes und Bewährtes ▪ Die Missionarsstellung ▪ Die Reiterstellung ▪ Von der Seite ▪ Die Hundestellung ▪ Sitzend, kniend, stehend

Sex neu erfinden 168
Etwas Neues ausprobieren ▪ Stellungen für intensivere Orgasmen ▪ Die Koitale Ausrichtungstechnik (KAT) ▪ Analsex ▪ Außerhalb des Schlafzimmers ▪ Hocherotisch: Sex ohne Penetration ▪ Tantrische Liebesspiele ▪ Sex Play ▪ Sexspielzeuge ▪ Erotika

Fantasien 194
Frauenfantasien ▪ Männerfantasien ▪ Fantasien teilen ▪ Sich verkleiden ▪ Striptease ▪ Beherrschung und Unterwerfung ▪ Schauplätze ▪ Fetische

Gesunder Sex 216
Sexuelle Gesundheit 218
Ein gesunder Körper ▪ Gesundheit und Ernährung ▪ Sex in der Schwangerschaft ▪ Sex in den Wechseljahren ▪ Sex im späteren Leben ▪ Ein gesunder Geist ▪ Sex und Stress ▪ Sex und emotionaler Stress ▪ Sex und Depressionen ▪ Eine gesunde sexuelle Beziehung ▪ Safer Sex ▪ Schutz und Empfängnisverhütung ▪ Süchtig nach Sex

Lebenslust: ein Programm 248

Weiterführende Informationen 250
Register 254
Dank 256

Die Sehnsucht nach Sex

Sex ist das, was Freunde von Liebenden unterscheidet. Er ist das, was aus einer Ehe mehr macht als nur Partner- und Elternschaft. Sex erfüllt unser tiefes und natürliches Bedürfnis nach Intimität und kann uns in einer Partnerschaft vom Boden alltäglicher Tatsachen in himmlische Höhen heben.

Sex ist wie Champagner: Selbst der schlechteste ist immer noch ziemlich gut. Trotzdem wissen all diejenigen, in deren Liebesleben jede Lust verloren gegangen ist, dass ein Mangel an Prickeln und Leidenschaft eine Beziehung töten kann. Sogar dann, wenn alles andere gut läuft – Im Beruf läuft alles reibungslos, Sie und Ihr Partner kommen gut miteinander aus, die Kinder sind glücklich – sogar dann kann freudloser Sex die gesamte Dynamik einer Beziehung zerstören.

Um es gleich vorweg zu sagen: Großartiger Sex entsteht nicht über Nacht. Und wenn wir ehrlich sind, müssten die meisten von uns zugeben, dass es in ihren Betten nicht immer zum Besten bestellt ist. Ob Ihnen das Vorspiel zu kurz oder Ihr Partner nicht experimentierfreudig genug ist – das eine oder andere möchten Sie in Ihrem Liebesleben vielleicht verbessern.

Als Sexualtherapeutin und Beziehungsberaterin habe ich zwei Jahrzehnte damit zugebracht, Menschen zu helfen, ihren Weg durch die komplizierte Welt von Sex und Partnerschaft zu finden. Von jungen Müttern bis hin zu gestressten Karrierefrauen haben meine Klientinnen hinsichtlich Alter, familiärem Hintergrund, Beziehung, Beruf und ganz persönlichen Bedürfnissen das gesamte Spektrum abgedeckt. Ich habe Klientinnen geholfen, die sexuell missbraucht worden sind, Klientinnen, die mitten in einer Affäre steckten, solchen, die nicht einmal die grundlegenden Dinge über die Anatomie ihrer Genitalien wussten, und Klientinnen, die auf der Suche nach ihrer sexuellen Orientierung und ihren sexuellen Bedürfnissen waren.

Diese Erfahrungen haben mich eines gelehrt: Wir alle brauchen Liebe und Anerkennung. Wir sehnen uns nach einem Partner, der unseren Körper mag, sich nach unserer Berührung sehnt und in der Intimität mit uns Erfüllung findet. Wir träumen von leidenschaftlichem, hemmungslosem Sex, der uns das Gefühl gibt, befriedigt, vollständig und verstanden zu sein.

Dies alles sind emotionale und körperliche Bedürfnisse, die in einer glücklichen, gesunden Beziehung erfüllt werden können und sollten.

Ich weiß, dass Sie unglaublich viel zu tun haben. Ich weiß, dass Sie an manchen Tagen kaum Zeit für eine ordentliche Mahlzeit finden, ganz zu schweigen davon, sich komplizierte Reizwäsche zuzulegen oder ein romantisches Dinner für Ihren Partner zu kochen. Dieses Buch rät Ihnen nicht, irgendetwas Derartiges zu tun. Stattdessen möchte ich Sie darin unterstützen, mehr über Ihre sexuellen Bedürfnisse herauszufinden und Ihr sexuelles Potenzial zu erkennen. Dabei gilt es vielleicht einige äußere Schwierigkeiten und innere Hindernisse zu überwinden, aber Sie werden bei der Lektüre erkennen, dass es anderen Frauen genauso geht wie Ihnen. Dieses Buch hilft Ihnen, sich das Sexualleben zu schaffen, von dem Sie schon immer geträumt haben. Sie können dieses Buch sogar dafür nutzen, mit Ihrem Partner über Sex zu reden. Vielleicht entdecken Sie eine gewagte neue Position, die Sie neugierig macht, oder eine interessante Information, die Sie ihm zeigen möchten. Nehmen Sie ihn mit auf die Reise zu besserem Sex – die Chance ist groß, dass Sie ihn kein zweites Mal darum bitten müssen!

Laura Berman

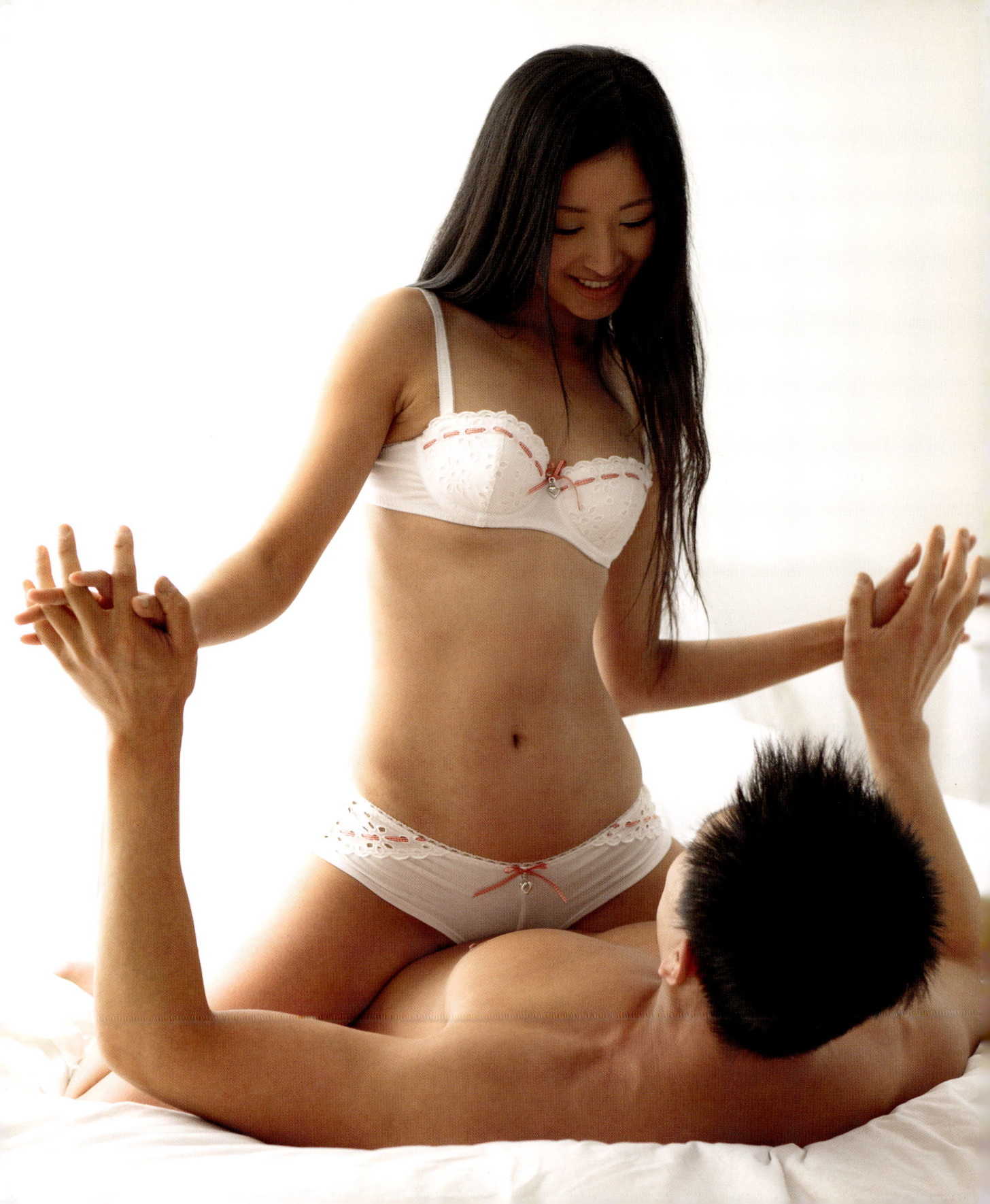

Sex ist wichtig

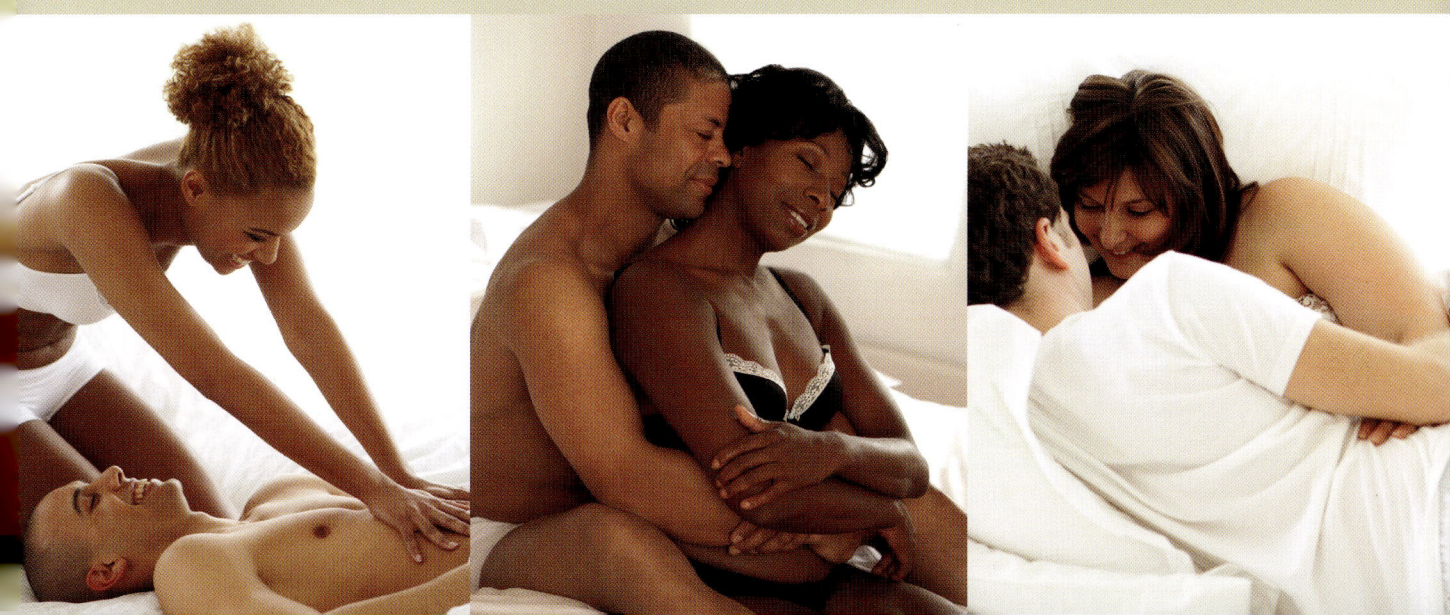

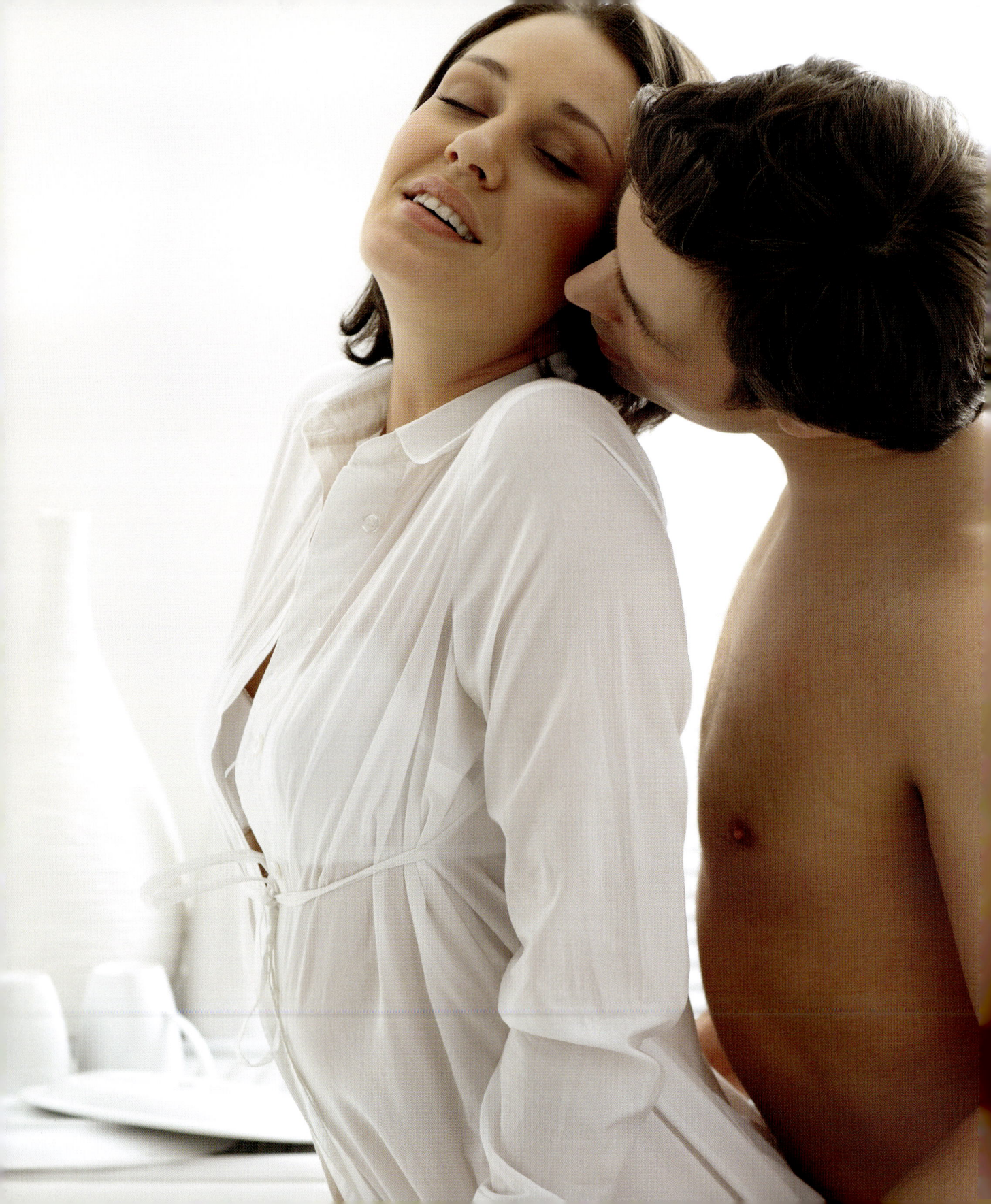

Sex ist wichtig

Sex ist ein grundlegender Teil unseres menschlichen Daseins, und Ihre Sexualität ist ein wichtiger Teil Ihrer Weiblichkeit. Während unseres ganzen Lebens ist die Sexualität eine treibende Kraft, die uns mit Energie und Leben erfüllt und alles um uns herum schöner macht. Lernen Sie, wie Sie Ihre sexuelle Energie dafür nutzen können, um kreativ und glücklich zu werden. Ihre Sexualität zu verstehen und anzunehmen wird Ihnen nicht nur Befriedigung, sondern auch eine engere Beziehung zu Ihrem Liebsten schenken. Zelebrieren Sie Sex, dann zelebrieren Sie auch das Leben.

Sexualität verstehen

Ungeachtet Ihres Alters und Ihrer Lebensumstände – Sex bestimmt Ihr emotionales Wohlbefinden, Ihre Gesundheit und Ihre Beziehungen. Sexualität wird selten als das verstanden, was sie wirklich ist: eine angeborene und gesunde Voraussetzung dafür, sich lebendig und als Mensch zu fühlen. Dabei ist sie unsere ursprünglichste Lebenskraft. Eine stimmige Sexualität ist der erste Schritt nicht nur zu erfülltem Sex, sondern sogar zur Liebe und zum Leben selbst.

Die menschliche Sexualität

Die Sexualität ist schon lange vor der Pubertät da. Wir werden als sexuelle Wesen geboren – Ultraschallbilder zeigen, dass männliche Babys schon mit 16 Wochen Erektionen haben. Babys und Kinder haben ein angeborenes Interesse an ihrem Körper. Sexualität ist in unseren Genen angelegt. Sie ist Bestandteil unseres Seins.

Ihre Sexualität

Wenn Sie Ihre Sexualität verstehen, sind Sie bereit, Ihre sexuellen Gefühle anzunehmen, können Ihre Bedürfnisse Ihrem Liebespartner mitteilen und erleben, dass Sex zu mehr Vertrautheit in Ihrer Partnerschaft führt. Ganz wichtig ist, dass Sie sich wohlfühlen. Wenn Sie nicht genügend Sex haben, werden Sie das an Ihrer Gesundheit und Ihrem Gefühlshaushalt merken.

Obwohl Sex von Schokolade über Rasierwasser bis zu Autos alles Mögliche verkaufen soll, sind wir heute weniger experimentierfreudig und nehmen unsere Sexualität weniger an als frühere Generationen. Aus zwei Gründen: Angst und ästhetische Klischees. Wir haben Angst vor den gesundheitlichen Folgen zu vieler Sexualkontakte, und wir haben Hemmungen, weil wir glauben, Sex müsste eher gut aussehen als sich gut anfühlen. Es ist in Wirklichkeit nämlich genau umgekehrt.

Ein Blick auf Ihre Bedürfnisse

Im Laufe Ihres Lebens verändern sich Ihre sexuellen Bedürfnisse. Ein Baby, ein neuer Job, ein neuer Partner – all das kann Ihre sexuellen Bedürfnisse erheblich verändern.

Was auch immer Ihr Leben gerade ausmacht: miteinander zu sprechen, sich zu berühren und zu küssen, um miteinander in Kontakt zu bleiben, ist ebenso wichtig, wie offen und ehrlich über seine sexuellen Bedürfnisse und Wünsche zu sprechen. Nehmen Sie sich die Zeit, im Bett miteinander zu reden, die Fantasie spielen zu lassen und die körperliche Nähe zu genießen.

Haben Sie Mut

Lassen Sie sich nicht von der Angst vor Veränderungen und dem Unbekannten einschüchtern. Mit Ihrer Sexualität im Einklang zu sein ist grundlegend für Ihre Weiblichkeit. Sex ist so natürlich wie Atmen. Wagen Sie einen Blick auf das, was Ihre Sexualität hemmt, und fangen Sie an, Ihre sexuellen Wünsche und Begierden wirklich ernst zu nehmen.

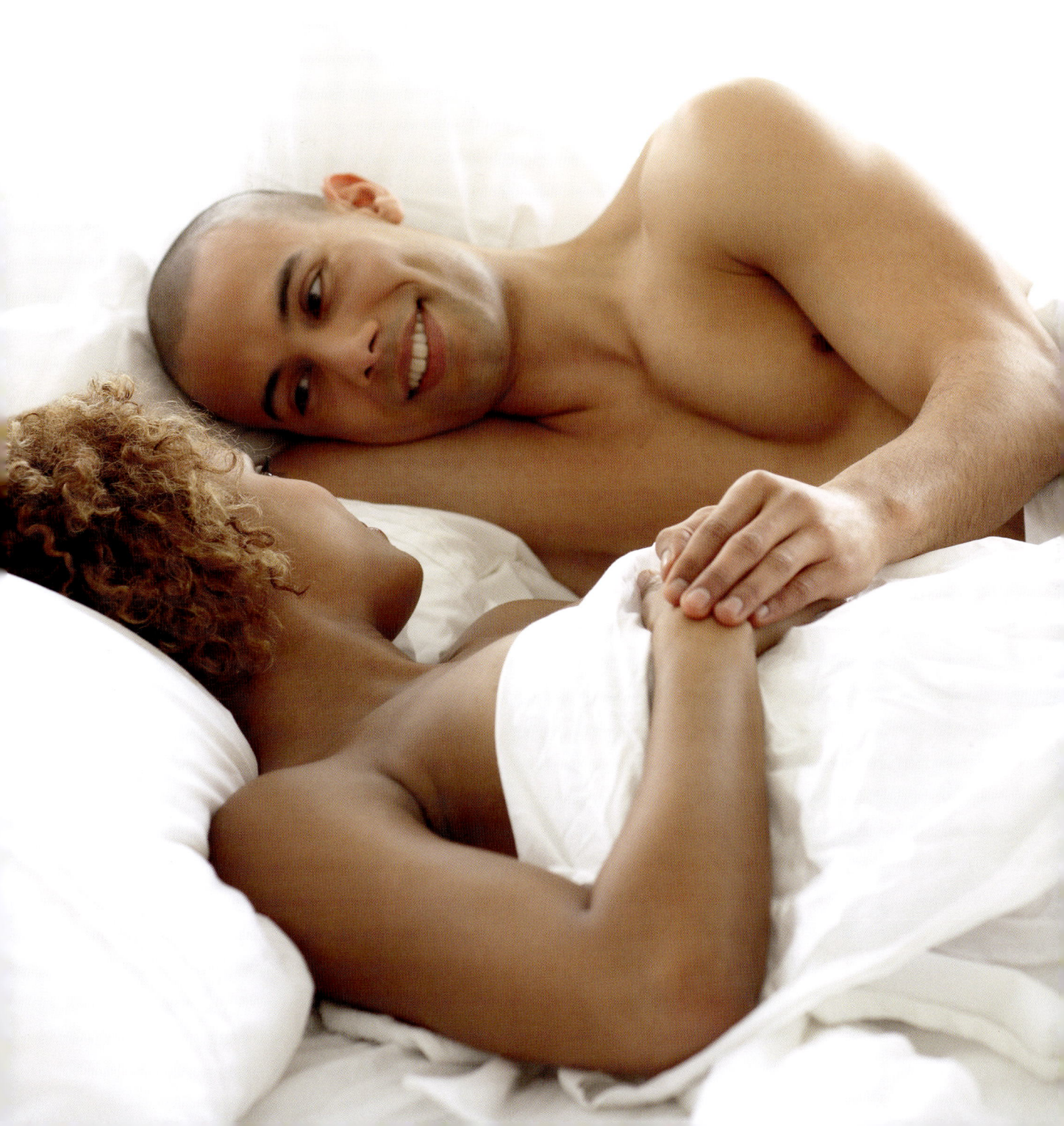

Die weibliche Sexualität

Eine Frau mit einem guten Verhältnis zu ihrer Sexualität ist selbstbewusst, fühlt sich stark, attraktiv und unabhängig. Sex betrifft alle Bereiche unserer Partnerschaft, nicht nur das Schlafzimmer. Wir sind dafür geschaffen, sexuelle Wesen zu sein – göttliche Diven, die sexuellen Genuss anbeten, sexuelle Unzufriedenheit zur Sprache bringen und nach Harmonie, Genuss und Gleichgewicht streben. Ihre Sexualität beeinflusst Ihre Lebensqualität – ein gesundes Liebesleben macht glücklich.

Sex und Selbstvertrauen
Ein erfülltes Liebesleben steigert Ihre gesamte Lebensqualität. Frauen, die selbstbewusst und zufrieden mit ihrem Liebesleben sind, sind auch außerhalb des Schlafzimmers selbstbewusst und zufrieden. Das eigentliche »Nachglühen« von Sex kann darin bestehen, dass Sie sich nach einer Liebesnacht schöner und geliebter fühlen. Solche positiven Gefühle beflügeln sogar die berufliche Karriere und persönliche Ziele.

Ihre sexuellen Bedürfnisse
Das Problem ist, dass manche Frauen ihrer Sexualität keine große Bedeutung beimessen. Die Befriedigung des Mannes steht im Schlafzimmer häufig im Mittelpunkt, und selbst die mutigsten Frauen trauen sich oft nicht, ihren Partner auf etwas Neues oder anderes anzusprechen. Frauen fürchten oft, dass ihr Partner sich angegriffen fühlt, oder glauben, sie wären dann zu dominant. Entsprechend finden manche Frauen nie heraus, was sie wirklich erregt. Wenn Sie sich sexuell stark fühlen wollen, richten Sie Ihren Blick auch auf Ihren eigenen Genuss. Ein gesundes Liebesleben ist immer für beide befriedigend.

Sexualität in den Medien
Wenn Sie Ihre Sexualität näher betrachten wollen, schauen Sie sich selbst an, Ihren Partner und inspirierende Frauen um Sie herum. Zeitschriften und Magazine orientieren sich oft an den Bedürfnissen der Männer und selten an dem, was Frauen brauchen, um sexuelle Befriedigung zu finden. Leicht bekleidete Supermodels in Verbindung mit Artikeln, die Ihnen sagen, wie Sie Ihren Partner befriedigen, untergraben nur Ihre Sexualität. Bei

Frauen, die selbstbewusst und zufrieden mit ihrem Liebesleben sind, sind auch außerhalb des Schlafzimmers selbstbewusst und zufrieden.

vielen Frauen sinkt das Selbstbewusstsein, wenn sie solche Artikel lesen. Und nichts blockiert Ihr sexuelles Glück mehr als geringe Selbstachtung und eine schlechte Selbstwahrnehmung.

Individuelle Sexualität
Machen Sie sich frei davon, wie Sexualität in den Medien definiert wird. Machen Sie sich keine Sorgen, wenn Sie nicht die gestylte Sexgöttin aus der Dessous-Werbung sind – diese Bilder dienen nur dazu, Produkte zu verkaufen. Ihre Sexualität ist grenzenlos und einzigartig. Es macht nichts, wenn Ihre Beine nicht täglich frisch rasiert sind oder Sie nicht der Hungerhaken sind, der in einen Mini-Tanga passt. Egal, wer Sie sind: das einzig Wichtige ist, zu erkennen, dass Sie ein erfülltes Sexleben verdient haben und – dass Sie es haben können.

Schritt für Schritt
Wenn Sie guten Sex genießen wollen, brauchen Sie ein paar Hilfsmittel. Ohne Selbstvertrauen geht das aber nicht – nehmen Sie sich Zeit für Ihren Körper und finden Sie heraus, wie er funktioniert. Erkunden Sie Ihre sexuellen Fantasien, erzählen Sie Ihrem Partner davon oder – noch besser – zeigen Sie ihm, was Sie anturnt. Ein paar neue Praktiken können Ihnen und Ihrem Partner helfen, einen intensiveren Orgasmus und mehr Intimität zu erleben. Beziehen Sie das Vorspiel und oralen Sex mit ein, lassen Sie Ihre Fantasie spielen, um die Erregung zu steigern. Mehr dazu, wie Sie diese Tricks in Ihr Sex-Repertoire einbauen können, erfahren Sie in den nachfolgenden Kapiteln.
Ihre sexuellen Bedürfnisse hängen eng mit Ihren Lebensumständen zusammen und sollten immer Beachtung finden. Mit anderen Worten: Wenn Sie und Ihr Partner mit 50 immer noch genau das miteinander im Bett tun, was funktioniert hat, als Sie 20 waren, dürfen Sie sich nicht wundern, wenn Ihr Liebesleben nicht so prickelnd ist, wie es sein könnte.

Sex ist ein Gewinn
Regelmäßiger Sex hat sechs erstaunliche Auswirkungen auf die Gesundheit: Er erhöht die jugendliche Ausstrahlung, steigert die Abwehrkräfte, stärkt den Beckenboden, verbrennt Kalorien, stabilisiert den Monatszyklus und setzt während des Orgasmus natürliche Schmerzstiller frei. Offenbar fühlt sich guter Sex nicht nur gut an – er bringt auch Ihre Beziehung und Ihr Leben in die richtigen Bahnen. Los geht's!

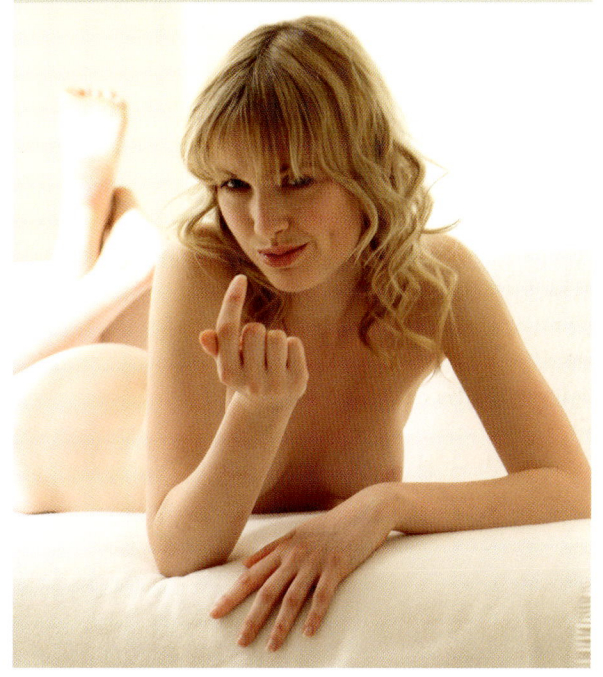

Die Sexualität des Mannes

Die männliche Sexualität hat für Frauen etwas von einem Mysterium. Es heißt, Männern sei es egal, mit wem sie Sex haben, solange er gut ist. Die Wahrheit sieht ein bisschen anders aus. Männer sind sexuell weniger gehemmt und kümmern sich weniger um gesellschaftliche Erwartungen, trotzdem sind sie beim Liebesakt gefühlsmäßig genauso präsent und verletzbar wie Frauen. Frauen können von ihrer positiven Einstellung zum Sex viel lernen.

Die Zeiten ändern sich

In dem Maß, in dem Frauen ihre sexuellen Wünsche äußern, sprechen Männer über ihre emotionalen Bedürfnisse. Das ist für beide eine gute Nachricht. Indem sie auch in sexueller Hinsicht eingefahrenes Rollenverhalten aufgeben, gewinnen Paare die Freiheit, sich ein erfüllenderes und vielfältigeres Liebesleben zu schaffen.

Seine emotionale Seite

Was trägt nun zum emotionalen Erleben des Mannes beim Sex bei? Dasselbe, was auch für Sie wichtig ist. Ein Mann möchte wissen, dass seine Partnerin ihm hohe Wertschätzung entgegenbringt, dass er geliebt und gebraucht wird. Streitereien, Mangel an Intimität und Kommunikation haben Auswirkung auf seine Sexualität. Ein hohes Maß an Vertrautheit aufrechtzuerhalten und mit ihm über seine Bedürfnisse zu sprechen, stärkt Ihre emotionale und in der Folge auch Ihre sexuelle Verbindung. Für Sie beide ist es also wichtig, Ihre sexuellen Bedürfnisse zu formulieren.

Die meisten Männer haben den Wunsch, ihre Partnerin glücklich zu machen. Ihre sexuelle Ausdauer und Potenz spielt für das Selbstwertgefühl von Männern eine große Rolle. Das männliche Bedürfnis, ihre Partnerin zu befriedigen, kann schon mal für ungünstige Spannung im Schlafzimmer sorgen – während er sich unter Druck fühlt, ein großartiger Liebhaber zu sein, hat seine Partnerin Sorge, sein Selbstbild zu verletzen, wenn sie keinen Orgasmus hat. Dabei ist es gerade dieser Druck, der einem Orgasmus im Weg steht.

Lösen Sie ihn auf, indem Sie Ihrem Partner klarmachen, dass der Orgasmus nicht der Dreh- und Angelpunkt Ihres sexuellen Erlebnisses ist.

Männer lieben Sex. Samt Strumpfhaltern, verführerischem Lippenstift, lustvollen Lauten, dem Geruch und sogar feuchten Laken.

Sagen Sie ihm, dass es Ihnen darauf ankommt, sich fallen lassen und genießen zu können. Lassen Sie ihn wissen, dass es für eine Frau nicht vom Orgasmus abhängt, ob der Sex befriedigend ist, sondern von der Intimität und Nähe zu der Person, mit der sie ihn hat. Orgasmus hin oder her – machen Sie ihm deutlich, dass neue Erfahrungen für beide wundervoll sind. Vielleicht nimmt ihm das seine Zweifel, sie befriedigen zu können.

Werbebotschaften

Eine andere, wenig beachtete Tatsache ist, dass auch Männer sich an gängigen Körperidealen messen. Frauen glauben immer, Diätsorgen und Probleme mit Cellulitis seien ein Feld, das ihnen vorbehalten sei, aber Männer leiden beim Anblick ihres Körpers ebenfalls unter Minderwertigkeitskomplexen. Umgeben von Bildern muskelbepackter Werbemodels und gestylter Stars geraten auch Männer in die Krise, wenn ihr eigener Bauch nicht sehr viel Ähnlichkeit mit einem Sixpack hat. Und unterhalb der Gürtellinie gilt: Die Größe spielt sehr wohl eine Rolle – für Männer wenigstens.

Wenn es an Ihrem Mann nagt, dass er zugenommen hat, oder er schon eine Umkleideraum-Phobie entwickelt, wundern Sie sich nicht, wenn diese Selbstzweifel auch vor der Schlafzimmertür nicht haltmachen. Männer müssen hören, dass sie sexuell attraktiv sind. Sagen Sie es ihm.

Lernen Sie von ihm

Männer lieben Sex. Alles daran – die seidenen Strümpfe, roten Lippenstift, hemmungslose Laute und Äußerungen, den moschusartigen Geruch und sogar, in den feuchten Laken zu schlafen. Die Fähigkeit Ihres Partners, Sex mit unbegrenzter Freude zu erleben, ist eine wertvolle Lektion, die er uns durch seine Sexualität vermittelt. Aber Rollenspiele, unbekannte Stellungen und neue Arten, einander zu befriedigen, können eine befreiende Erfahrung für Sie beide sein.

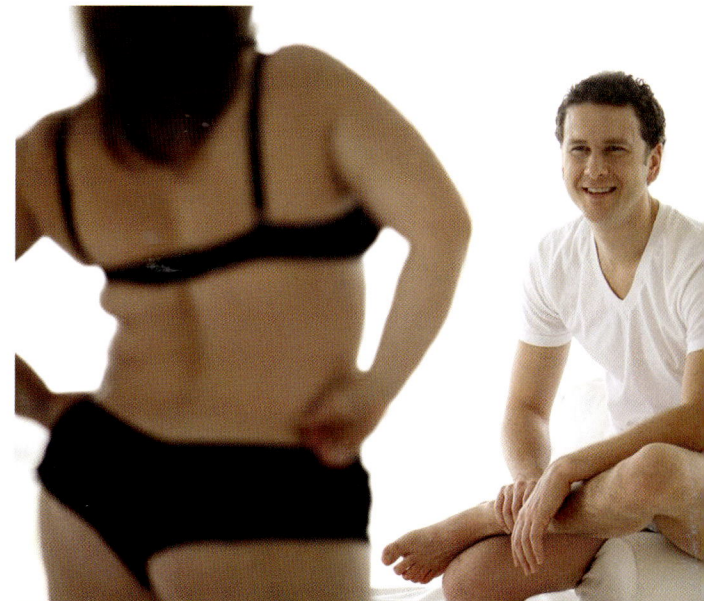

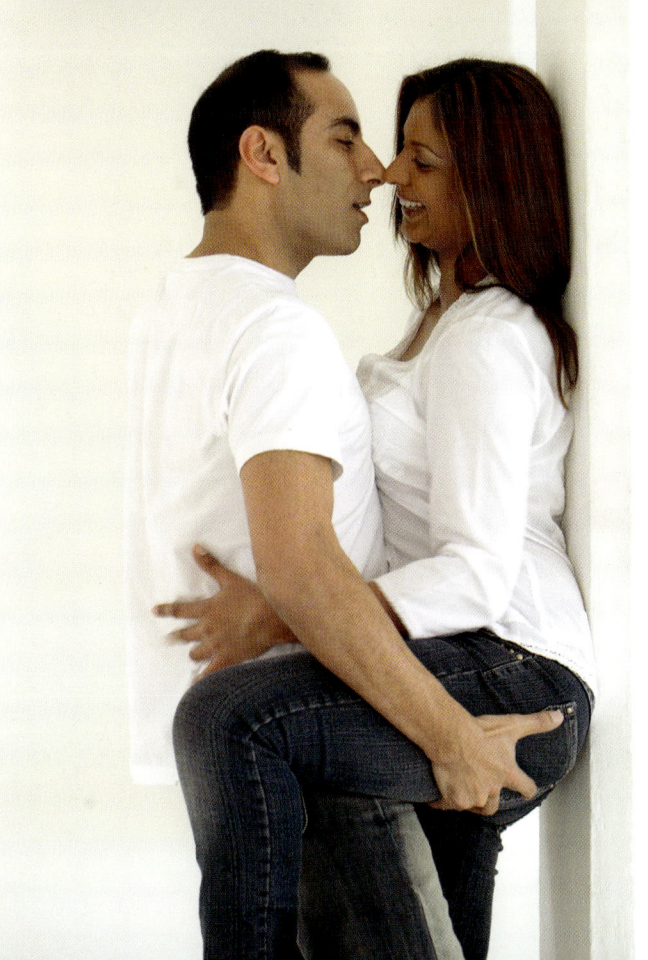

Geschlechterdifferenzen

Wenn es um Sex geht, haben Männer und Frauen oft ganz verschiedene Vorlieben hinsichtlich der Häufigkeit, dem idealen Zeitpunkt oder der bevorzugten Stellung. Glücklicherweise stimmen wir in einem überein: Sex ist eine großartige Sache. Die individuelle Sexualität jedes Menschen wird bestimmt von der Prägung durch Geschlecht, Lebensweise und schließlich sogar durch die Spuren der Evolution. Diese Faktoren haben Einfluss darauf, wann und wie oft wir Sex haben wollen und was uns erregt.

Geschlechterrollen und Monogamie
Seit den Zeiten des Urmenschen hing das Gedeihen der menschlichen Rasse von der Fähigkeit der Männer ab, ihre Gene so weit wie möglich zu verbreiten. Je mehr Sexualpartnerinnen sie hatten, umso wahrscheinlicher war es, dass ihre Gene an die nächste Generation weitergegeben wurden. Frauen hatten keinen Vorteil davon, mit dem ganzen Stamm Sex zu haben – für sie war nur wichtig, mit dem Mann Sex zu haben, der dafür sorgen konnte, dass sie die Schwangerschaft und die Zeit danach überleben konnten. Frauen zog es daher zu den mächtigsten Männern in der Sippe, weil sie den größten Schutz bieten konnten.

Diese sexuellen Unterschiede zwischen Männern und Frauen haben bis heute Gültigkeit. Männer neigen dazu, mit ihren sexuellen Abenteuern zu prahlen, während Frauen eher die Tendenz haben, ihre zu verschweigen. Möglicherweise war das weibliche Sexualverhalten der Ursprung der Monogamie. Als Gewähr für die Gewissheit, der Vater eines Neugeborenen zu sein, gelobten die Frauen dem Mann Treue. Er verpflichtete sich im Gegenzug, bei ihr zu bleiben und für sie und das Kind zu sorgen. Vorübergehend allerdings, vorgesehen war eine Serie von monogamen Beziehungen während eines Lebens.

Was uns erregt
Frauen haben einen sehr starken körperlichen Bezug zur Sexualität, aber er funktioniert anders als bei Männern. Männer sind durch Bilder erregbar. Der Anblick bloßer Haut etwa oder der Partnerin, die sich nach vorn beugt – und sei es, um die Badewanne zu putzen – kann einen Mann in Erregung versetzen. Frauen werden zwar auch durch visuelle Stimuli erregt, stärker aber durch Berührungsreize – etwa Streicheln, Küssen oder Schmusen.

Männer lieben die Unmittelbarkeit von Erregung und Vollzug. Frauen dagegen bevorzugen die Intimität des körperlichen Kontaktes. Männer wachen häufig schon mit einer Erektion auf, während Frauen Sex lieber am späten Abend mögen, wenn sie entspannt sind.

Sex und Alltag
Wir Frauen brauchen länger, bis wir erregt sind und einen Orgasmus erreichen, weil wir nicht so zielorientiert sind wie Männer. Das weibliche Gehirn ist darauf ausgerichtet, mehrere Dinge

gleichzeitig zu bewältigen. Diese Fähigkeit erlaubt uns zwar, für unsere Familien zu Superheldinnen zu werden, doch ist es dadurch manchmal schwierig, einfach nur den Sex zu genießen. Nebenbei denken wir oft an die Hausaufgaben der Kinder, die Wäsche, das Essen oder die große Konferenz am nächsten Tag. Für Männer ist es leichter, ihre Sorgen zu vergessen und ihre Lust zu genießen. Deswegen ist es so wichtig, dass unsere Partner wissen, wie dringend wir genügend Zeit und das Vorspiel brauchen, um Sex zu genießen.

Diese unterschiedlichen sexuellen Bedürfnisse sind manchmal die Ursache für Partnerschaftsprobleme – vor allem, wenn der eine die des anderen nicht kennt. Es hilft, in dieser Hinsicht ehrlich zu sein. Seien Sie ganz direkt und sagen Sie Ihrem Partner, dass Sie sich nach einem längeren Vorspiel sehnen, einer neuen Position, mehr Sex – und dann fragen Sie ihn, wovon er träumt. Er hat möglicherweise ein paar Bedürfnisse, die mit Ihren nicht übereinstimmen.

Generation Rollenwechsel
Rollentausch ist für viele Paare eine Herausforderung. Männer, die zum Beispiel weniger als ihre Partnerin verdienen oder die als Hausmann arbeiten, haben im Bett oft erhebliche Probleme. Dazu kommt die zunehmende Rollenunsicherheit bei Frauen. In der Wirtschaftswelt von heute sind Zeichen von Schwäche oder Emotionalität das Letzte, was Frauen zeigen wollen. Diese Haltung kann sich bis in ihre privaten Beziehungen fortsetzen. Aber dem Liebesleben tut zu viel Kontrolliertheit nicht gut. Männer brauchen manchmal das Gefühl, Regie zu führen – genau wie Sie auch. Eine selbstbestimmte Frau hat kein Problem damit, auch mal Kontrolle abzugeben.

Da sich die Geschlechterrollen in unserer Gesellschaft ändern und verschieben, kann ein Paar es sich gönnen, im Bett ein bisschen »altmodisch« zu sein – das entspannt die Lage und verhilft letztlich zu gleichberechtigterem Sex.

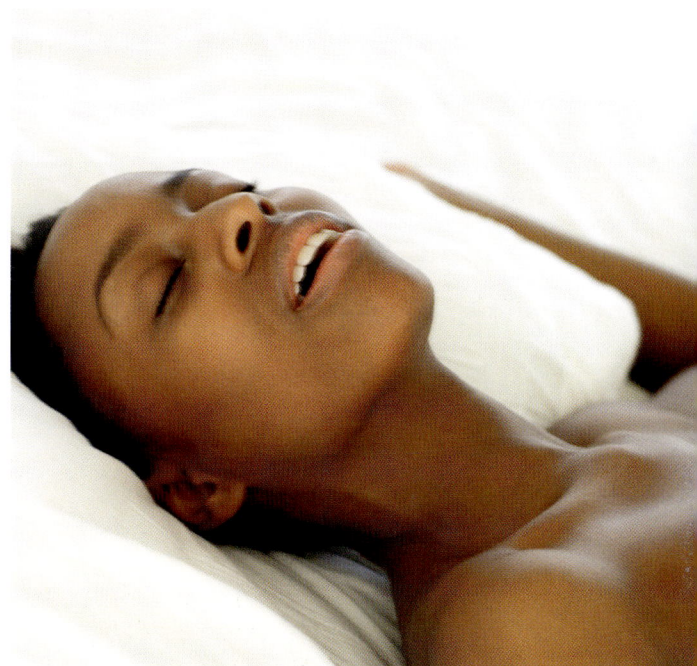

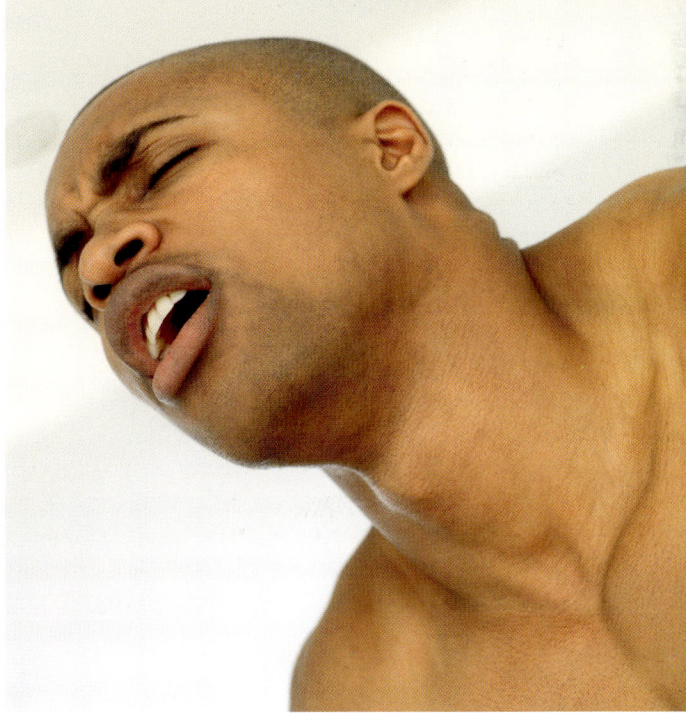

Sex und Intimität

Vertrautheit ist das Band, das uns in Liebe an einen Menschen bindet. In einer gesunden Langzeitbeziehung wächst sie mit der Zeit, und viele Männer und Frauen haben das Glück, in ihrem Partner einen wahren Vertrauten zu haben. In einer Langzeitbeziehung sind Sex und Romantik von vitaler Bedeutung. Je stärker die sexuelle Anziehung ist, umso stärker wird auch der emotionale Zusammenhalt sein. Deswegen ist es so wichtig, seine Beziehung emotional wie sexuell zu hegen und zu pflegen.

Das Wechselspiel von Intimität und Sex
Sex und Intimität sind in unserem Gehirn eng miteinander verbunden, für Männer hat Intimität jedoch einen anderen Stellenwert als für Frauen. Männer empfinden erst dann Vertrautheit, wenn das Liebesleben befriedigend ist. Viele Frauen dagegen können Sex nicht genießen, solange die Vertrautheit fehlt. Bei Männern fördert Sex die Intimität, während bei Frauen Intimität den Sex fördert. Diese Differenzen können zur Zerreißprobe werden. Deswegen kommt es darauf an, Ihr Liebesleben mit Vertrautheit zu »füttern«.

Aus Verliebtheit wird Vertrautheit
Am Anfang Ihrer Beziehung waren Sie wahrscheinlich von Gefühlen wie Aufgeregtheit, Glück und glühender Begierde geradezu überwältigt. Wenn Sie sich verlieben, werden in Ihrem Gehirn chemische Stoffe, zum Beispiel Serotonin, Adrenalin und Oxytocin, freigesetzt. Diese Hormone führen zu Aufregung und Leidenschaft. Mit der Zeit sind Sie einander vertrauter, Ihr Begehren lässt nach und Sie schlafen nicht mehr so oft miteinander.

Der Grund dafür ist, dass sich das Gehirn mit der Zeit an diese Hormone gewöhnt und mehr davon braucht, um die anfängliche Hochstimmung zu erzeugen. Mit anderen Worten: dauerhafte sexuelle Leidenschaft ist in einer Liebesbeziehung gegen unsere biologische Veranlagung. Das bedeutet, dass Sie daran arbeiten müssen, Ihre Attraktivität füreinander aufrechtzuerhalten.

Beeinträchtigte Intimität
Wenn Sie oder Ihr Partner beispielsweise auf der Arbeit gerade eine schwierige Phase haben, wird Ihre schlechte Stimmung Sie beide beeinträchtigen. Gleichermaßen wird Ihre Beziehung darunter leiden, wenn Ihr Sexualleben nur so vor sich hindümpelt. Um die Innigkeit Ihrer Beziehung zu erhalten, brauchen Sie ein erfülltes Liebesleben und umgekehrt. Sorgen Sie dafür, Ihre körperliche Beziehung zu intensivieren – durch Berührungen, Zärtlichkeiten und Gespräche.

Die größte Intimität einer Langzeitbeziehung entspringt dem intensiven Kontakt und dem Bemühen um die Leidenschaft. In einer langen Beziehung werden Sie vielleicht nicht jedes Mal dieses gewisse Kribbeln spüren, wenn Sie ihn küssen oder er Sie berührt. Doch es gibt viele Möglichkeiten, den Funken erneut zu entzünden und das Feuer der Leidenschaft anzufachen.

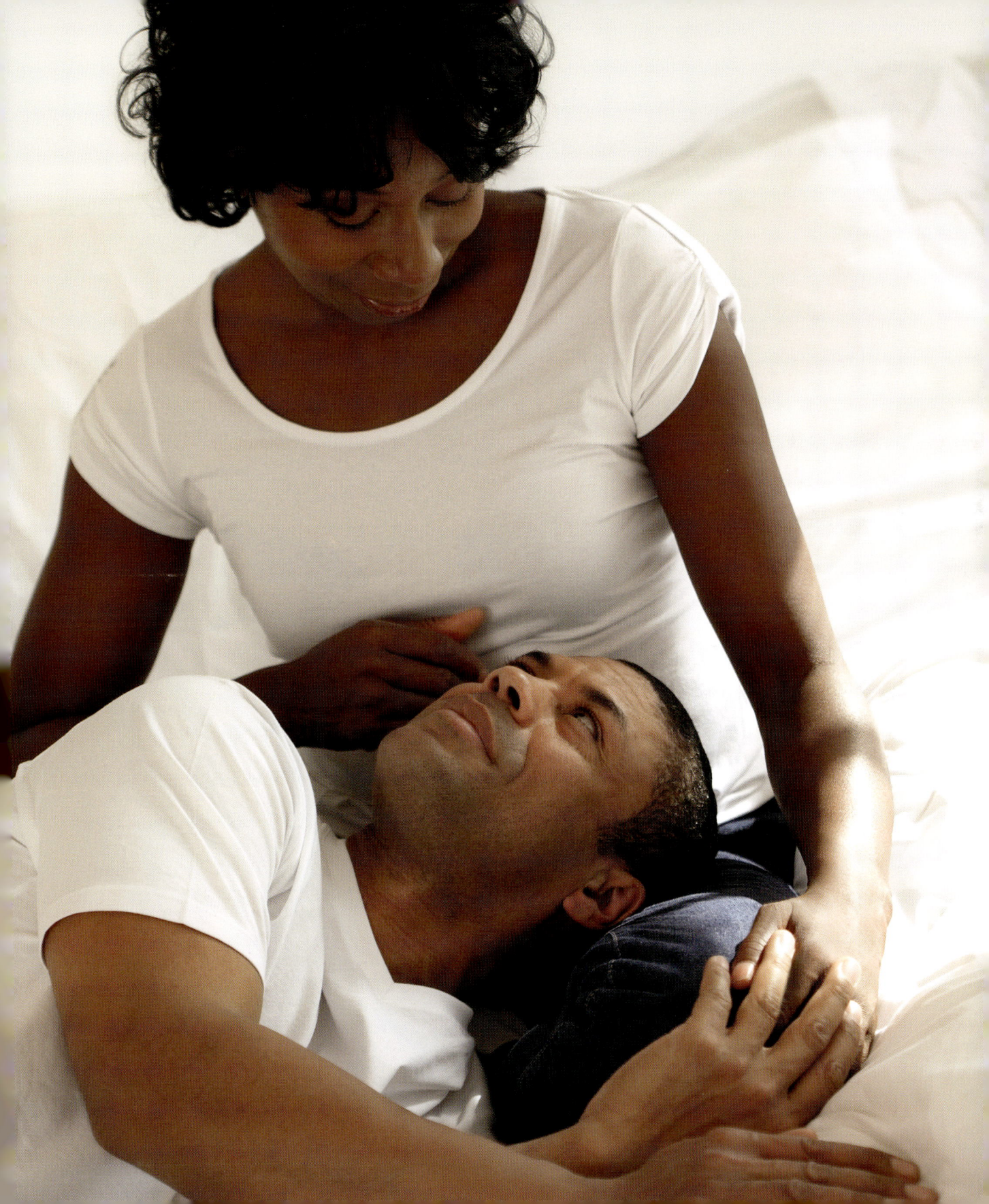

Zeit für Sex

Wie oft sind Sie einfach nur ins Bett gefallen und in tiefen Schlaf gesunken – nicht vor Erschöpfung nach einer heißen Nacht, sondern nach einem anstrengenden Tag, an dem Sie dauernd unterwegs und pausenlos beschäftigt waren? Besonders für Frauen ist die Bedingung für ein befriedigendes Liebesleben Zeit: Zeit für traute Zweisamkeit, Zeit für sich selbst und Zeit, um sich über die Prioritäten in ihrer Beziehung und ihre Bedürfnisse klar zu werden. Geben Sie Ihrem Leben Zeit für Sinnlichkeit.

Für alles zuständig
Das Problem der Frauen ist, mit Stolz für alles zuständig zu sein. Obwohl wir gern auf die bewältigte Doppelbelastung von Beruf und Haushalt hinweisen, scheinen wir damit überfordert zu sein, uns einfach zu entspannen und das Leben zu genießen. Oft lehnen wir Unterstützung sogar ab, weil wir glauben, nur wir allein könnten alles richtig machen. Statt zu entspannen, schmieren wir häufig lieber Pausenbrote, beantworten E-Mails oder gehen gedanklich durch, was noch alles erledigt werden muss.

Mehr Lebensqualität
Möglicherweise liegt es gar nicht an Ihrem Partner oder den Kindern, dass Sie aufgehört haben, Sex zu haben – viel häufiger liegt es daran, dass Sie die Balance zwischen Arbeit, Zuhause und den Freunden verloren haben. Mit mehr Zeit für sich selbst erzielen Sie bessere Ergebnisse und die Beziehungen zu Ihren Kollegen und Freunden verbessern sich auch. Ob aus Schlafmangel, Stress oder Unrast – viele Frauen leiden unter ständiger Müdigkeit, Gewichtszunahme, Launenhaftigkeit und geringem sexuellem Antrieb. Wenn Sie also das nächste Mal wieder bis zum Umfallen aktiv sind, brauchen Sie sich nicht zu wundern, wenn Sie sich im Bett so sexy fühlen wie eine Steckrübe.

Möglicherweise haben Sie keine Ahnung, wie die Erforschung Ihrer Sexualität in Ihr hektisches Leben passen soll. Akzeptieren Sie einfach, dass Sie Zeit brauchen, um sich auszuruhen und sich zu regenerieren. Bauen Sie Stress ab, indem Sie einen Gang zurückschalten und Dinge delegieren, um so Zeit für sich und Ihren Partner zu gewinnen.

Wenn Sie Sex auf den untersten Rang Ihrer Liste setzen, könnte es an der Zeit sein, Ihre Prioritäten zu überdenken.

Delegieren

Endlose, nervende To-do-Listen treiben uns und unseren Partner in den Wahnsinn, und wir müssen niemandem zuliebe ständig alles bewältigen. Unseren Chefs und Kollegen fehlt dann die gelassene Kollegin, unseren Kindern die entspannte Mutter, unseren Partnern und Freunden eine wunderbare Zeit mit uns. Und uns fehlen Energie, Lebendigkeit und Erholung.

Setzen Sie Prioritäten. Wenn Ihre To-do-Liste mehr als fünf oder sechs Aufgaben enthält, ist es Zeit, Inventur zu machen. Machen Sie Kringel neben allem, was zu erledigen ist, und Sternchen neben allem, was Sie nicht delegieren können. Streichen Sie Erledigungen durch, die nicht so wichtig sind.

Delegieren können Sie zum Beispiel an eine Putzfrau. Lassen Sie die Zügel locker und übergeben Sie den Schrubber. So haben Sie eine Verschnaufpause gewonnen, die Ihrer Stimmung und Ihrer Libido guttut.

Es geht auch einfacher

Wie das geht? Holen Sie tief Luft und atmen Sie mit dem Ausatmen Ihren Perfektionismus aus. Da sind ein paar Krümel auf dem Küchentisch? Davon geht die Welt nicht unter. Außer bei einem größeren Ungezieferproblem sollte es Ihnen möglich sein, ins Bett zu gehen, ohne jedes Krümelchen im Haus beseitigt zu haben.

Machen Sie sich das Leben leichter, wann und wo immer es geht. Lassen Sie die Hemden in der Reinigung bügeln, engagieren Sie einen Fensterputzer oder Gärtner und es darf mittags auch mal ein Fertiggericht geben. Manche Erleichterungen sind vielleicht nicht ganz billig, aber wenn Sie dadurch Zeit gewinnen, sind sie es wert.

Außerdem werden Sie lernen müssen, »Nein« zu sagen. Setzen Sie Grenzen, um Ihr seelisches und körperliches Wohlbefinden zu schützen. Reduzieren Sie die Zahl Ihrer Verpflichtungen, und lehnen Sie ab, wenn eine Familienfeier wieder

Teilen Sie sich die Arbeit

Teilen Sie die Hausarbeit auf – vielleicht erledigt Ihr Partner nicht alles genauso wie Sie, aber die Wäsche ist gewaschen und die Betten sind gemacht. Delegieren Sie auch ein paar leichte Aufgaben an Ihre Kinder. Die meisten Kinder mögen es, wenn ihnen Verantwortung übertragen wird. Mit einfachen Arbeiten wie Tischdecken und Socken zusammenlegen kann man die ganze Familie einbinden, damit der Haushalt läuft.

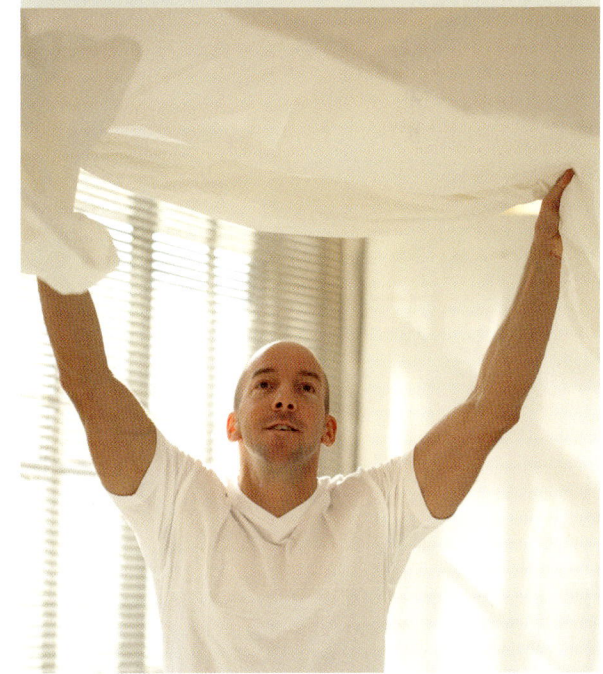

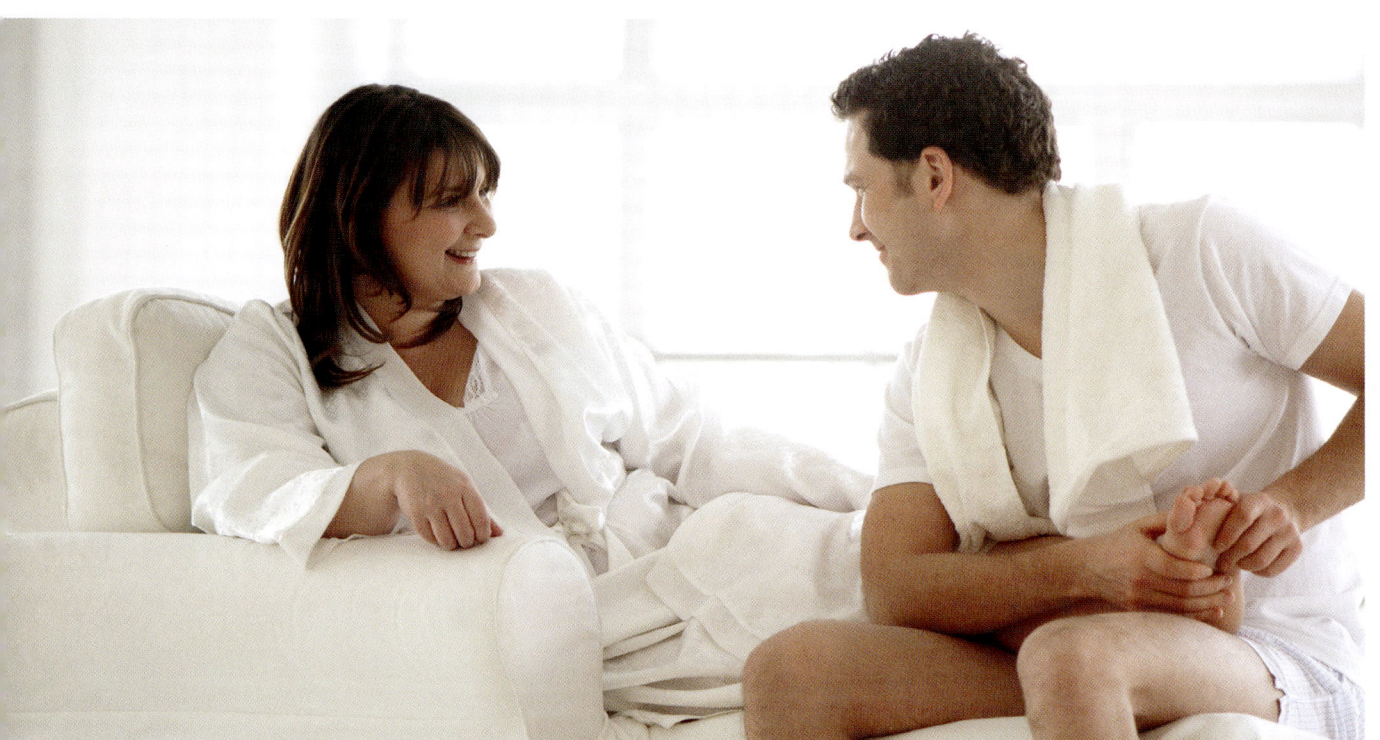

einmal bei Ihnen stattfinden soll. Die meisten Leute werden Ihre Entscheidung respektieren. Es ist schön, gebraucht zu werden, aber versuchen Sie, nur die Dinge zu tun, an denen Sie wirklich Freude haben. Dasselbe gilt für die Aktivitäten Ihrer Kinder. Sparen Sie Ihrer aller Energie für solche Anlässe auf, die Ihren Kindern wirklich am Herzen liegen. Nutzen Sie die gewonnene Zeit, um die Füße hochzulegen.

Loslassen
Haben Sie sich schon einmal eine Massage geben lassen und dann dabei die ganze Zeit nur darüber nachgedacht, was für ein merkwürdiges Geräusch Ihr Auto von sich gibt? Oder sich verzweifelt nach einer Ruhepause oder ruhigem Schlaf gesehnt, aber die Gedanken rasen, weil Sie einfach den Adrenalinrausch in Ihrem Körper nicht stoppen können? Für viele Frauen ist nicht Zeitmangel das eigentliche Problem, sondern nicht abschalten zu können.

Hier hilft Sport. Ein zügiger Spaziergang, eine Stunde Gymnastik, Schwimmen, sogar die Blumenbeete umzugraben, beschleunigt den Puls und regt die Hormonproduktion an. Mit dem Ergebnis, dass Sie sich voller Energie und zugleich entspannt fühlen. Yoga ist eine gemäßigte Alternative, sich zu entspannen. Denken Sie während der Übungen nur an die Position, die Sie gerade einnehmen, und nicht an die tausenderlei Verpflichtungen auf Ihrer To-do-Liste. Wenn Sie sich darauf konzentrieren, Ihren Atem zu kontrollieren, haben Sie viel zu viel damit zu tun, als dass Sie noch an irgendwelche Alltagssorgen denken könnten.

Nehmen Sie sich jeden Tag fünf Minuten, um ruhig dazusitzen, tief zu atmen und Ihren Geist

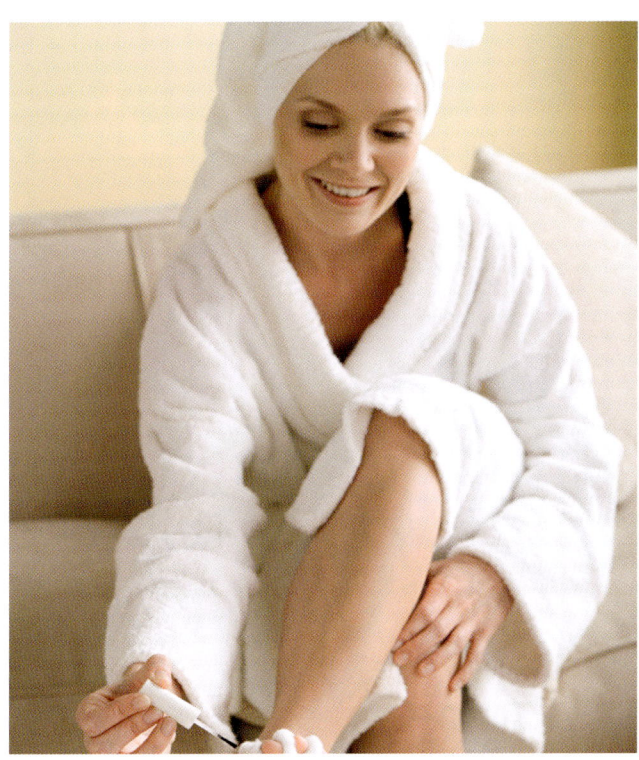
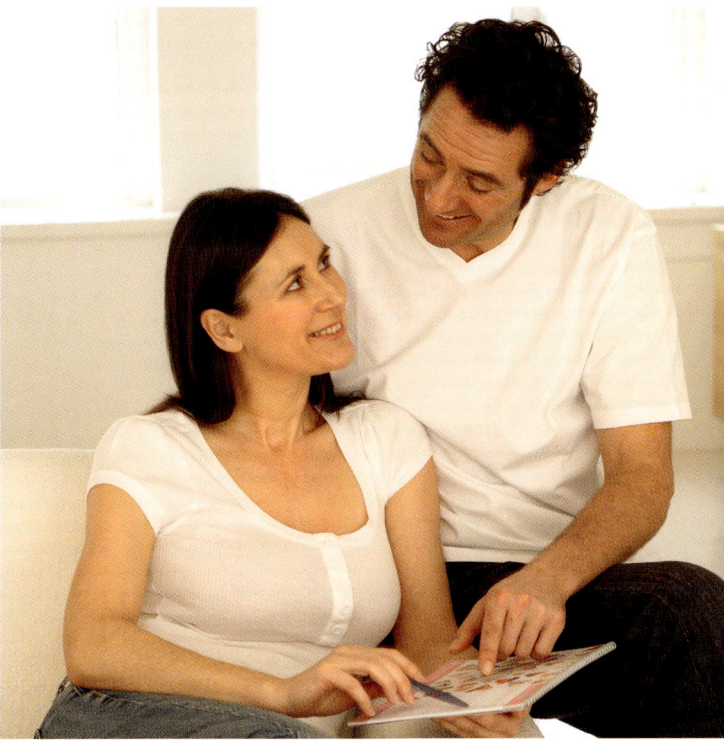

zu beruhigen. Atmen Sie durch den Mund ein und durch die Nase wieder aus. Nutzen Sie diese Atemtechnik, um Körper und Geist zu entspannen, wann immer Sie sich gestresst fühlen.

Das perfekte Leben
Wir wollen ständig Perfektion – ob bei unserem Aussehen, im Beruf oder privat. Wir möchten uns zwar Ruhe und Entspannung gönnen – aber erst, wenn alles andere in unserem Leben perfekt ist. Haben Sie schon einmal bei sich gedacht: Ich nehme mir mehr Zeit für unsere Ehe, wenn die Kinder erst einmal auf der Uni sind? Ich kümmere mich um meine eigenen Bedürfnisse, sobald meine Finanzen geregelt sind? Ich mache Sport, sowie die Kinder in die Schule gehen? – die Liste ist endlos. Worauf warten Sie? »Jetzt« ist genau der richtige Zeitpunkt, um sich um sein Glück zu kümmern.

Was bedeutet das? Es bedeutet: Hören Sie auf, für die Zukunft zu leben, leben Sie heute! Und es bedeutet: Für ein fantastisches Liebesleben brauchen Sie nicht erst schlanker und durchtrainierter zu sein. Verschieben Sie Ihr Glück nicht auf den Sankt-Nimmerleins-Tag.

Rückkehr zum Single-Ich
Das soll nicht heißen, dass Sie Ihren Partner verlassen. Es bedeutet, dass Sie sich Zeit nehmen, die Frau in sich wiederzuentdecken, in die sich Ihr Partner verliebt hat. Finden Sie Zeit für Ihre früheren Interessen, treffen Sie Ihre Freundinnen zu gemeinsamer Schönheitspflege. Machen Sie lange Spaziergänge in der Natur. Gönnen Sie sich Tagträume – mit Sex, genau so, wie Sie ihn sich wünschen. Das dient Ihrer Eigenständigkeit und stärkt Ihre Weiblichkeit.

Die Liebes-Akte: Sich Zeit für Sex nehmen

Neben der Vielzahl alltäglicher Verpflichtungen scheint es manchmal unmöglich, Zeit für die Beziehung zu finden. Ihr Liebesleben ist aber etwas Organisches, das emotionale und sexuelle Intimität braucht, um zu gedeihen. Hier ein Beispiel, wie ein Paar seine Prioritäten änderte und wieder Zeit für die Liebe gefunden hat.

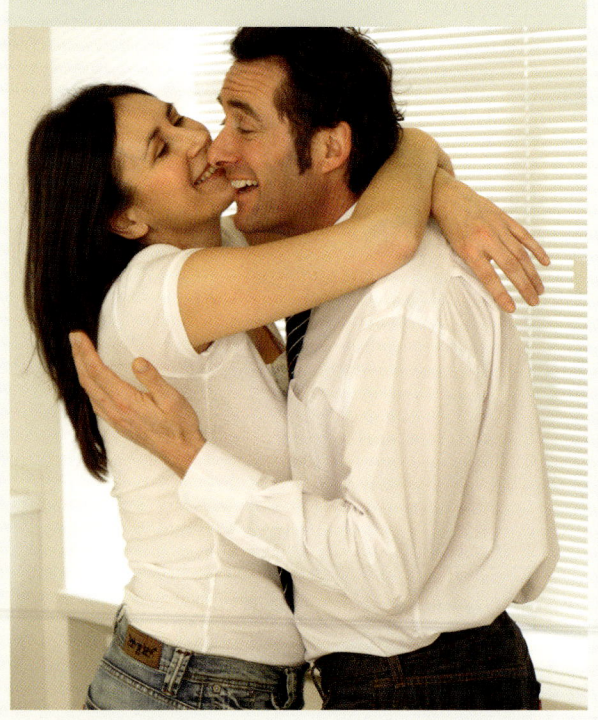

Hintergrund
Claire, 35 Jahre, hat eine Führungsposition in einem Versicherungsunternehmen. Ihr Mann Thomas, 37, betreibt ein Computergeschäft. Claire arbeitet bis zu 60 Stunden die Woche. Abgesehen von den Babypausen hatte sie keine längere Auszeit. Außerdem ist sie sehr bemüht, eine gute Mutter zu sein. Bevor die Kinder da waren, haben Claire und Thomas vier- bis fünfmal die Woche miteinander geschlafen.

Das Problem
Claire und Thomas stritten immer wieder – meist wegen Geld oder Zeitmangel. Thomas wollte, dass Claire ihre Arbeitszeit reduzierte, aber Claire war der Meinung, dass ihnen das Geld dann fehlen würde. Claire hatte jedes Interesse an Sex verloren. Thomas fühlte, dass er mehr und mehr den Bezug zu Claire verlor, weil sie nie Zeit für ihn hatte. Er sagte mir: »Claire glaubt, dass sie sich um alles kümmern muss. Ich wünschte, sie wäre da etwas lockerer.«

Lösungen finden
Ich habe mit Claire ausführlich über ihre Prioritäten im Leben gesprochen. Wir diskutierten ihre Einstellung zur Arbeit, ihren Kindern und zu Thomas. Sie fing an zu begreifen, dass die Zeit, die sie zu Hause mit Thomas und den Kindern verbrachte, ihr viel mehr bedeutete als Geld auf der Bank.

Als ersten Schritt zur Lösung ihrer Partnerschaftsprobleme entschied sich Claire, ihre Arbeitszeit zu reduzieren.

Als Nächstes trug ich Claire auf, eine feste, unbedingt verpflichtende Verabredung mit sich selbst einzugehen – fünf Stunden jede Woche für eine »Ich-Zeit«. Die sollte sie dafür nutzen, sich die Nägel zu lackieren, Fernsehen zu schauen, spazieren zu gehen, ein Buch zu lesen oder einen Mittagsschlaf zu halten. Ich bat Thomas, sie in ihrer wöchentlichen »Ich-Zeit« zu unterstützen und keine Ausreden zu akzeptieren. Als Paar-Aufgabe sollten Claire und Thomas einen romantischen Ausflug planen. Wie so viele Eltern hatten auch Claire und Thomas seit der Geburt von Jessie und Mark nicht einen einzigen kinderfreien Urlaub. Obwohl Familienurlaube immer wunderbare Erinnerungen sind, brauchen Eltern auch Phasen ganz für sich als Paar, in denen sie aus dem »Kinder-Modus« wieder in den Modus für Partner und Liebende zurückschalten. Zu guter Letzt bat ich Claire und Thomas, jeden Tag nach der Arbeit Zeit allein miteinander zu verbringen – ein Glas Wein miteinander zu trinken oder beim Essen ein bisschen zu plaudern – mit dem Ziel, Zeit miteinander zu teilen und emotional wieder zueinander zu finden.

Wie ging es weiter?

Thomas war glücklich, dass Claire ihre Arbeitszeit reduziert hatte. Beide trafen die Vereinbarung, sich mehr um ihre Beziehung zu kümmern, und hielten strikt die Rituale der kinderfreien Zeit ein. Claires Lust auf Sex nahm in dem Maß zu, in dem auch die emotionale Verbindung zu Thomas wieder stärker wurde. Die kinderfreien Zeiten haben ihre gemeinsame Sexualität definitiv gefördert. »Sogar ein langer Abschiedskuss auf die Lippen kann uns ein besonderes Gefühl geben«, meinte Claire.

> Gerade wenn Ihr Leben hektisch ist, sollten Sie sich jeden Tag etwas Zeit für Ihren Partner nehmen. Es muss nicht immer Sex sein – machen Sie es sich bequem, kuscheln und plaudern Sie ein wenig. Aber lassen Sie häusliche Probleme dabei außen vor.

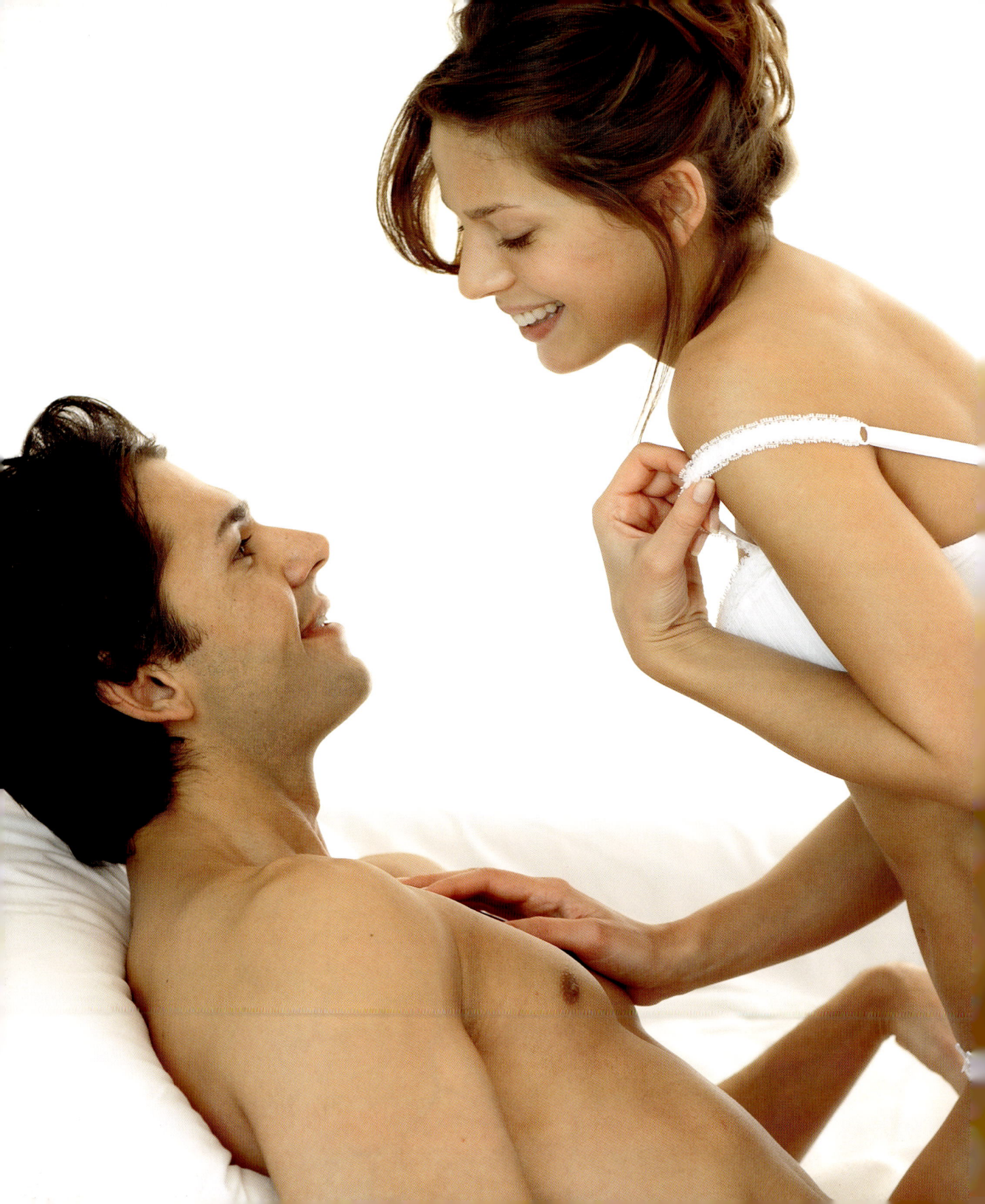

In Sachen Sex

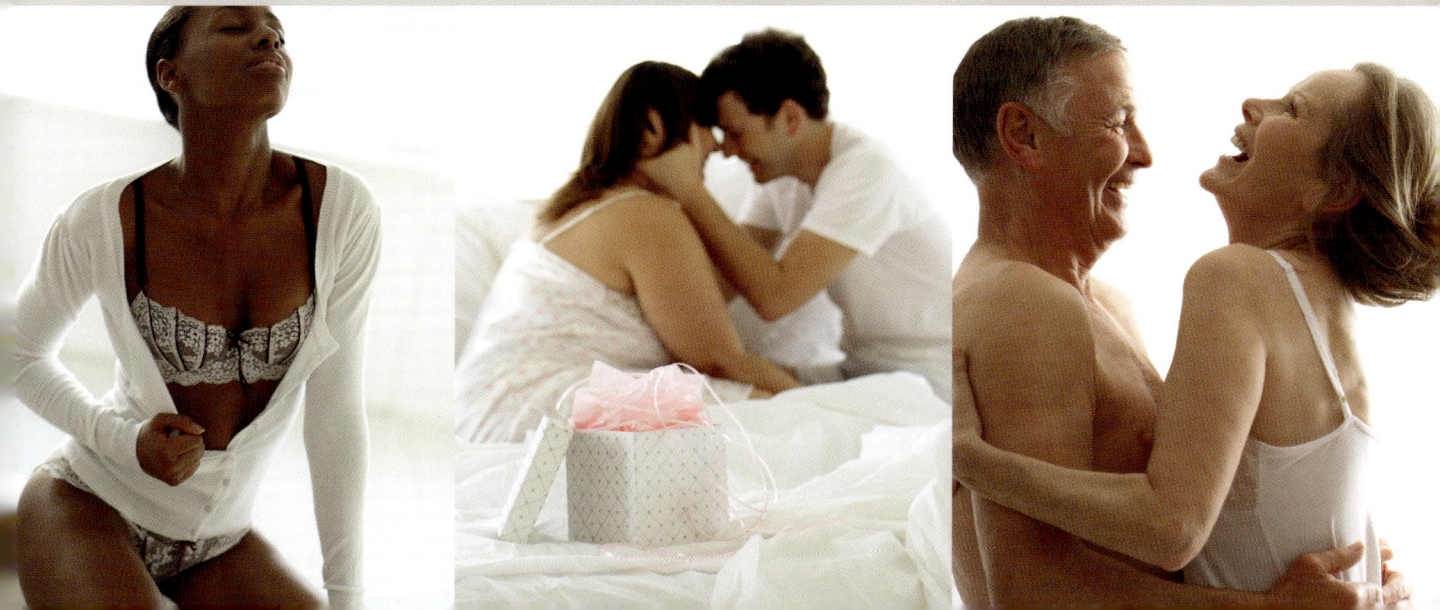

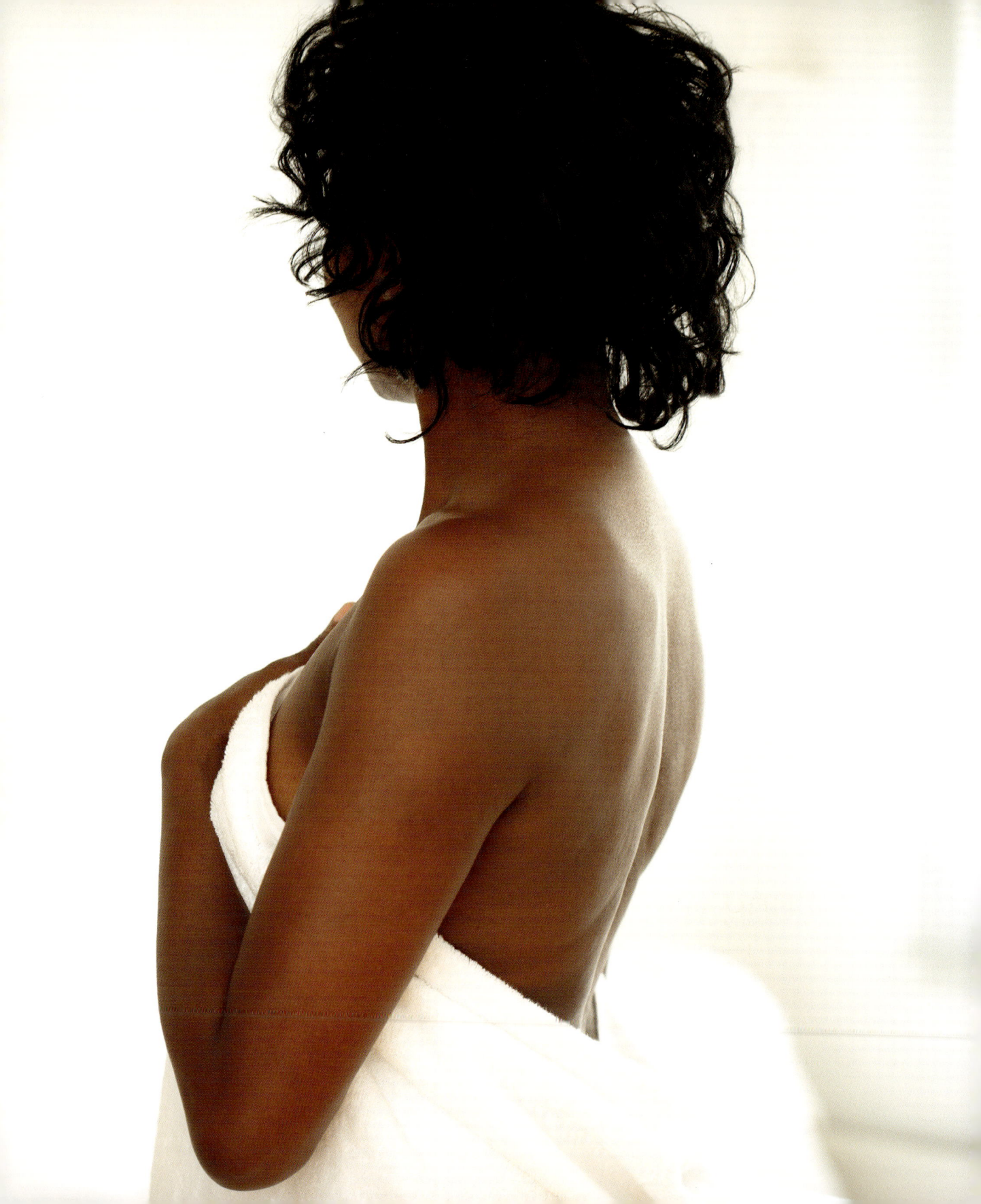

Lernen Sie Ihren Körper kennen

Um ein Gefühl für Ihre Sexualität zu bekommen, müssen Sie die Schönheit und Beschaffenheit Ihres Körpers entdecken. Sich der Einzigartigkeit Ihres Körpers und Ihrer Weiblichkeit gewahr zu werden, macht sie genussvoll selbstbewusst. Dieses Selbstvertrauen ist unerlässlich für wirklich hemmungslosen und hingebungsvollen Sex. Unsicherheit und Minderwertigkeitsgefühle halten Sie davon ab. Eine klare Vorstellung von Ihren erotischen Vorlieben wird Ihr Liebesleben steigern und verbessern. Es ist gut zu wissen, was Sie mögen und wie Sie es bekommen.

Anatomie und sexuelle Erregung

Um mit Ihrer Sexualität in Kontakt zu kommen, hilft es, wenn Sie mit dem Aussehen Ihrer Genitalien vertraut sind. Beginnen Sie damit, sie genau zu betrachten. Das mag etwas irritierend klingen, ist aber tatsächlich ziemlich sexy – Ihre Genitalien sind ein wunderschöner und natürlicher Teil Ihrer sexuellen Identität. Der erste Schritt zu gutem Sex ist eine Anatomiestunde: Erforschen Sie Ihre Genitalien und finden Sie heraus, wie sie auf welche Stimulierungen reagieren.

Fühlen Sie sich gut
Es mag seltsam klingen, aber wenn Sie Ihre Genitalien nicht mögen, wird es Ihnen schwerfallen, im Bett ohne Hemmungen zu sein. Befassen Sie sich eingehend mit ihnen. Männer tun sich damit manchmal ebenso schwer wie Frauen, doch die Mühe lohnt sich.

Eine Frau, die ihre Genitalien mag, hat eine sechsmal größere Aussicht auf sexuelle Befriedigung. Wenn Sie hingegen Ihren Genitalien gegenüber eine ablehnende Haltung haben, ist es gut möglich, dass Sie den intimen Kontakt mit Ihrem Partner nicht genießen können und dadurch Ihre Fähigkeit zur Hingabe eingeschränkt ist.

Das männliche Selbstbewusstsein steht in starkem Bezug zu den Sexualorganen. Auch Männer sind da nicht frei von Zweifeln und machen sich Sorgen, ihr Penis könnte zu klein, zu groß oder zu gebogen sein. Haben sie jedoch ein entspanntes Verhältnis zu ihrem Penis, sind sie auch beim Sex entspannt.

Ihre Genitalien heute
Möglicherweise glauben Sie, alles über Ihre Genitalien zu wissen, es kommt aber auch darauf an, sie in den verschiedenen Phasen des Erwachsenenlebens immer wieder neu zu entdecken, weil Geburten und voranschreitendes Alter ihr Aussehen – und wie sie sich anfühlen – verändern können. Lernen Sie, die Scheu vor der Berührung zu überwinden.

Die Genitalien zu betrachten, ist eine gute Gelegenheit, sie zu erkunden. Und je besser Sie sie kennen, desto besser können Sie Ihre sexuelle Erregung steuern. Das heißt nicht nur, zu wissen, wo sich Ihre sensiblen Stellen befinden und wie sie stimuliert werden. Es geht auch darum, eine gesunde emotionale Beziehung zu Ihren Genitalien zu entwickeln und Ihr Liebesleben zu genießen.

Erfahrung macht die Meisterin
Eine gesunde sexuelle Erregung hängt auch mit der Regelmäßigkeit des sexuellen Verkehrs zusammen. »Wer rastet, der rostet« gilt auch im Umgang mit Ihren Genitalien. Je öfter Sie Sex haben, desto mehr wird in der Folge eine gute Durchblutung zu intensiveren Orgasmen führen.

Regelmäßiger Sex ist auch gut für die Erregbarkeit und Potenz Ihres Partners – er kann länger durchhalten und selbst auch intensivere Orgasmen erleben.

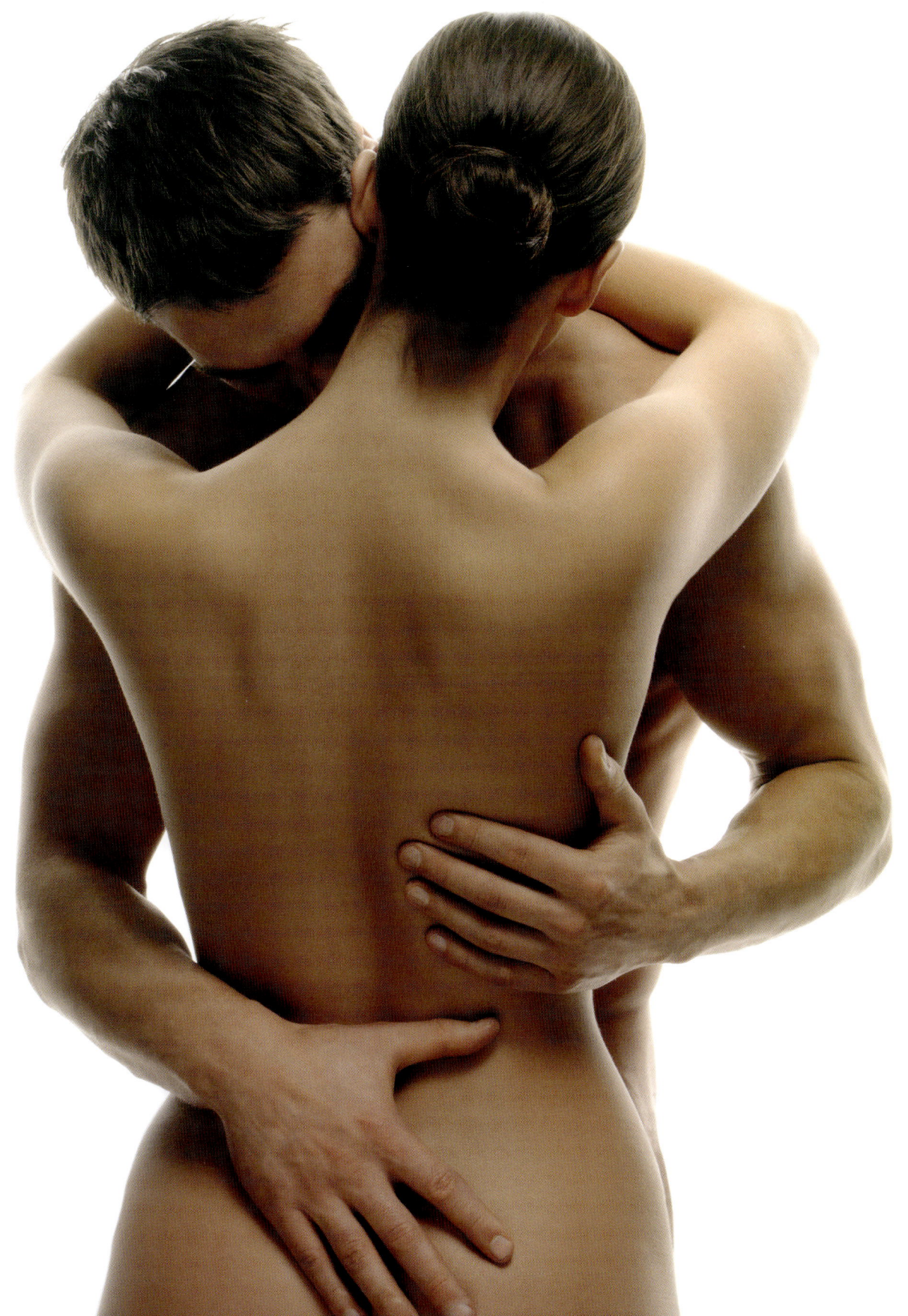

Die Anatomie der Frau

Die weibliche Anatomie ist hochkomplex, äußerst empfindsam und rundum schön. Trotzdem ist sie Gegenstand häufiger Missverständnisse und Irrtümer. Beispielsweise ist die Vagina nur ein Teil des weiblichen Genitals, der anatomisch größere äußere Bereich wird unter dem Begriff Vulva zusammengefasst. Und was soll überhaupt dieses ganze Gerede von der Klitoris? Nehmen Sie sich also einen Spiegel und Zeit, um Ihre vielen wunderbaren Körperteile zu erkunden.

Der Schamhügel
Das Erste, was Sie sehen, ist der Schamhügel oder auch Venusberg. Er besteht aus einer kleinen fleischigen Erhebung mitten auf dem Schambein oberhalb Ihrer Genitalien und ist normalerweise vom Schamhaar bedeckt.

Die großen Schamlippen
Sie sind die äußeren weiblichen Genitalien und werden auch als Labien bezeichnet. Sie sind fleischig und von vielen Blutgefäßen und Nervenenden durchzogen. Wie bei den meisten Frauen sind Ihre beiden Schamlippen wahrscheinlich, wie Ihre Brüste auch, unterschiedlich groß.
   Bei Erregung füllen sich die Labien mit Blut, schwellen an und können sich so enger um den Penis des Partners schließen.

Die kleinen Schamlippen
Die kleinen Labien sind kleine Hautfalten, die den Eingang der Vagina und die Klitoris umgeben. Sie reagieren sehr empfindlich auf Berührung und orale Stimulation. Bei Erregung sondern die kleinen Schamlippen ein Sekret ab, das die Vagina gleitfähig macht.
   Die kleine Labien sind individuell unterschiedlich in Größe, Form und Farbe.
   Die sogenannte Labialplastik wird zunehmend populär, weil einige Frauen glauben, ihre Labien wären unvollkommen oder in irgendeiner Weise deformiert. Dieser Eingriff ist weder nötig noch empfehlenswert, es kann sogar sein, dass die Nervenenden in den Schamlippen dabei beschädigt werden und Ihre sexuelle Erregbarkeit dadurch abnimmt.

Der heilige Gral der weiblichen Lust ist die Klitoris. Dank vieler Nervenenden fühlt es sich wunderbar an, wenn sie stimuliert wird.

Die Klitoris

Der heilige Gral der sexuellen Lust der Frau ist die Klitoris. Aus demselben Gewebe wie die empfindliche Eichel des Penis entstanden, befindet sich die Klitoris zwischen den Schamlippen an der Spitze des Eingangs der Vagina. Sie sieht wie eine winzige rosige Nase aus. Die Klitoris, manchmal auch als Kitzler bezeichnet, ist voller hochempfindlicher Nervenenden, und es fühlt sich großartig an, wenn sie stimuliert wird.

Die Klitoris besteht aus drei wichtigen Teilen. Zunächst sind da die beiden Schwellkörperschenkel. Mit etwa 10–12 Zentimetern Länge sind die Schwellkörperschenkel wie Beine und reichen fast bis zum Schambein zurück in den Schamhügel. Wenn eine Frau erregt ist, füllen sie sich mit Blut. Der Kopf der Klitoris, der auch als Eichel bezeichnet wird, hat ungefähr die Größe und Form einer kleinen Erbse und liegt ganz nahe an der Spitze der Labien. Er ist wahrscheinlich der empfindlichste Teil der Klitoris, weil er zahllose Nervenenden enthält – mehr als irgendein anderer Körperteil (außer den Lippen). Der Schaft der Klitoris liegt dort, wo die kleinen Schamlippen zusammenlaufen. Mit bloßem Auge ist er nicht sichtbar, weil er von Gewebe und Haut verdeckt wird.

Viele Frauen mögen es lieber, wenn ihre Klitoris nur indirekt stimuliert wird, zum Beispiel wenn die Schamlippen darüber liegen, da sie so empfindlich ist.

Umgebung der Harnröhre

Die Harnröhre kommt aus der Blase – durch sie kann der Urin ausgeschieden werden. Die Harnröhre der Frau ist kürzer als die des Mannes, deswegen sind Frauen empfänglicher für die schmerzhaften Harnwegsinfektionen.

Die Harnröhre ist von Gewebe umgeben, das ebenfalls reich mit Nerven versorgt ist. Viele Frauen erregt es deshalb, wenn das Gebiet um die Harnröhre herum stimuliert wird.

Die innere weibliche Anatomie

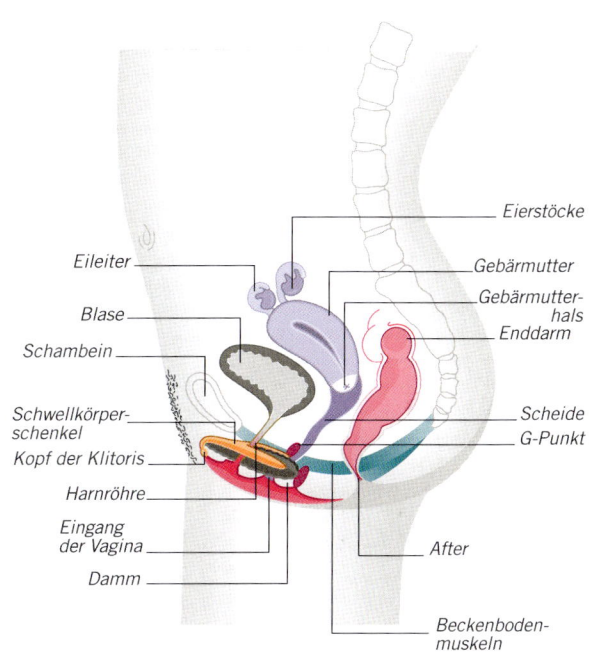

Die äußere weibliche Anatomie

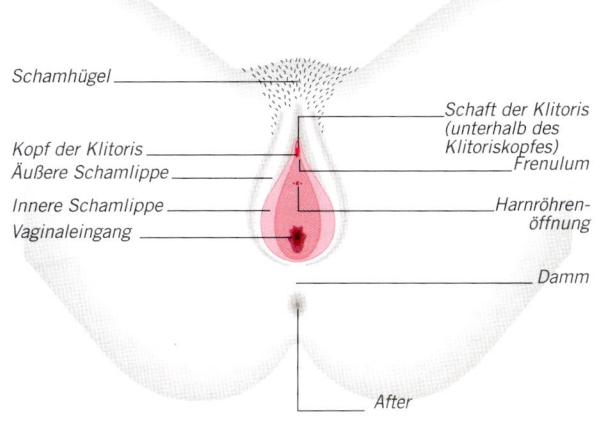

Der Scheideneingang

Es fühlt sich wunderbar an, wenn der Eingang der Vagina sanft massiert wird. Etwa 30 % aller Frauen werden jedoch von Schmerzen in der Vagina oder der Vulva geplagt. Diejenigen, die unter einer sogenannten Vulvodynie leiden, klagen neben anderen äußeren oder inneren Beschwerden oder Schmerzen über Stechen, Brennen und Jucken in diesem Bereich. Den Grund dafür hat man noch nicht ganz herausgefunden, wahrscheinlich aber stehen die Beschwerden in Zusammenhang mit Allergien, der Ernährung, Medikamenten oder Infektionen. Haben Sie keine Hemmungen, zum Arzt zu gehen, wenn Sie darunter leiden.

Die Scheide

Die Scheide (Vagina) ist der schlauchartige Kanal, in den der Penis beim Sex eingeführt wird und durch den bei der Geburt das Baby die Gebärmutter verlässt. Die Vagina ist ein regelrechtes Naturwunder – bei der Geburt ist sie dehnbar genug, damit das Baby hindurchpasst, und trotzdem ist sie eng genug, um sich um einen Finger zu schließen. Stärkere Vaginalmuskeln führen zu besseren Orgasmen, aber nur das erste Drittel der Vagina ist überhaupt empfindlich – eine gute Nachricht für Männer, die Angst haben, dass ihr Penis nicht groß genug ist, um Lust zu bereiten.

Der G-Punkt

Der G-Punkts liegt etwa fünf Zentimeter tief in der Vagina. Um ihn zu finden, führen Sie einen Finger in die Scheide und krümmen ihn in Richtung Ihres Nabels – so, als ob Sie jemanden zu sich locken wollten. Sie werden eine kleine schwammige Ausbuchtung tasten. Wenn der G-Punkt stimuliert wird, kann das zu Harndrang führen – ein Hinweis darauf, dass Sie ihn gefunden haben.

Der Gebärmutterhals

Der Gebärmutterhals ist am Ende der Vagina bzw. am Boden der Gebärmutter. Er hat eine winzige Öffnung, durch die das Sperma des Mannes in die Gebärmutter gelangt bzw. andere Flüssigkeiten, wie Menstruationsblut, die Gebärmutter verlassen können. Während der Geburt weitet sich der Gebärmutterhals auf einen Durchmesser von etwa 10 Zentimetern, damit das Baby in die Vagina gelangen kann.

Wenn eine Frau erregt ist, verlängert sich der Gebärmutterhals und zieht sich ins Körperinnere zurück, um eine tiefere Penetration zu ermöglichen. Manche Frauen genießen es, wenn der Penis ihres Partners den Gebärmutterhals stimuliert. Möglicherweise müssen Sie dafür sehr erregt sein, es kann aber zu einem atemberaubenden Orgasmus führen.

Die Gesundheit Ihres Gebärmutterhalses ist sehr wichtig für Ihr Wohlbefinden, regelmäßige Abstriche können Ihre Fruchtbarkeit und sogar Ihr Leben schützen.

Der Damm und das Dammgewebe

Der Damm liegt zwischen dem Scheideneingang und dem After. Das Dammgewebe, das unterhalb des Damms liegt, enthält ebenfalls zahllose Nervenenden – viele Frauen finden es deshalb sehr erregend, wenn auf diese Region Druck ausgeübt wird.

Die Organe der Fruchtbarkeit

Ihre Gebärmutter, der Uterus, ist ein birnenförmiges Organ zwischen der Blase und dem Enddarm. Beim Orgasmus kontrahieren die Muskeln von Scheide, Gebärmutter und Beckenboden.

Die Innenwand der Gebärmutter, das Endometrium, wird ab der Pubertät jeden Monat abgestoßen. Dadurch kommt es zur Monatsblutung.

Ihre beiden Eierstöcke befinden sich rechts und links von der Gebärmutter. Sie produzieren die Geschlechtshormone Östrogen und Progesteron und beherbergen auch die Eizellen. Ein Ei wird aus den Ovarien die Eileiter entlang von den sogenannten Fimbrien transportiert, winzigen haarähnlichen Strukturen mit ausgefransten Enden. Ein unbefuchtetes Ei kann sich nicht in der Gebärmutter einnisten und wird mit der nächsten Periodenblutung aus dem Körper gespült.

Intimpflege
Manche Frauen übertreiben die Reinlichkeit, wenn es um ihre Genitalien geht – häufig mit dem Risiko, sich zu schaden. Der pH-Wert der Vagina reagiert empfindlich. Sogar Antibiotika können zu Hefepilzinfektionen in der Scheide führen, weil sie auch die »guten« Bakterien abtöten, die der Scheide dabei helfen, gesund zu bleiben.

Ihre Vagina ist selbstreinigend – ein bisschen warmes Wasser und etwas milde Seife ist alles, was zur Intimpflege benötigt wird. Spezielle parfümierte Produkte wie Intimwaschlotions sind überflüssig.

Genitalgeruch ist normal, und viele Männer finden ihn ziemlich erregend. Wenn Sie aber einen merkwürdigen oder ungewohnten Geruch bei sich bemerken, könnte das ein Zeichen für eine Infektion sein. In diesem Fall sollten Sie ärztlichen Rat einholen.

Alle Frauen haben unterschiedliche ästhetische Vorlieben hinsichtlich ihrer Genitalregion – ob ungeschoren, mit getrimmter oder ohne Behaarung: Achten Sie darauf, dass alle Pflegeprodukte, die Sie dafür verwenden, hypoallergen sind.

Beckenbodenübungen (auch als Kegel-Übungen bekannt) können die Grundspannung und Funktion des gesamten Genitalbereichs verbessern. Im Laufe des Tages spannen Sie hin und wieder die Schließmuskeln von Darm und Blase an. Das kann die Scheide wieder enger machen, wenn sie durch Geburten, Alter oder andere Faktoren etwas an Spannkraft verloren hat. Diese Übungen können Sie jederzeit und überall durchführen, denn sie sind »unsichtbar«.

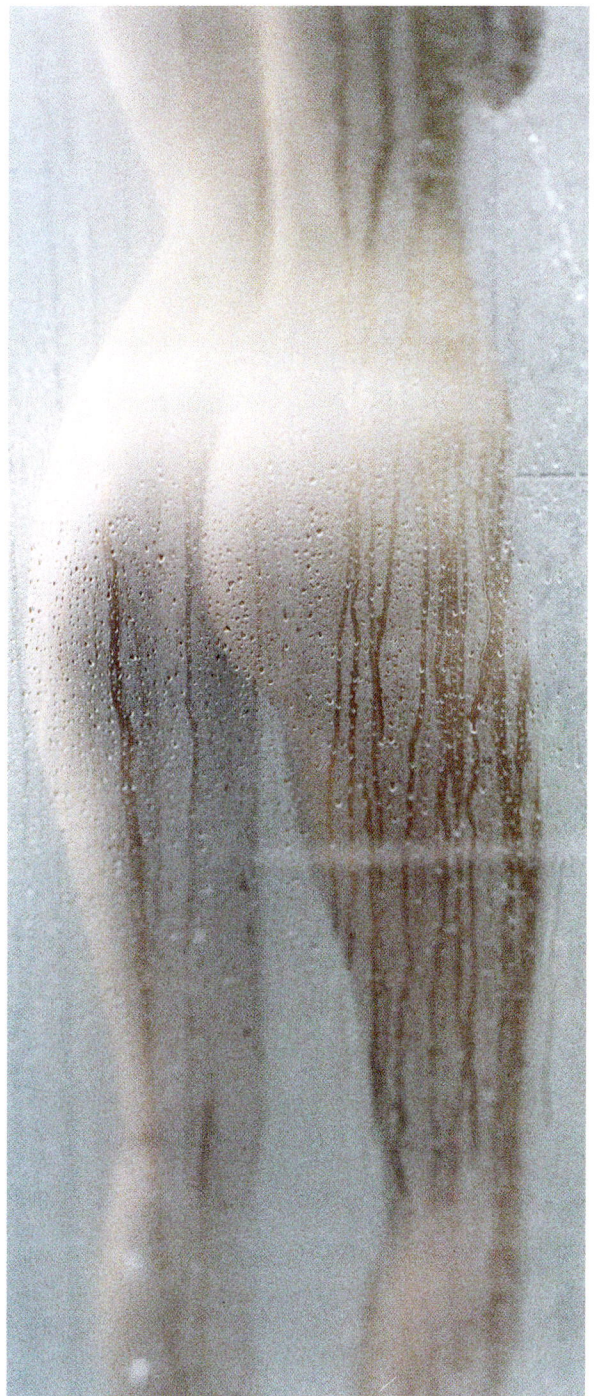

Die Anatomie des Mannes

Selbst die erfahrenste Frau kann einen Auffrischungskurs gebrauchen, wenn es um die empfindlichen Stellen ihres Partners geht. Der Penis ist der bedeutsamste Teil der männlichen Anatomie, er besteht aus der Eichel, dem Frenulum und dem Schaft. Zu wissen, wie man diese unterschiedlichen Anteile stimuliert, steigert sein sexuelles Erleben ganz beträchtlich, ebenso wie die Stimulation der Hoden, des Damms und des Afters, denn alle sind reichlich mit Nervenenden versorgt.

Der Penis
Der Penis besteht aus drei schwammigen Schwellkörpern, die fest werden, wenn sie sich mit Blut füllen – was bei sexueller Erregung der Fall ist. Obwohl ein Penis keine Knochen hat, kann er brechen (eigentlich ist es vielleicht mehr ein »Abknicken«), wenn er während des Sex auf eine harte Oberfläche stößt – etwa Ihr Schambein oder das Kopfende Ihres Bettes. Das kann extrem schmerzhaft sein, normalerweise heilt es aber gut wieder aus.

Eichel und Vorhautbändchen
Am Ende des Penisschaftes sitzt kappenartig die Eichel. Sie ist aus demselben Gewebe wie die Klitoris und durch viele Nervenenden genauso hochsensibel wie sie. Die Eichel ist beim nicht erigierten Penis normalerweise von der Vorhaut umgeben (es sei denn, sie wurde bei einer Beschneidung entfernt).

Eine der empfindlichsten Stellen am Penis ist das Vorhautbändchen, jene kleine Hautfalte dort, wo Eichel und Penisschaft aufeinandertreffen. Diese zu stimulieren stellt einen besonderen Genuss dar.

Der Penisschaft
Der Schaft ist der Körper des Penis, der von der Wurzel bis zur Eichel reicht und von Mann zu Mann variiert. Durchschnittlich ist ein Penis etwa 15 Zentimeter lang, aber Variationen nach oben und nach unten sind nicht ungewöhnlich – ein Penis jeder beliebigen Größe kann eine Frau sexuell stimulieren.

Eine der empfindlichsten Stellen des Penis ist das Vorhautbändchen – wenn es stimuliert wird, ist das für einen Mann ein herrliches Gefühl.

Die Vorhaut

Die Vorhaut ist die Haut, die die Eichel bedeckt. Wenn der Penis erigiert ist, zieht sich die Vorhaut bis kurz oberhalb der Eichel zurück. Die Eichel zu massieren oder der Zunge zu umspielen wird Ihrem Partner eine ganze Menge Genuss bereiten.

Bei manchen Männern wurde die Vorhaut durch eine Beschneidung entfernt. Das geschieht entweder aus kulturellen Gründen oder auch aus Gründen der Genitalhygiene. Es ist allerdings nicht belegt, dass dafür eine Notwendigkeit besteht.

Die Harnröhre

Mit der Harnröhrenöffnung meint man die kleine Öffnung auf der Eichelspitze. Die Harnröhre verbindet die Blase mit der Penisspitze – durch die Harnröhrenöffnung gelangen sowohl das Sperma als auch der Urin aus dem Körper. Die Stimulation der Harnröhre kann für einen Mann sehr lustvoll sein, manche führen sogar kleine Dilatatoren in die Harnröhre ein – eine Praxis, die als »Sounding« bezeichnet wird.

Hoden und Hodensack

Die Hoden eines Mannes liegen unter dem Penis umhüllt vom Hodensack. Sie sind die männlichen Keimdrüsen und produzieren die Samenzellen, die in den Nebenhoden reifen und lagern. Diese Spermien produziert ein Mann von Beginn der Pubertät an. Anders als bei Frauen gibt es bei Männern keine Altersbegrenzung ihrer Fruchtbarkeit, sie sind noch bis jenseits ihrer Neunziger zeugungsfähig.

Wenn Ihr Partner kurz vor dem Orgasmus steht, wird sein Sperma aus den Hoden durch die beiden Samenleiter in die Samenbläschen zu beiden Seiten der Blase befördert, wo die Samenflüssigkeit zugesetzt wird, in der das Sperma beim Erguss ausgestoßen wird.

Die Hoden liegen vermutlich außerhalb des Körpers, weil die normale Körpertemperatur das Heranreifen der Samen beeinträchtigen würde. Männer, die einmal Kinder haben möchten, können durch eine gesunde Ernährung und den Verzicht auf Alkohol, Drogen und Zigaretten eine optimale Spermienproduktion begünstigen.

Damm und After

Der Damm ist der Bereich, der zwischen den Geschlechtsorganen eines Mannes und dem After liegt. Dank vieler Nervenenden ist der Damm empfindsam für unterschiedliche Stimulationen.

Die Prostata (Vorsteherdrüse) hat die Form und die Größe einer Esskastanie und liegt unterhalb der Harnblase auf dem Beckenboden. Die Hinterfläche der Prostata grenzt unmittelbar an den Mastdarm.

Stimulierender Druck auf die Prostata – auch bekannt als der P-Punkt des Mannes –, den sie über den Damm ausüben können oder indem sie ihren Finger oder einen Dildo in den Anus einführen, kann orgasmische Empfindungen auslösen.

Hoden und Hodensack

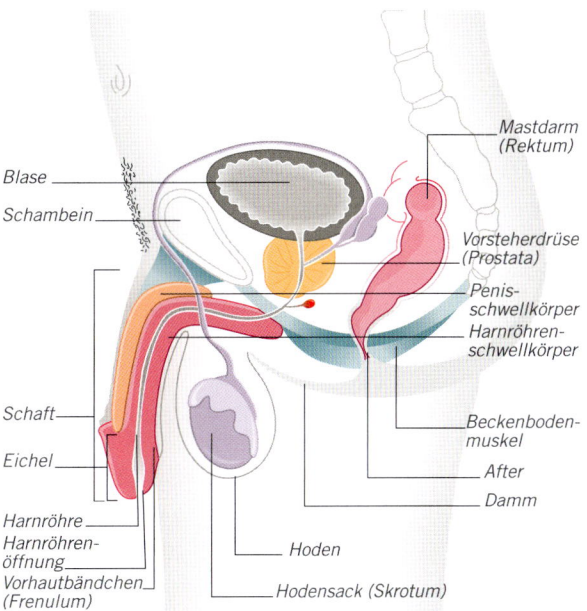

Körperwahrnehmung

Sexuelle Entfaltung beginnt mit einem hohen Selbstwertgefühl und einer positiven Körperwahrnehmung. Wenn Sie sich selbst mögen – Ihr Äußeres, Ihre gesamte Gestalt –, haben Sie wahrscheinlich mehr Lust auf Sex. Ob Sie kurvenreich, zart, muskulös, dünn oder füllig sind – Ihr Körpertyp ist Teil Ihrer Sexualität. Besonders sexy sind die Frauen, die sich in ihrer Haut wohlfühlen, souverän in ihrer Sexualität sind und ohne Hemmungen im Bett.

Nutzen Sie Ihren Sexappeal
Ob Sie es nun glauben oder nicht: Ihr Sexappeal hat nichts mit Ihrem Gewicht, Ihrer Größe oder der Größe Ihrer Brüste zu tun. Sexappeal entsteht dadurch, wie Sie Ihren Körper zur Geltung und zum Einsatz bringen. Der weibliche Körper wurde nicht als Kleiderständer erschaffen. Er ist dafür gemacht, Kerle anzuziehen. Und Männer finden alle möglichen Körperformen attraktiv, von zarten Kurven bis hin zu üppigen Rundungen.

Der Körper in den Medien
Der weibliche Körper war zu allen Zeiten Gegenstand der Kunst. Von der nackten Pracht der üppigen Rubens-Schönheiten bis hin zu Audrey Hepburns fragiler Gestalt sind Abbilder des weiblichen Körpers Teil unserer Identität geworden.

Früher wurden Frauen wegen des kurvigen Schwungs einer Sanduhrfigur begehrt; heute sollen Frauen die Körper von vorpubertären Mädchen haben. Runde Hüften sind out, Brüste sollen möglichst keck und jung aussehen. Wenn Sie sich die Fotos von weiblichen Berühmtheiten in den Zeitschriften anschauen, werden Sie bemerken, dass unser Schönheitsideal derzeit eine »magere« Phase durchmacht.

Selbstbestimmtes Körperbild
In der Folge glauben viele Frauen, dass Ihr Körper in irgendeiner Weise verbessert werden müsste. Wir verbringen unnötig viel Zeit damit, Merkmale, die uns einzigartig machen, etwa Sommersprossen, Leberflecken oder Dehnungsstreifen zu tilgen oder zu verändern.

Ihren Körper lieben zu lernen, ist ein wichtiger Schritt, um sich auf voll auf Ihre Sexualität einzulassen. Wenn Sie sich mit dem, was Sie im Spiegel sehen, nicht wohlfühlen, werden Sie sich auch kaum wohlfühlen, wenn Sie unbekleidet vor Ihrem Partner stehen. Ihren Körper zu verhüllen führt aber nur dazu, Ihrem Spaß im Schafzimmer und damit auch dem Spaß Ihres Partners einen Dämpfer zu verpassen.

Balancieren Sie Körper und Geist
Frauen, die ein unbändiges und erfülltes Liebesleben genießen, kümmern sich nicht um ihre körperliche Erscheinung. Sie finden ihre Körper sexy und machen sich keine Sorgen um Cellulitis oder Fältchen.

Beginnen Sie damit, indem Sie sich Ihren Körper anschauen und auf seine positiven Qualitäten achten – Ihre niedlichen Füße, üppigen Brüste,

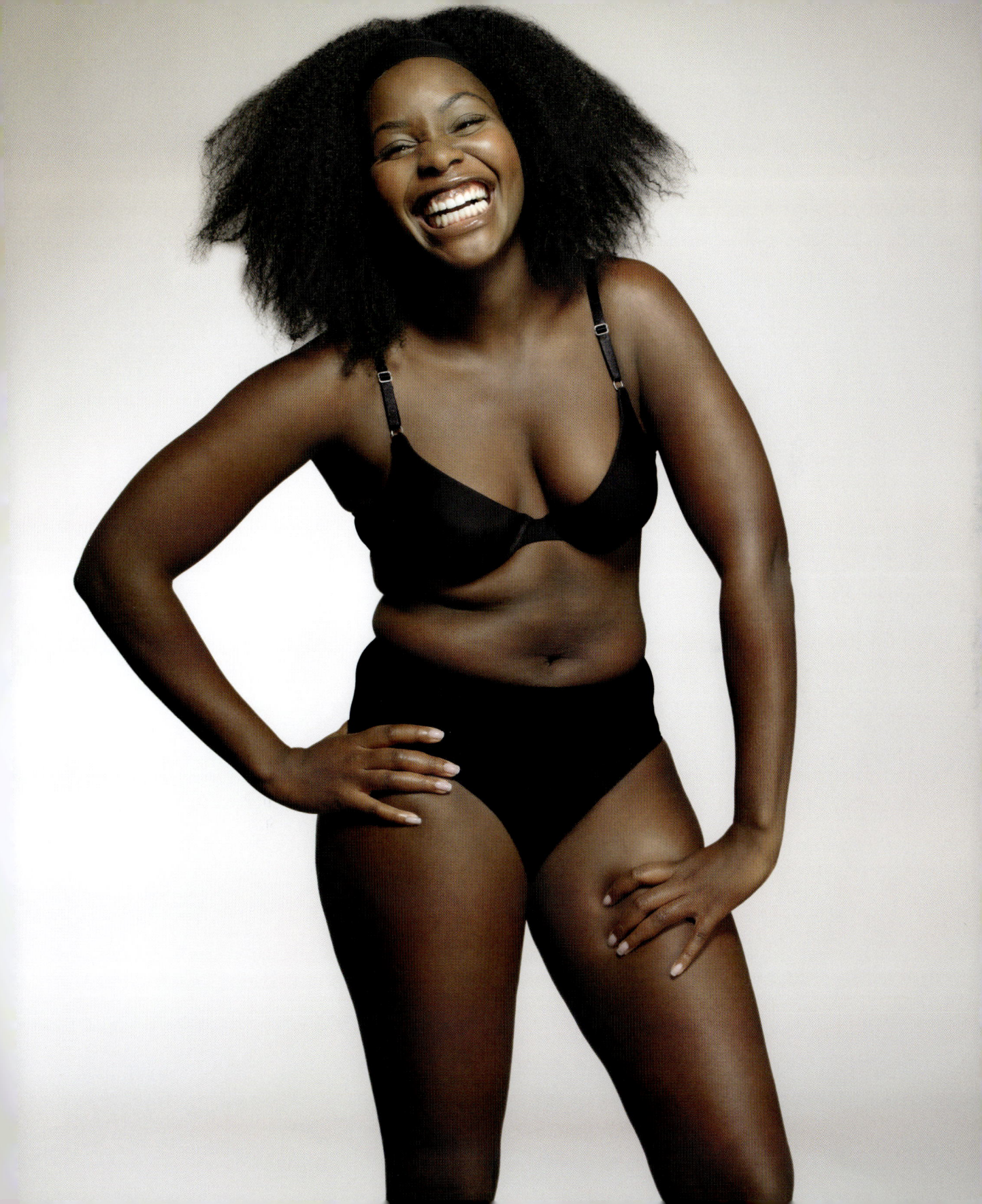

langen Wimpern, glänzenden Haare oder Ihre fantastischen Kurven. Seien Sie stolz auf Ihren Körper, stellen Sie sich gerade hin und zeigen Sie seine schönsten Seiten, ob das Ihr makelloses Dekolleté oder Ihr hübscher Po ist.

Denken Sie daran, dass alles Ihren Sexappeal ausmacht: die Art, wie Sie gehen oder sprechen, Ihr Gesichtsausdruck und Ihre Körpersprache. Glücklich und voller Selbstvertrauen zu sein ist sexy. Lächeln ist sexy. Was auf dem Laufsteg gut aussieht, ist nicht das, was Ihren Mann im Bett anturnt – das ist Ihre einzigartige Figur und wie Sie sich anfühlen.

Keine Last mit dem Gewicht

Die Hauptsorge der meisten Frauen gilt ihrem Gewicht. Wenn Sie sich dick und wabbelig fühlen, ist ihnen wahrscheinlich nicht danach, im Schlafzimmer hemmungslos zu sein.

Die meisten Frauen sind zufrieden mit ihrer Größe, aber unglücklich wegen ihrer Figur, weil sie sich mit Frauen aus den Medien vergleichen. Wenn Sie an die Schwangerschaft denken, die Mutterschaft, den Ganztagsjob, die Wechseljahre und das Alter, wird Ihnen klar, welche unerreichbaren Ziele wir uns selbst setzen. Wir brauchen weder einer Kamera noch irgendeinem Zeitschriftenredakteur zu gefallen, es reicht völlig, wenn wir uns für uns selbst und unseren Partner sexy fühlen.

Mit ein paar einfachen Tricks erreichen Sie mehr Zufriedenheit mit Ihrem Gewicht: Bringen Sie die Waage aus Ihrem Blickfeld. Wenn Sie sich mehr als einmal in der Woche wiegen, ist es viel wahrscheinlicher, dass Sie mit Ihrer Figur und Ihrem Gewicht hadern. Und machen Sie einen Bogen um Diätprodukte. Vermeiden Sie am besten alles, was das Wort »Diät« enthält. Essen Sie stattdessen einfach gesund. Und kaufen Sie sich Kleidung, die Ihnen schmeichelt, anstatt sich über die Größe Sorgen zu machen.

Vergessen Sie nicht: Viele Männer mögen üppige Frauen und bemerken kleine Gewichtszu- oder -abnahmen meist gar nicht. Ihrer Meinung nach bedeutet etwas mehr Gewicht auch mehr Kurven. Die meisten Männer verabscheuen aber Gespräche über Diäten – Sie über Ihr Gewicht klagen zu hören ist alles andere als gut für Ihr Liebesleben.

Wenn Sie aus gesundheitlichen Gründen abnehmen müssen, schauen Sie sich nach einem Ernährungsprogramm um, das zu Ihrem Lebensstil passt. Überlegen Sie auch, einem Diät-Klub beizutreten. Die gegenseitige Unterstützung und Ermutigung von den anderen Frauen kann Ihre Aussicht auf Erfolg deutlich erhöhen. Genießen Sie Ihr Liebesleben jetzt, und freuen Sie sich auf ein gesünderes Ich, ohne Übergewicht.

Genießen Sie Sport

Herz-Kreislauf-Training hebt auf natürliche Weise die Stimmung und gibt Ihnen das gute Gefühl, etwas Gutes für mehr Fitness, Kraft und einem rundum gesünderen Körper getan zu haben – dies alles trägt dazu bei, dass Sie ihn gern herzeigen und sich auch nackt wohlfühlen.

> Alles macht Ihren Sexappeal aus: Ihre Haltung, Ihr Gesichtsausdruck und Ihre Körpersprache. Glücklich zu sein ist sexy.

Körperwahrnehmung 43

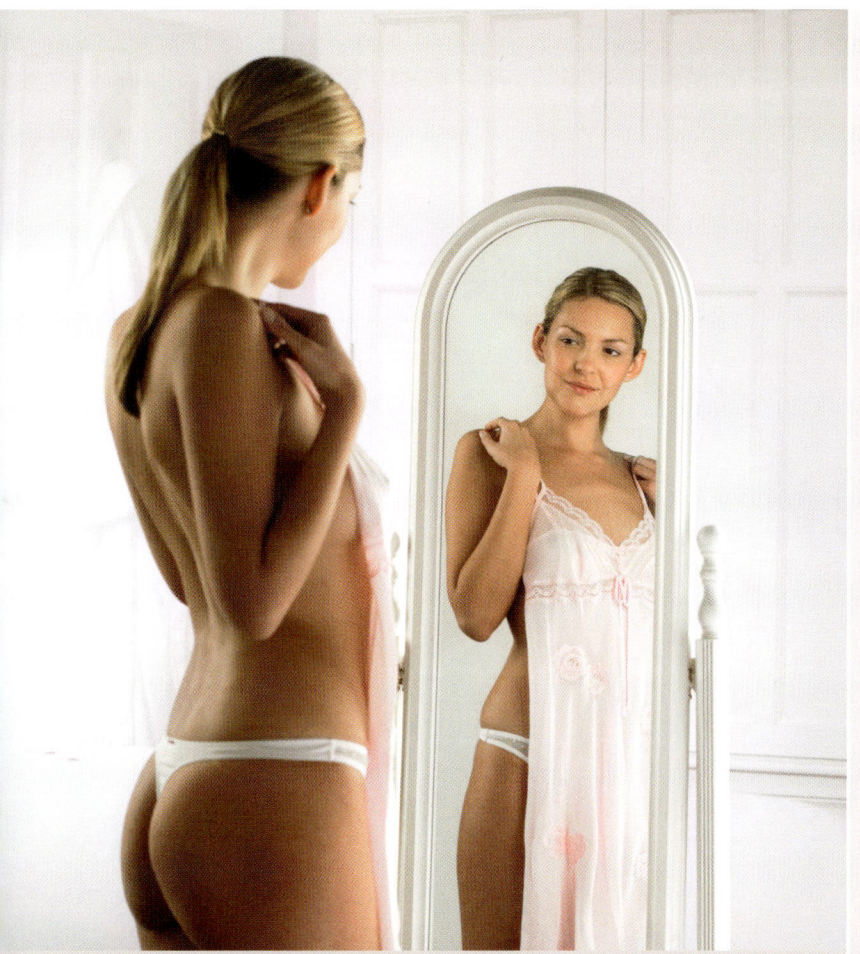

Ein ausgiebiger Blick in den Spiegel
Kommen Sie in Kontakt mit Ihrem Körper, lassen Sie ihm beste Pflege angedeihen und verwöhnen Sie Ihre Sinne. Konzentrieren Sie sich auf Ihre schönen Seiten und tragen Sie Kleidung, die diese Vorzüge betont. Betrachten Sie sich ausgiebig und würdigen Sie, dass Sie ein Gesamtkunstwerk sind.

Sagen Sie »Ja!« zu sich
Nehmen Sie ein paar Fotos von sich und Ihren Freunden auf und verteilen sie überall bei sich zu Hause. Immer wenn Sie Bilder sehen, auf denen Sie glücklich und zufrieden sind, werden Sie merken, wie Ihre Stimmung sofort besser wird. Hüten Sie sich vor dem Einfluss der Medien. Meiden Sie Zeitschriften, die eine ungünstige Auswirkung auf Ihr Selbstbild haben. Machen Sie Ihre kleinen Schwachstellen zu Ihren Stärken, entwerfen Sie ein neues Selbstbild.

Kleiden Sie sich richtig
Nehmen Sie die Kleidung in Ihrem Schrank ehrlich unter die Lupe – sie sagt eine ganze Menge über Ihre Selbstwahrnehmung. Passen die Farben gut zu Ihrem Hautton und Ihrem Haar? Machen die Schnitte der einzelnen Kleidungsstücke wirklich das Beste aus Ihrer Figur? Misten Sie aus, was Sie nicht tragen. Wenn Sie das nächste Mal einkaufen gehen, kaufen Sie sich nur solche Sachen, die Ihre Kurven betonen und Ihnen ein gutes Körpergefühl geben.

Verwöhnen Sie sich
Gönnen Sie Ihrem Körper eine sinnliche Auszeit. Lassen Sie sich Badewasser ein, zünden Sie ein paar Kerzen an und hören Sie Ihre Lieblings-CD. Schwelgen Sie ausgiebig in der Wanne und verbannen Sie alles, was stört – vom Handy bis zum schlechten Gewissen. Während Sie baden, streicheln Sie mit den Händen über Ihren ganzen Körper. Spüren Sie, wie sinnlich und warm sich das anfühlt. Cremen Sie sich nach dem Bad mit einer duftenden Lotion ein.

Die Liebes-Akte: Lernen sich selbst zu lieben

Ein geringschätziges Selbstbild kann einen zutiefst ungünstigen Einfluss auf Ihre sexuelle Beziehung haben. Wenn Sie sich unattraktiv fühlen, ist Sex wahrscheinlich das Letzte, das Sie sich wünschen. Hier nun das Beispiel einer Frau, die sich einem erfüllenderen Liebesleben geöffnet hat und zu neuer Selbstachtung fand.

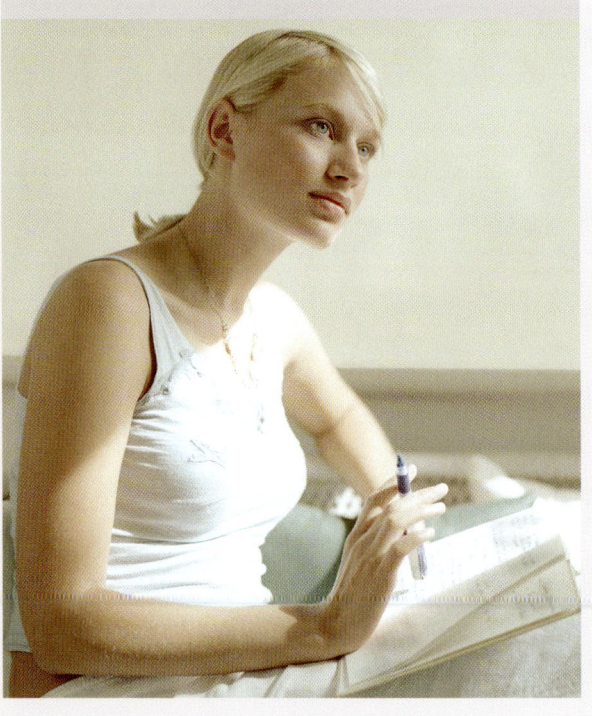

Hintergrund
Vor zwei Jahren entdeckte die 37-jährige Anna, dass ihr Mann Jo eine Affäre hatte. Während sie noch daran arbeiteten, ihre Ehe wieder in den Griff zu bekommen, fand Anna heraus, dass ihr Mann sie abermals betrog. Dieses Mal reichte sie die Scheidung ein. Anna fing an, sich mit anderen Männern zu verabreden. Nach einigen Monaten lernte sie Kamal kennen, nach dem sie geradezu verrückt war – heute leben sie in einer glücklichen Beziehung. Aus der Ehe mit Jo hat Anna zwei Kinder.

Das Problem
Obwohl Anna leidenschaftliche Gefühle für Kamal hatte, konnte sie Sex mit ihm nicht genießen und reagierte nur lauwarm auf seine sexuellen Annäherungsversuche. Nachdem eine mögliche physiologische Ursache für Annas Libidomangel ausgeschlossen worden war, habe ich mich ausgiebig mit ihr über ihre Gefühle und Einstellungen zum Sex unterhalten. Dabei stellte sich heraus, dass Anna früher Sex sehr genossen hatte und immer sehr abenteuerlustig war. Annas sexuelle Abenteuerlust und gesunde Libido schwanden, als sie herausfand, dass ihr Mann untreu war. Als ich Anna sagte, dass meiner Meinung nach mangelndes Selbstwertgefühl für ihr fehlendes Interesse an Sex verantwortlich sei, reagierte sie sehr emotional.

Lösungen finden

Ich setzte mich mit Anna und Kamal zusammen und bat sie, sich achtsam und respektvoll über ihre Gefühle zu unterhalten. Wenn bei Paaren Probleme mit dem Selbstwertgefühl auftreten, geschieht es häufig, dass einer die Schwierigkeiten des anderen herunterspielt. Leider hilft es nicht, jemandem zu sagen, dass er sich mit seiner negativen Selbstwahrnehmung irrt – Selbstwert muss von innen heraus aufgebaut werden.

Um Annas Selbstwertgefühl zu stärken, bat ich sie, beispielsweise alle Mode- und Society-Zeitschriften wegzuwerfen (Studien belegen, dass Frauen nach der Lektüre solcher Magazine ein niedrigeres Selbstwertgefühl haben.). Um ihr sexuelles Selbstvertrauen zu fördern, schickte ich Anna in eine Boutique mit Dessous und bat sie, sich mindestens drei aufregende Teile zu kaufen. Ich riet Anna auch, sich durch Masturbation mit ihrem Körper und ihrer sexuellen Erregung vertraut zu machen.

Zum Schluss sollte Anna ihre Wut auf Jo in einem fiktiven Brief formulieren und diesen dann verbrennen, um Jo endgültig zu verabschieden.

Wie ging es weiter?

Anna fand langsam, aber sicher zu ihrem Selbstwertgefühl zurück. Sie besuchte einen Pilates-Kurs und schloss ein paar neue Freundschaften. Sie arbeitete daran, die Erfahrungen mit Jo hinter sich zu lassen und begann, Sex mit Kamal zu genießen. Sie sagt darüber: »Kamal sagt mir, wie sehr er mich mag – inzwischen habe ich angefangen, ihm zu glauben – und das tut auch ihm gut.«

Selbstvertrauen zurückgewinnen

Wenn Ihr Selbstbild Sie hindert, genussvollen Sex zu haben, setzen Sie sich damit auseinander. Listen Sie auf, was Ihnen guttut, und führen es auch aus. Und meiden Sie alles, was Ihr Selbstvertrauen untergräbt.

Masturbation für Frauen

Masturbation ist ein ganz natürlicher Teil der menschlichen Sexualität und eine wichtige Facette eines gesunden Sexuallebens. Regelmäßige Orgasmen helfen, Stress abzubauen, verbessern die Durchblutung der Genitalien und steigern die sexuelle Erregbarkeit. Masturbation ist eine verlässliche Methode, Ihre sexuellen Bedürfnisse zu befriedigen. Lernen Sie Ihre sexuellen Reaktionsmuster kennen – es wird Ihnen beim nächsten Liebesakt mit Ihrem Partner nützlich sein.

Ganz natürlich

Anders als viele Leute glauben, ist Masturbation gesundes sexuelles Verhalten. Trotzdem ist dieses Thema vielen Frauen peinlich, sie sprechen kaum darüber. Aber ob Sie es zugeben oder nicht: jeder masturbiert. So hat man tatsächlich herausgefunden, dass es die häufigste Form sexueller Praktik ist. Und warum auch nicht? Es macht Spaß, tut Ihnen gut und ist die einzige Art Sex, die garantiert ohne Risiko ist.

Darüber hinaus hilft Selbstbefriedigung nicht nur, sexuelle Spannungen abzubauen, Sie können dadurch auch lernen, was Sie sexuell erregt und wie Sie zum Orgasmus kommen.

In Stimmung kommen

Da Sie Ihre Anatomiestunde ja schon hinter sich haben, finden Sie jetzt sicher Ihre besonders empfindlichen Stellen – etwa die Klitoris oder den G-Punkt. Ein Handspiegel oder Erkundungsreisen mit den Fingern können Ihnen dabei helfen. Die sensiblen Stellen ausfindig zu machen, ist aber erst der Anfang. Sich zu entspannen und dann zu wissen, wie man sich selbst stimuliert, ist ebenso wichtig. Selbst wenn Sie meinen, Sie wüssten schon, was Ihnen gefällt – das ändert sich oft.

Streicheleinheiten

In punkto Masturbation hat jede Frau ihre eigenen Vorlieben. Einige mögen sanfte, leichte Streichelbewegungen, andere mögen schnelle feste Berührungen. Die einen Frauen benutzen gern ihre Hand oder einen Vibrator, während andere mithilfe der Handbrause oder eines Kissens zum Höhepunkt kommen.

Masturbieren Sie regelmäßig, um herauszufinden, was Sie besonders mögen. Spielen Sie mit unterschiedlichen Stellungen oder Techniken. Sie werden herausfinden, dass Masturbation einige wertvolle Hinweise dafür liefern kann, was Sie beim Sex mögen.

Nehmen Sie sich Zeit

Eine wundervoll entspannende Art und Weise, die Selbstbefriedigung zu genießen, ist in einer Wanne voll mit warmem, schäumenden Wasser. Streicheln Sie mit den Händen über den Körper und dann zwischen den Beinen. Lassen Sie sich von der Sinnlichkeit einfach davontragen. Forschen und experimentieren Sie, um herauszufinden, was am schönsten für Sie ist, und genießen Sie die intensiven Gefühle Ihrer Finger und des warmen Wassers auf Ihren Genitalien.

Masturbation für Frauen 47

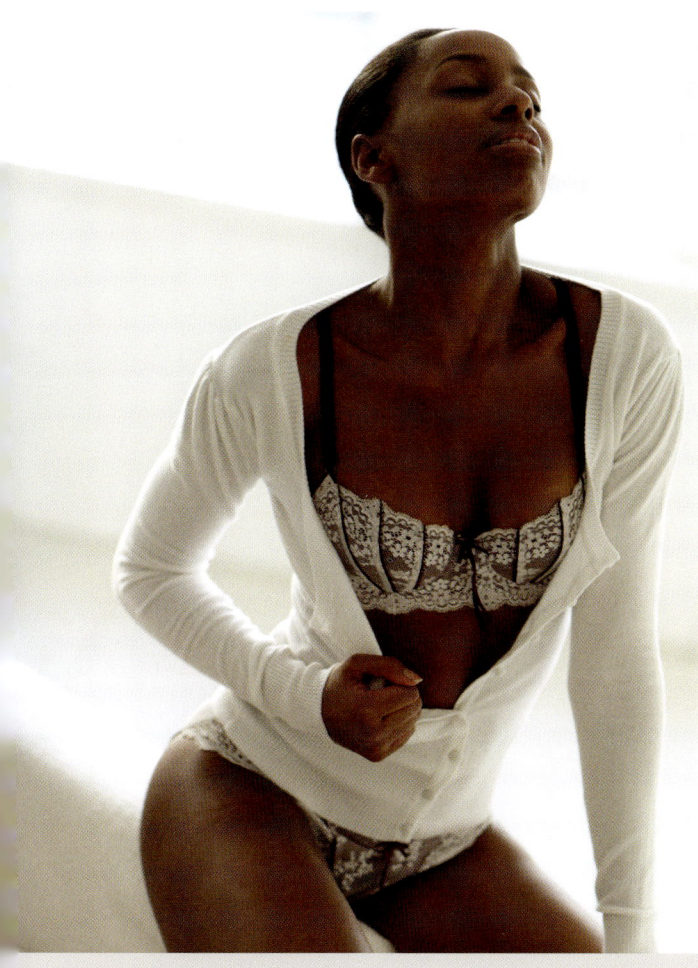

Sich selbst lieben
Planen Sie Zeit ein und sorgen Sie für eine entspannende Atmosphäre. Setzen Sie sich nicht zum Ziel, einen Orgasmus zu bekommen, dann sind Sie unter Druck und enttäuscht, wenn er ausbleibt. Genießen Sie einfach diese besondere Zeit mit sich und entspannen Sie Körper und Geist mit Berührungen, die Sie mögen.

Berühren
Konzentrieren Sie sich auf Ihre erogenen Zonen – die Brüste, die Brustwarzen, die Innenseiten der Oberschenkel, den Bauch. Entdecken Sie, bei welchem Körperteil Ihnen Schauer über den Rücken laufen. Kitzeln und liebkosen Sie die Innenseiten Ihrer Oberschenkel und stimulieren Sie Ihre Brustwarzen. Lauschen Sie auf Ihren Körper und finden Sie heraus, welche erogenen Zonen Ihren Puls in die Höhe treiben – im Prinzip haben wir alle dieselben sensiblen Stellen, aber jeder hat auch Vorlieben.

Massieren
Versuchen Sie, unterschiedliche Teile Ihrer Genitalien sanft zu massieren – die Vulva, die Vagina, die Umgebung der Harnröhre, die Klitoris und den Damm. Experimentieren Sie mit unterschiedlichen Bewegungen – rauf und unter, vor und zurück, ringsherum. Sogar wenn Sie häufig masturbieren und regelmäßig Orgasmen haben, können Sie Ihre Erregbarkeit steigern und intensivieren.

Visualisieren
Wenn es für Sie schwierig ist, die Welt draußen zu lassen und sich ganz dem Genuss der Masturbation hinzugeben, schließen Sie die Augen. Lassen Sie Ihrer Vorstellungskraft freien Lauf und malen Sie sich die sinnlichen Freuden Ihrer Fantasien im Detail aus – fühlen Sie den warmen Sand unter Ihrem nackten Körper oder die Muskeln Ihres Fantasie-Geliebten. Es gibt keine Regeln, erlauben Sie sich ruhig die wildesten Fantasien und genießen Sie die Befriedigung Ihrer kühnsten Begierden.

Masturbation für Männer

Die meisten Männer finden es völlig normal, dass sie sexuelle Bedürfnisse haben, und wissen, wie sie sich selbst befriedigen können. Ihr Partner weiß wahrscheinlich, welche Art sich zu streicheln ihn anturnt und bei welcher er die besten Orgasmen hat. Wahrscheinlich würde er Ihnen sogar mit Begeisterung seine Lieblingstechnik zeigen. Es kann sexuell erregend sein, einander den eigenen Körper zu erklären und wie man ihn am besten auf Touren bringt.

Keine Geheimnisse mehr
Männer sind vielleicht etwas offener, was das Masturbieren angeht, aber wie Frauen auch haben sie früh gelernt, es heimlich zu tun. Anfangs sollte die Mutter nichts merken, dann wurde es Inbegriff eines höchstprivaten, aufregend unanständigen Handelns.

Später im Leben betrachten Männer die Selbstbefriedigung vielleicht immer noch als etwas, das so schnell und unauffällig wie möglich hinter verschlossenen Türen erledigt werden muss. Und das heißt, dass sie nicht den vollen Genuss erreichen und zudem ihren Körper darauf trainieren, möglichst rasch zu ejakulieren.

Männer können diese Hast ablegen, wenn sie einen Zeitpunkt wählen, an dem sie mit Sicherheit ungestört sind. Ermutigen Sie Ihren Partner, die Selbstbefriedigung zu genießen, indem Sie ihm die folgenden Tipps zu lesen geben.

Lassen Sie es gleiten
Bei der männlichen Selbstbefriedigung kommt es auf Gleitfähigkeit an. Die Haut der Genitalien ist empfindlich und neigt zu Trockenheit und Abschürfungen. Nach wiederholtem Streicheln kann die Selbstbefriedigung schmerzhaft werden, wenn der Penis nicht glitschig ist. Lotionen oder Babyöl können hier hilfreich sein. Manche Gleitmittel haben auch eine betäubende Wirkung – das eignet sich für Männer, die ihr sexuelles Stehvermögen verlängern wollen.

Eine Lektion in Selbstliebe
Wie Frauen auch sollten Männer sich eine Umgebung suchen, in der sie sich wohlfühlen. Viele

Über Masturbation zu sprechen öffnet die Türen für andere Sex-Gespräche. Möglicherweise enthüllen Sie sich sogar Ihre Lieblingsfantasien.

Männer masturbieren gern unter der Dusche, weil die Wärme des fließenden Wasser sie zusätzlich stimuliert.

Männer reagieren auf visuelle Stimuli – möglicherweise verwendet er gern erotische Magazine oder Filme zur Stimulation.

Sobald er in Stimmung kommt, kann er seinen Körper überall leicht berühren und dann seine Brust, seine Schenkel und seine Pobacken etwas kräftiger und fester streicheln. Wenn er dann richtig erregt ist, kann er damit beginnen, seine Genitalien zu streicheln und zu liebkosen.

Es gibt auch viele Sexspielzeuge, die eigens dafür gemacht sind, die Masturbation für Männer noch lustvoller zu machen. Sie können etwas frischen Wind ins Bad oder ins Schlafzimmer bringen. Wenn er den Höhepunkt erreicht hat, gibt es keinen Grund, sich zu beeilen und die Sache zu beenden. Stattdessen sollte er sich lieber ein paar Minuten entspannen und das gute Gefühl wohliger Erschöpfung genießen.

Ausdauer steigern, Intimität schaffen

Selbstbefriedigung ist ein lustvolles Solo für einen Mann, sie hat aber auch den Vorteil, dass sie Ihre Sexualität als Paar verbessert. Der Grund dafür ist, dass regelmäßige Selbstbefriedigung die Ausdauer steigern und zu intensiveren und längeren Orgasmen führen kann. Mit Ihrem Partner offen über Ihre Masturbationspraktiken zu sprechen, kann Sie einander näherbringen.

Wenn Sie und Ihr Partner nie über Ihre sexuellen Bedürfnisse und Vorlieben gesprochen haben, öffnet das Thema Masturbation die Tür zu anderen Gesprächen über Sex. Dazu kann gehören, dass Sie ihm Ihre Lieblingsfantasien enthüllen – und seine entdecken. Sie finden vielleicht auch heraus, wie oft Sie sich beide Sex wünschen und welche Stellungen Ihnen beiden am meisten Genuss bereiten. Hier miteinander offen umzugehen, erhöht ganz natürlich Ihre Intimität und das Verständnis füreinander.

Gemeinsam masturbieren

Viele Menschen stellen sich vor, wie sie ihrem Partner beim Masturbieren zusehen – das kann eine sehr erotische Erfahrung sein. Beginnen Sie damit, sich selbst zu berühren, dann schauen Sie zu, wie Ihr Partner sich berührt. Beeilen Sie sich nicht, um gemeinsam zum Orgasmus zu kommen – einander dabei zuzusehen, wie man nacheinander zum Orgasmus kommt, kann eine befreiende Erfahrung sein.

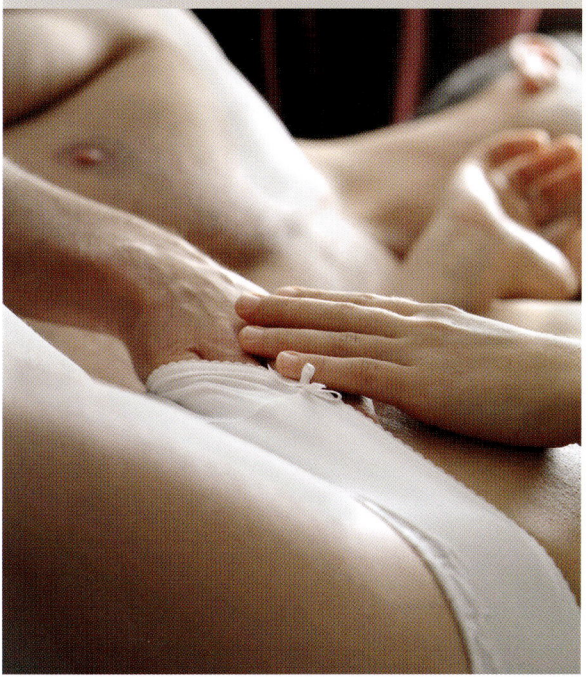

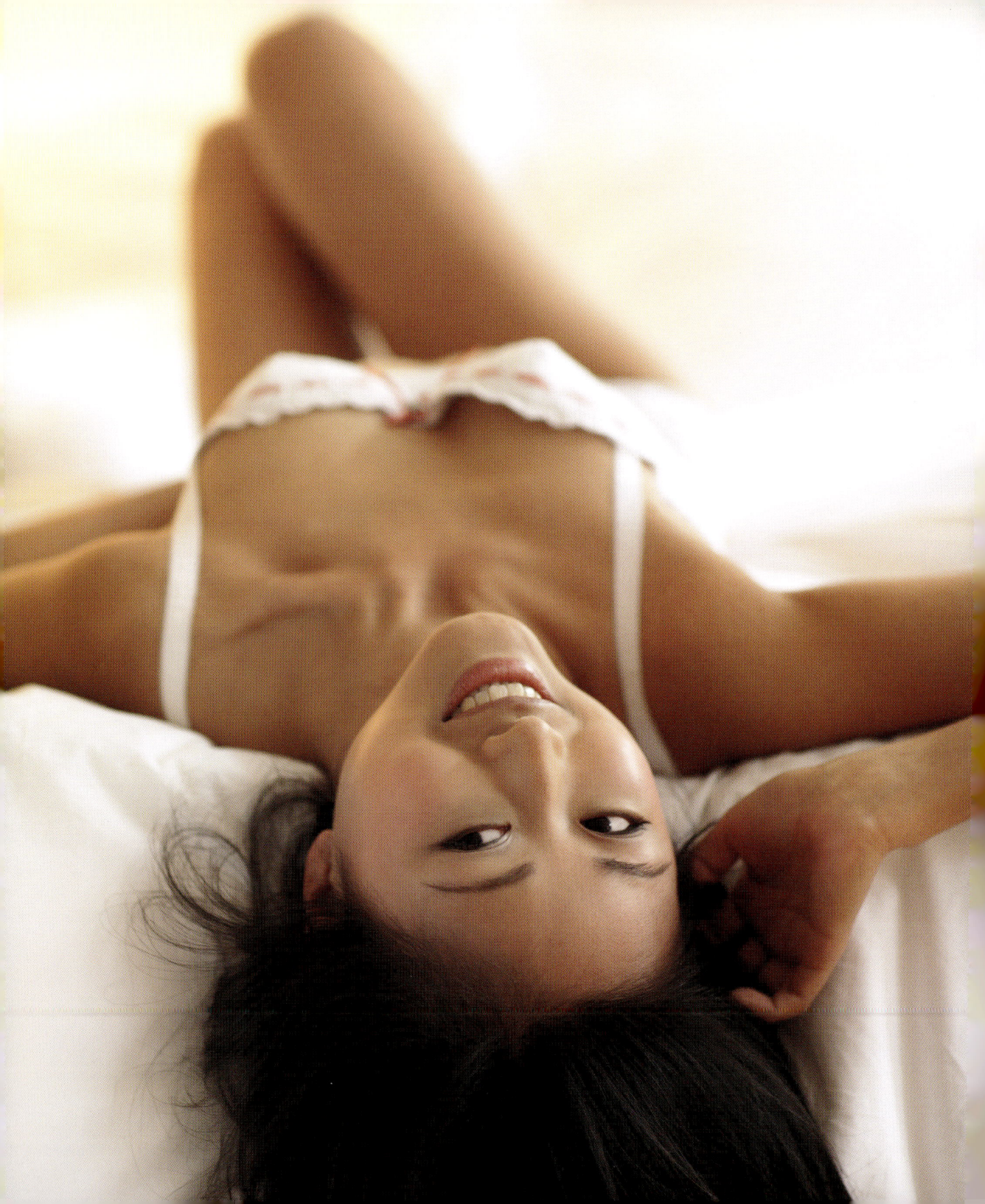

Der Sex im Kopf

Was denken Sie über Sex? Es ist wichtig, sich darüber im Klaren zu sein, denn die Bilder und Worte, die Ihnen beim Sex in den Sinn kommen, beeinflussen Ihre Erregung und Ihren Spaß daran. Was sich im Kopf abspielt, ist ein wichtiger Bestandteil eines guten Liebeslebens – letztendlich ist Ihr Gehirn Ihr größtes Sexualorgan. Lassen Sie also Ihre Gedanken mit von der Partie sein und seien Sie genussvolle Verführerin, respektvoll und achtsam sich selbst gegenüber. Gefühl und Geist sollten für eine gesunde Libido im Gleichgewicht sein.

Ansichten zu Sex

Frauen sind schön und facettenreich und wie geschaffen für genussvollen Sex. Dafür hat die Evolution gesorgt, und das aus gutem Grund – wir spielen eine wichtige Rolle für den Fortbestand der Menschheit. Fehler in der Erziehung und frühe Erfahrungen erschweren es manchen Frauen, Sex als einen ganz natürlichen und lustvollen Akt zu sehen. Eine ablehnende Haltung schränkt das Erleben unserer Sexualität ein. Tatsächlich tut es gut, hin und wieder unsere Sicht auf Sex zu überprüfen.

Wie es am Anfang war

Von Ihrem ersten unschuldigen Kuss im Sandkasten bis zu Ihrer ersten Liebesnacht wird Ihr Einstieg in die Welt des Geschlechtslebens auch Ihre zukünftigen sexuellen Erfahrungen prägen. Und auch wenn schlechte Erfahrungen Sie vielleicht nicht vom Sex abhalten, sind sie vielleicht doch der Grund dafür, dass Sie gehemmt sind und wenig Lust haben, neue Stellungen oder Techniken auszuprobieren.

Auch die Medien mit ihren widersprüchlichen Bildern von weiblicher Sexualität haben einen bedeutenden Einfluss auf unsere Ansichten. Tatsache ist, dass Frauen ohne Erfahrungen mit unterschiedlichen Partnern und vorurteilsfreien Sex keine sexuelle Freiheit erlangen können.

Setzen Sie Ihre eigenen Maßstäbe

Sex ist ein natürlicher und gesunder Bestandteil des menschlichen Lebens – dennoch haftet ihm gern etwas Anrüchiges an. Eine neue Stellung beim Sex auszuprobieren, macht aus einer Frau aber noch keine Nutte. Sie dürfen im Bett die Hure spielen oder sich naiv geben. Es ist ebenso in Ordnung, Sex einzufordern, wie ihn auch mal abzulehnen. Das sind lediglich unterschiedliche sexuelle Verhaltensweisen. Sie definieren Sie nicht als Person – sie sind Teil eines normalen sexuellen Repertoires. Wenn Sie Ihre Grundhaltung zu Sex überdenken, wird es Ihnen leichter fallen, Ihre eigenen Maßstäbe zu setzen. Möglicherweise halten Sie nichts von One-Night-Stands oder finden, dass Sex festen Beziehungen vorbehalten bleiben sollte. Es ist sinnvoll, seine Sexualität für sich zu definieren, bevor man darüber mit einem potenziellen Partner spricht. Solange Sie niemanden verletzen, ist in einem gesunden Liebesleben alles erlaubt.

Schreiben Sie Ihre Gedanken auf

Wenn es Ihnen schwerfällt, negative sexuelle Erfahrungen hinter sich zu lassen, oder Sie Ihre Auffassung von Sex ergründen wollen, versuchen Sie, ein Tagebuch zu führen. Machen Sie sich eine Liste Ihrer Wünsche – z. B. »ich möchte hemmungsloser sein«. Schreiben Sie dann all die Dinge auf, die Sie von der Verwirklichung Ihrer Wünsche abhalten – etwa: »Ich fühle mich nackt nicht wohl.« Sobald Ihnen klar wird, was zu tun ist, können Sie es angehen, allein oder mit Ihrem Partner. Wenn es Ihnen schwerfällt, Sex zu genießen, kann ein Sexualtherapeut Ihnen dabei helfen, Ihre Gefühle zu bearbeiten.

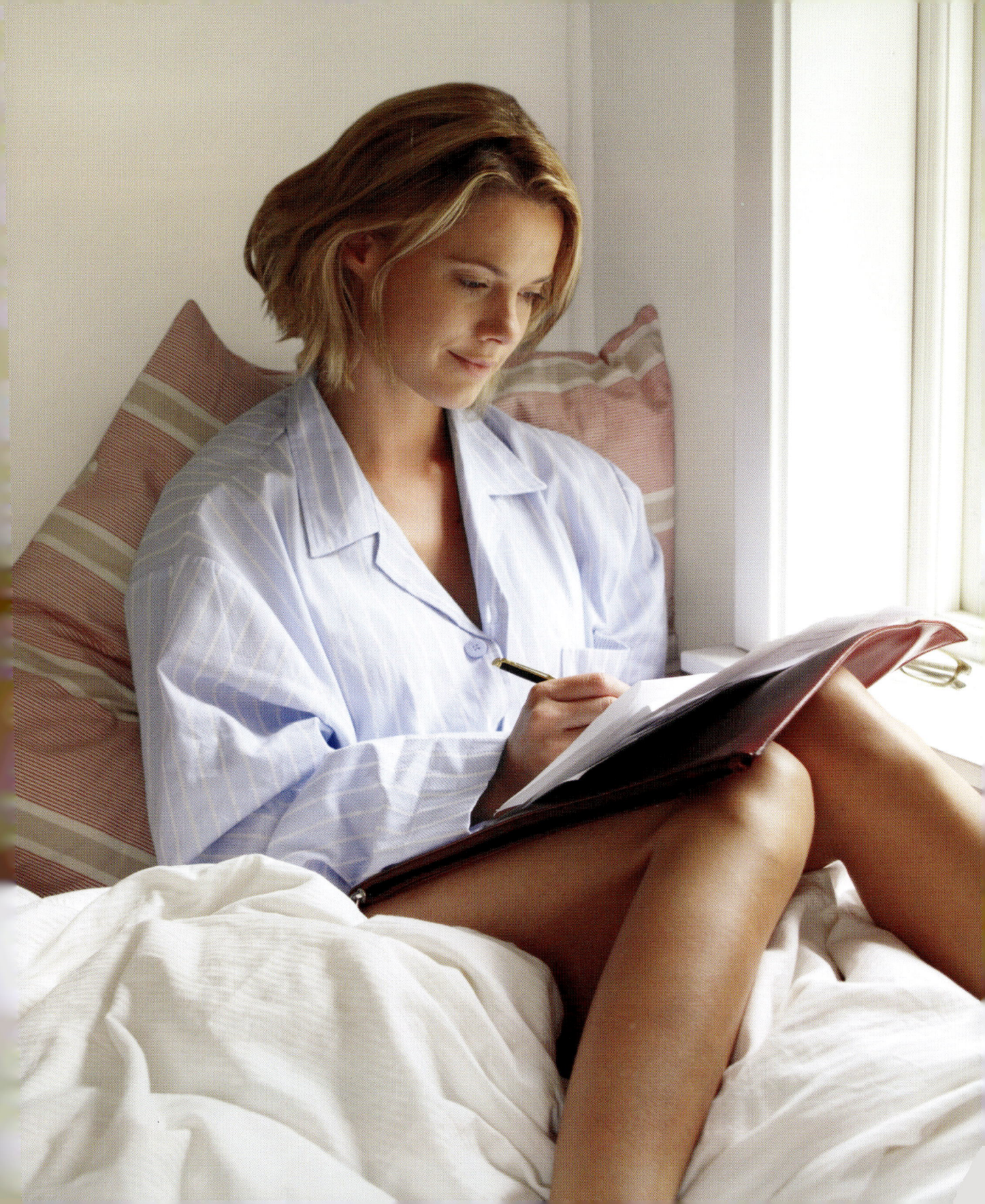

Selbstachtung und Liebesleben

Eine Frau mit hoher Selbstachtung ist selbstsicher und hemmungslos im Bett. Sie sieht das Leben positiv und ist motiviert, sich für ein erfüllendes Liebesleben einzusetzen. Wenn Sie selbstbewusst sind, mögen Sie sich als Frau und nehmen Ihre sexuellen Bedürfnisse ernst. Das macht Sie abenteuerlustiger und experimentierfreudiger. Und wenn Sie sich sexuell befriedigt und in Ihrer Haut wohlfühlen, wird man es sehen: Sie haben ein Lächeln auf den Lippen und lassen beim Gehen die Hüften schwingen.

Was die Selbstachtung beeinträchtigt
Eine angeschlagene Gesundheit, Alter, Probleme mit der Furchtbarkeit und sogar familiäre Streitigkeiten können uns verunsichern. Wenn Sie hingegen zufrieden, erfüllt und entspannt sind, ist es auch wahrscheinlicher, sexuelle Erfüllung zu finden.

Glücklich durch Ihr Denken und Handeln
Unsere Selbstachtung hängt davon ab, ob wir uns selbst akzeptieren. Schauen Sie jeden Tag in den Spiegel und wiederholen Sie täglich: »Ich übernehme die Verantwortung, für das, was ich tue. Ich habe mein Glück selbst im Griff. Ich liebe und akzeptiere mich.« Sich diese Sätze regelmäßig zu sagen, stärkt Ihre Selbstachtung und bringt Sie auf den richtigen Weg – dass Sie es nämlich wert sind, sich selbst zu respektieren und zu lieben.

Fangen Sie an, Sport zu treiben – Jogging, Tennis oder auch Walking. Geben Sie sich einen Schubs, Sie werden am Ende überrascht sein, wie stark Sie sind. Und versuchen Sie, es mit Ihrem Partner zusammen zu tun: Sie werden vom Sport in einen Endorphin-Rausch versetzt, der sich bestens dafür eignet, die Funken der Erotik nur so sprühen zu lassen.

Ihr ganz persönlicher Freiraum
Verbringen Sie Zeit allein. Stöbern Sie in einem Buchgeschäft, gönnen Sie sich einen Cappuccino oder sitzen Sie einfach nur so da und lassen die Welt an sich vorbeiziehen. Das verschafft Ihnen die Muße, Ihre sexuelle Beziehung zu überdenken.
Verbringen Sie Zeit mit Dingen, die Ihre Lebensgeister auffrischen – treffen Sie Freunde, toben Sie mit Ihren Kindern oder gehen Sie

Probieren Sie ein neues Parfüm, eine neue Stellung oder tragen Sie nur einen Hauch von Wäsche.

einem Hobby nach. Alternativ können Sie sich auch einer guten Sache widmen; soziales Engagement stärkt Ihr Selbstbewusstsein. Und sich selbst besser zu fühlen, hilft Ihnen wiederum, Ihre Sinnlichkeit zu beleben.

Stellen Sie Ihre Sexualität zur Schau
Entdecken Sie mit Ihrem Partner ein neues Restaurant oder besuchen Sie zusammen einen Salsa-Kurs. Aus dem Alltagstrott auszubrechen, hilft Ihnen beiden, Spannung und positive Energie in Ihr Leben zu bringen. Probieren Sie ein neues Parfüm, eine neue Stellung oder tragen Sie nur einen Hauch von Wäsche.

Das steigert die Selbstachtung und wirkt sich auch im Schlafzimmer aus. Pfeifen Sie auf scheinbare körperliche Mängel und lassen Sie beim Sex das Licht an. Ihr Partner findet Sie attraktiv, deswegen schläft er schließlich mit Ihnen. Lassen Sie ihn Ihren Körper in seiner ganzen wunderbaren (und, ja, unvollkommenen) Schönheit sehen. Er möchte jede Kurve und jede Sommersprosse und die Wonne auf Ihrem Gesicht sehen, wenn Sie zum Orgasmus kommen.

Sichern Sie sich mehr Erfüllung
Selbstachtung und toller Sex sind keine Nebenprodukte eines guten Aussehens. Ob Sie gerade dabei sind, Ihr eigenes Unternehmen zu gründen, Mutter zu werden oder eine Beförderung ansteht – hart für seine Ziele zu arbeiten verschafft Selbstachtung. Im Gegenzug steigert dieses Selbstvertrauen jeden Bereich Ihres Lebens – einschließlich Ihres Liebeslebens.

Auf Ihrer Selbstentdeckungsreise würde es Ihnen vielleicht helfen, einen Mentor oder eine »Heldin« an Ihrer Seite zu haben – jemandem aus Ihrer Familie, eine Frau, die Sie bewundern, oder eine fiktive Gestalt. Denken Sie an sie, wann immer Sie sich auf Ihrer Reise schwach fühlen. Und erinnern Sie sich daran: Ihre Träume zu verwirklichen ist das beste Mittel für gute Stimmung.

Neuer Antrieb

Suchen Sie sich etwas, das Sie in Gang bringt, fordern Sie sich heraus. Gehen Sie zum Tanzen, laufen Sie einen Marathon, werden Sie Mitglied einer Theatertruppe. Es kann alles Mögliche sein, auch ein Strip für Ihren Partner. Hauptsache, Sie entdecken etwas Neues über sich selbst oder bringen es zum Ausdruck. Es wird Ihr Selbstvertrauen stärken und Sie zu neuen Taten inspirieren.

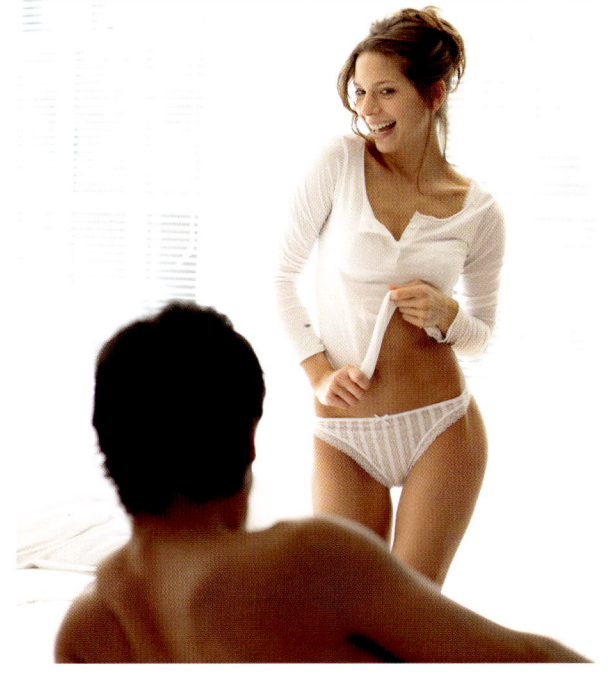

Die Selbstachtung Ihres Partners

Auch Männern kann es an Vertrauen in die eigenen Fähigkeiten fehlen. Eine ganze Reihe schlechter Erfahrungen mag dazu geführt und sich in ungünstigen emotionalen Mustern niedergeschlagen haben. Ihre Loyalität wird wesentlich dazu beitragen können, ein altes Schema zu überwinden und neues Selbstvertrauen aufzubauen. Ein Mann mit einem stabilen Selbstvertrauen vertraut auf seine Fähigkeiten als Liebhaber. Das kommt Ihnen beiden zugute, denn es stärkt Ihre Beziehung auf allen Ebenen.

Was seine Selbstachtung hemmt
Am meisten nagt es am Selbstbewusstsein eines Mannes, wenn er der traditionellen Rolle des Ernährers nicht gerecht werden kann. Wenn dann Bevormundung durch die Partnerin, sexuelle Schwierigkeiten und gesundheitliche oder finanzielle Probleme hinzukommen oder das Gefühl, nicht attraktiv und fit zu sein, liegt das Selbstwertgefühl vollends darnieder. Solange solche Probleme nicht gelöst sind, wird es negative Auswirkung auf Ihr Sexualleben haben.

Sichern Sie ihm Ihre Unterstützung zu
Geringe Selbstachtung hat auf Männer denselben Effekt wie auf Frauen: Energie- und Lustlosigkeit und verminderte Libido. Dann kritisch und gereizt zu reagieren kann bei einem Mann, dessen Selbstachtung schon angeschlagen ist, weiteren Schaden anrichten. Helfen Sie ihm, sein Selbstvertrauen wieder aufzubauen. Unterstützen Sie ihn und zeigen Sie ihm Möglichkeiten, wie er seine Probleme am Arbeitsplatz lösen kann, sofern er Sie darum bittet. Dann ist es besonders wichtig, das Gefühl von Nähe und Verbundenheit zu erhalten.

Steigern Sie sein Selbstvertrauen
Auch Ihr Partner möchte wissen, dass Sie ihn attraktiv finden. Nehmen Sie sich vor, Ihrem Partner jeden Tag ein Kompliment zu machen. Sagen Sie ihm, dass er ein gut aussehender Mann ist, fit oder muskulös. Das wird ihm guttun und seine Libido fördern. Und wenn es ihm gut geht, wird er diesen positiven »Input für sein Ego« nur allzu gern an seine Urheberin – nämlich Sie – zurückgeben. Es ist auch wichtig, ihm für seine Qualitäten im Bett Komplimente zu machen. Viele

Schmeicheln Sie ihm. Viele Männer assoziieren Männlichkeit damit, gut im Bett zu sein, loben Sie also sein Stehvermögen.

Männer assoziieren Männlichkeit damit, gut im Bett zu sein, loben Sie also sein Stehvermögen oder das Aussehen seiner Genitalien. Achten Sie darauf, dass Ihre Komplimente aufrichtig und nicht zu allgemein sind – »Ich mag es, wie zärtlich du bist, wenn wir miteinander schlafen« zum Beispiel, oder »Ich liebe es, wie du immer genau meine sensiblen Stellen findest«.

Konzentrieren Sie sich auf das Gute
Betonen Sie das Gute in Ihrer Beziehung und ignorieren Sie das Negative. Mit anderen Worten: Ihrem Partner für sein Kompliment zu danken, wird ihn daran erinnern, das selbst öfter zu tun. Zu wissen, dass Sie seine Bemühungen zu schätzen wissen, trägt viel dazu bei, dass er sich in Ihrer Partnerschaft und mit Ihrem Liebesleben wohlfühlt.

Teilen Sie Ihren Erfolg
Wenn Ihr Partner an einem zu geringem Selbstwertgefühl leidet, können Sie ihn aufbauen, indem Sie gemeinsame Ziele verfolgen – zum Beispiel wandern oder Fahrrad fahren. Sport wird auch seine mentale Verfassung verbessern und zu positiven Schwingungen in Ihrem Schlafzimmer führen. Würdigen Sie seine Erfolge. Männer hängen es nicht immer an die große Glocke, wenn sie einen guten Tag bei der Arbeit hatten. Erkundigen Sie sich nach Einzelheiten und bestärken ihn.

Geben Sie ihm Zeit
Ebenso, wie Ihr Partner Ihnen nicht immer brühwarm von seinen Erfolgen berichten wird, wird er dazu neigen, seine Gefühle für sich zu behalten, wenn ein Tag nicht gut gelaufen ist. Fragen Sie ihn dann nicht nach Details aus, bieten Sie ihm lieber Ihre Unterstützung an, indem Sie ihn wissen lassen, dass Sie für ihn da sind. Haben Sie etwas Geduld, er braucht vielleicht eine Weile, bis er aus seinem Schneckenhaus herauskommt.

Zeit für Spielchen
Wenn Sie Ihren Liebhaber locker machen wollen, laden Sie Ihn ein, sich im Schlafzimmer zu vergnügen. Jedwede mehr oder wenige erotische Spielerei ist ideal, um gemeinsam zu entspannen. Bringen Sie sich mit ein paar schlichten Albernheiten in die richtige Stimmung. Machen Sie Fotos von sich, fordern Sie ihn zu einer Kissenschlacht heraus oder erzählen Sie sich gegenseitig Witze.

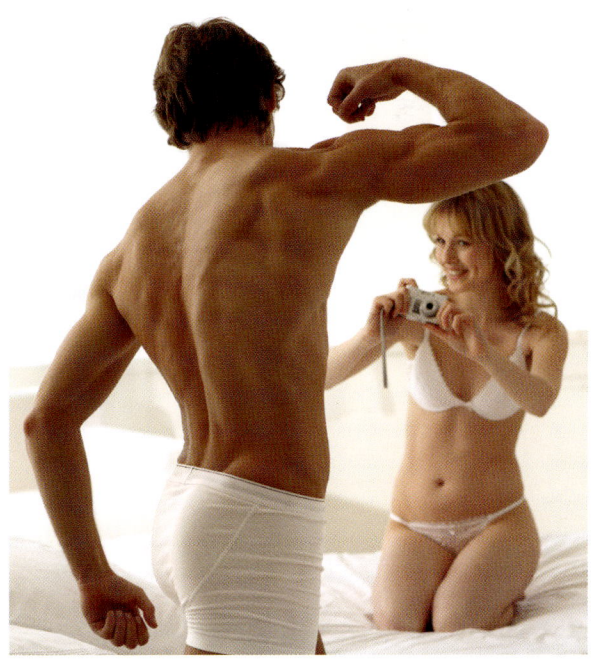

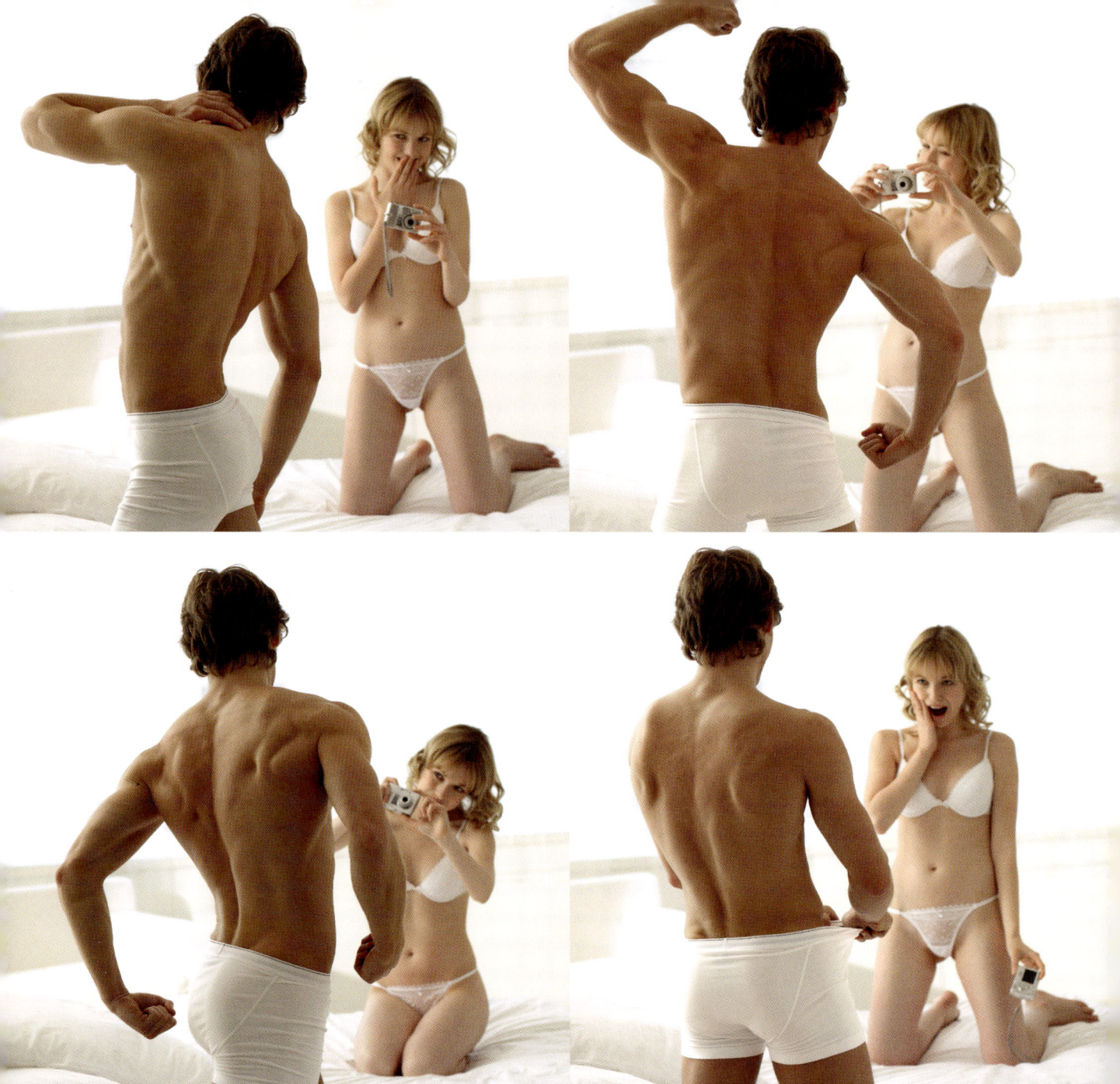

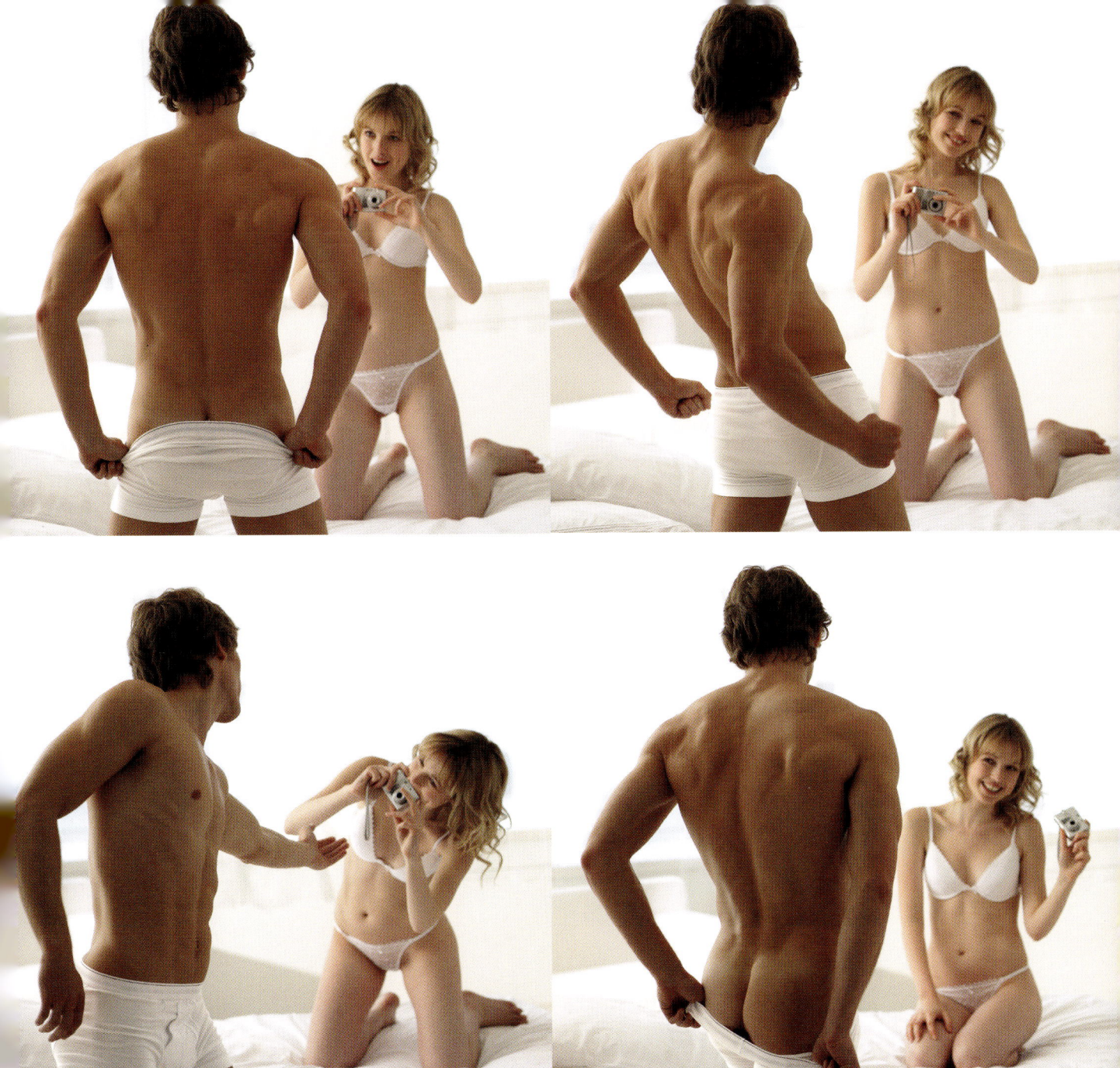

Privatvorführung

▲ Bitten Sie Ihren Partner, einen Striptease vor der Kamera hinzulegen. Machen Sie einen Spaß daraus, schmeicheln Sie ihm und feuern Sie ihn an. Wenn er Spaß an seinem Körper hat, wird er Sie gern daran teilhaben lassen.

Der Sexualtrieb

Die Libido eines Menschen, auch bekannt als sexuelles Begehren, wird von einer ganzen Zahl unterschiedlicher Faktoren bestimmt, etwa dem körperlichen Verlangen, den emotionalen Impulsen und den seelischen Bedürfnissen. Eine gesunde Libido hängt auch davon ab, dass Ihre anderen Grundbedürfnisse erfüllt sind – also dem nach Nahrung, Schlaf und Erholung. Sowie diese Bedürfnisse befriedigt sind, verstärkt sich die Lust auf emotionale und körperliche Intimität.

Die Macht der Libido
Die Grundbedürfnisse einer Frau mit einer starken Libido sind bereits gestillt, sodass sie sich auf die angenehmeren Seiten des Lebens konzentrieren kann, wie Sex und Beziehungen. Die Libido betrifft mehr als nur Ihr Sexualleben – sie ist ein machtvoller Stimmungsaufheller und versetzt Sie in die Lage, auch andere Aspekte Ihres Lebens zu entfalten.

Nicht in Stimmung
Auch eine starke Libido hat ihre Auszeiten. Normalerweise warten Sie vielleicht nur darauf, Ihrem Partner die Kleider vom Leib zu reißen, aber Sie haben auch mal einen schlechten Tag oder sind müde und gestresst, dann sind Sie eher nicht in der Stimmung für Sex. Weil die Libido von so vielen Faktoren beeinflusst wird, kann es schwierig sein, die eigentlichen Ursachen hinter einem Libido-Tief ausfindig zu machen. Doch das ist der erste Schritt, um Ihrem Liebesleben wieder aufzuhelfen. Mögliche Gründe sind gesundheitliche Sorgen, Stress, Hormonstörungen, Partnerschaftsprobleme, Medikamente, gestörtes Selbstwertgefühl oder negative sexuelle Erfahrungen.

Sorgen Sie für eine starke Libido
Es kommt zwar vor, dass die Libido sowohl bei Männern als auch bei Frauen abnimmt, wenn sie älter werden, tatsächlich hat sie aber keine Altersgrenze. Das Älterwerden kann man nicht kontrollieren, wohl aber den Einfluss, den es auf die Libido nimmt. Achten Sie darauf, sich nicht zu viel Stress zuzumuten, ernähren Sie sich gut, schlafen Sie viel, treiben Sie Sport und gehen Sie umsichtig mit Alkohol und Medikamenten um.

Die Libido betrifft mehr als nur Ihr Sexualleben. Sie versetzt Sie in die Lage, auch andere Aspekte Ihres Lebens zu entfalten.

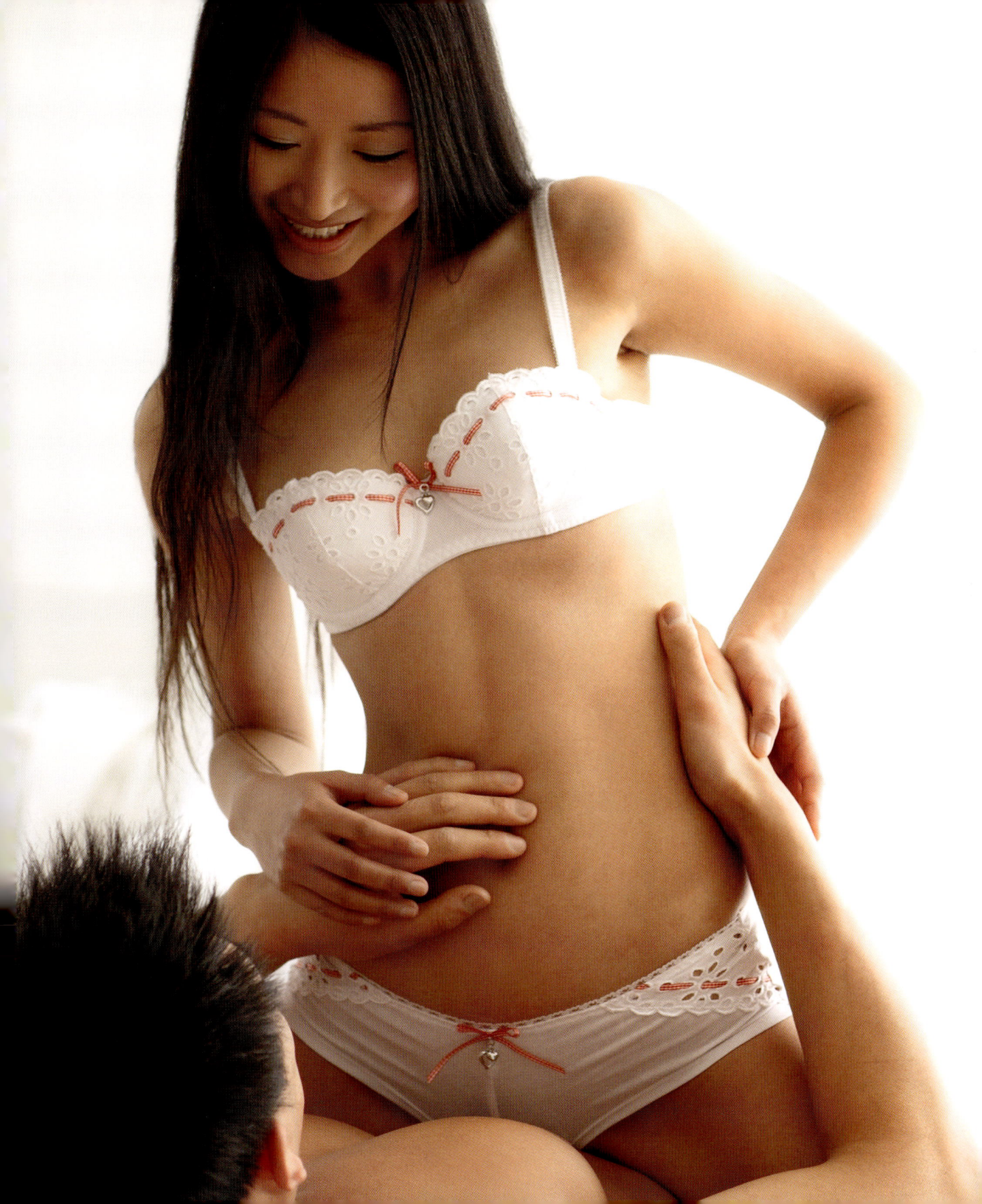

Ihr sexueller Antrieb

Ihre sexuellen Bedürfnisse sind einzigartig und die Grundlage für Ihren Spaß am Sex. Wie oft man Sex hat, ist nicht so wichtig wie ein regelmäßiges und erfüllendes Liebesleben. Regelmäßiger Sex sorgt für eine gute Durchblutung, die wiederum das sexuelle Verlangen steigert; umgekehrt gilt: Wenn man nicht regelmäßig Sex hat oder masturbiert, sinkt die Lust auf Sex und er ist weniger befriedigend.

Die Rolle der Libido
Eine gesunde Libido ist sozusagen das Kernstück Ihres Liebeslebens. Sie ist ein fundamentaler Teil Ihrer Weiblichkeit und Ihrer Selbstverwirklichung. Die Libido ist jedoch nicht konstant. Sie wird von zahlreichen Faktoren beeinflusst, etwa der Gesundheit, Ihrer Beziehung und Ihrer Einstellung zum Leben. Wenn Sie spüren, dass Ihre Libido schon seit längerer Zeit nachlässt, ignorieren Sie das nicht. Es könnte ein Zeichen für ein ernstes körperliches oder seelisches Problem sein.

Hormonelle Hindernisse
Hormone spielen eine zentrale Rolle für Ihr sexuelles Verlangen. Häufige Ursache für eine geringe Libido sind Medikamente. Mittel zur Empfängnisverhütung (z. B. die Pille, Hormonpflaster oder -injektionen) erhöhen die körpereigene Produktion des Sexualhormonbindenden Globulin (SHGB), einem Eiweiß, das Testosteron bindet und so die sexuelle Erregbarkeit beeinträchtigt. Medikamente gegen Depressionen, gegen Krebs, Mittel gegen Allergien oder Bluthochdruck, Beruhigungsmittel und Medikamente gegen Geschwüre können ebenfalls den Sexualtrieb beeinträchtigen. Fragen Sie Ihren Arzt nach alternativen Verhütungsmitteln und Medikamenten, bei denen möglicherweise seltener solche Nebenwirkungen auftreten.

Auswirkung der Lebensweise
Ungesunde Essgewohnheiten, zu wenig Sport und andere Verhaltensweisen können sich negativ auf die Libido auswirken. Man braucht eine ganze Menge Energie und eine gute Gesundheit, um Sex voll auskosten zu können.

Alkohol und Nikotin sind langfristig weder dem Wohlbefinden noch dem Sexualtrieb förderlich. Sich dauerhaft auf wenige Stunden Schlaf pro Nacht zu reduzieren macht launisch und gereizt. Versuchen Sie, mindestens sieben Stunden Schlaf pro Nacht zu bekommen. Wenn das nicht geht, machen Sie Nickerchen zwischendurch und reservieren Sie ein paar Nächte in der Woche, um den fehlenden Schlaf wieder aufzuholen. Für Ihre Libido macht das möglicherweise viel wett.

Immer unter Strom
Unruhig und gehetzt zu sein führt zu einem Anstieg von Kortisol, das das Testosteron hemmt und sich negativ auf Ihr sexuelles Interesse auswirkt. Entspannen Sie während des Tages durch Meditation oder langen, tiefen Atem. Dies beugt auch anderen stressbedingten Spannungszuständen vor. Letztlich wird Ihr Geist sich um Ihre Libido kümmern, wenn Sie sich um Ihren Körper kümmern.

Ihr sexueller Antrieb 63

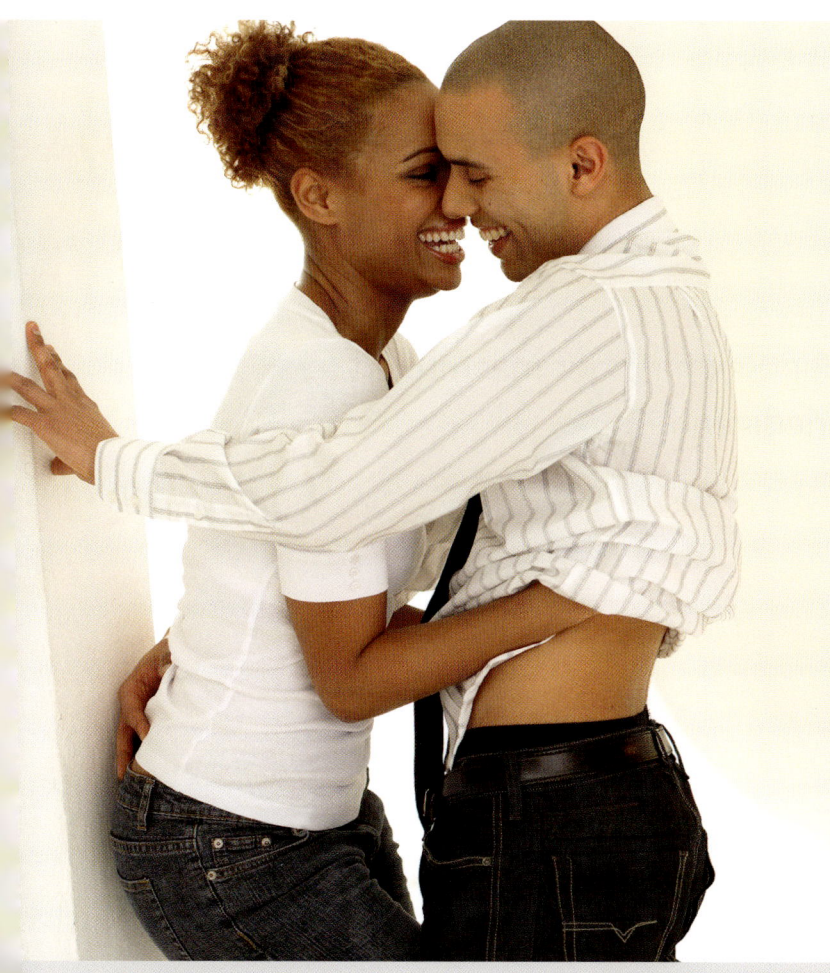

Auftrieb für den Antrieb

Die Libido hängt mit dem Lebensstil zusammen – wenn also Ihre Hormone aus dem Gleichgewicht geraten sind, Sie nicht regelmäßig Sport treiben oder gesund essen, leidet Ihre Libido. Bringen Sie das in Ordnung – vielleicht wird dann aus einem kleinen Begrüßungsküsschen schnell etwas, das viel aufregender ist!

Gehen Sie zum Arzt

In den Wechseljahren oder nach einer Gebärmutterentfernung kann es zu einem niedrigen Testosteronspiegel kommen, der wiederum die Libido vermindert. Manche Frauen profitieren von Testosterongabe und einer Hormontherapie. Andere sexuelle Probleme wie Probleme zum Orgasmus zu kommen, Scheidentrockenheit und flaue Orgasmen können dazu beitragen, dass die Libido nachlässt, weil Sex frustrierend wird oder einfach keinen Spaß macht. Gehen Sie in diesen Fällen zum Arzt.

Werden Sie aktiv

Treiben Sie täglich Sport, um Ihre Gesundheit und Ihre Libido zu erhalten, selbst wenn es nur ein 20-minütiger Spaziergang ist. Die Endorphine, die beim Sport ausgeschüttet werden, helfen außerdem, dem Kortisol, das Fetteinlagerungen begünstigt, Paroli zu bieten. Sie können es auch mit Bauch- und Beckenbodengymnastik probieren. Sie hilft, die Spannkraft Ihres Körpers zu erhalten, und festigt Ihre Beckenbodenmuskulatur.

Essen Sie mit Vernunft

Fetthaltige und gezuckerte Speisen führen nicht nur zur Gewichtszunahme, sie erhöhen auch den Insulinspiegel im Blut. Das kann zur Verringerung von libidobestimmenden Hormonen wie dem Testosteron führen. Eine ausgewogene Ernährung, die aus gesunden Fetten und kleinen, über den Tag verteilten Mahlzeiten besteht, ist das Beste für tollen Sex. Sie darf auch ein paar Aphrodisiaka enthalten – etwa dunkle Schokolade, Avocados und scharfe Speisen.

Der Sexualtrieb Ihres Partners

Die männliche Libido wird oft falsch verstanden. Wir werden dazu erzogen, Männer als gierige, dauergeile Kreaturen zu betrachten, die unentwegt nur Sex im Kopf haben. Entgegen diesem populären Glauben ist die männliche Libido genauso facettenreich und ebenso von zahllosen Faktoren abhängig wie die weibliche. Männer haben ein nicht minder emotionales Verhältnis zum Sex und brauchen das Gefühl der emotionalen Bindung als Basis einer leidenschaftlichen Beziehung.

Die männliche Libido verstehen
Eine gesunde und aktive Libido gehört für einen Mann zu einem erfüllten Liebesleben genauso dazu wie für eine Frau.

Die Lebensweise, etwa Stress, Schlaf, Ernährung und Sport, beeinflussen seinen Sexualtrieb ebenso wie Ihren. Seine Libido ist ein direktes Ergebnis Ihrer emotionalen Bindung. Sich um Ihr gemeinsames Liebesleben zu kümmern wirkt sich wiederum positiv auf die anderen Aspekte seines Lebens aus, auf Karriere, Beziehung und Selbstachtung.

Emotionale Hindernisse
Wenn Sie und Ihr Partner Probleme in der Beziehung haben, brauchen Sie sich nicht zu wundern, wenn das auch im Bett früher oder später Auswirkungen zeigt.

Wir glauben vielleicht, Männer seien Superhelden, die niemals weinen, aber auch sie leiden unter Geringschätzung und Beziehungsproblemen. Ihr Liebesleben und Ihre Beziehung profitieren davon, wenn Sie darauf achten, emotionale Schwierigkeiten rasch zu beheben.

Auswirkung der Lebensweise
Die männliche Libido leidet wie die weibliche unter Stress. Deswegen wundert es nicht, wenn ein Mann sich bei zu viel Stress wie leer fühlt und an Sex kein Interesse hat. Sehr oft führt Stress auch dazu, dass Männer weniger schlafen und sich schlecht ernähren – mit den genannten Auswirkungen auf die sexuelle Lust.

Medikamente können dem Sexualtrieb von Männern ebenso zu schaffen machen wie dem von Frauen. Glücklicherweise gibt es alternative Arzneien, die die Libido nicht so beeinträchtigen. Denn eine intakte Libido ist Bestandteil wirklicher Gesundheit.

Nahrungsergänzungsmittel
Eine andere Möglichkeit sind Nahrungsergänzungsmittel und natürliche Heilmittel. Zink fördert die Fruchtbarkeit, L-Arginin soll die Durchblutung des Genitalbereichs und damit die Potenz verbessern. Ginkgo kann ebenfalls die Durchblutung fördern, und Ginseng erhöht Ausdauer und Wohlgefühl. Bevor Ihr Partner Kräutermedizin einsetzt, sollte er einen Arzt konsultieren.

Der Sexualtrieb Ihres Partners 65

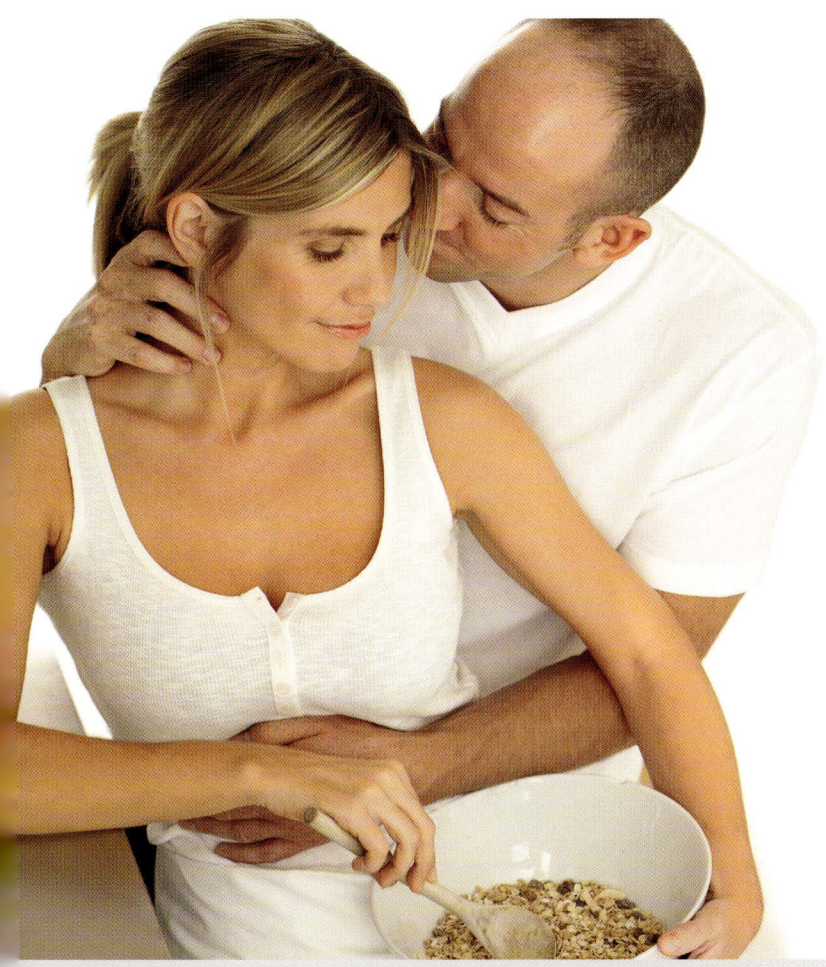

Vertraut und entspannt
Stärken Sie Ihre Beziehung nicht bloß im Bett. Das geht auch im Fitnessstudio, im Kino oder im Restaurant. Hauptsache, Sie verbringen ausgiebig und intensiv Zeit miteinander. Sexuelles Interesse entsteht oft gerade dann, wenn Sie beide entspannt sind. Das wird seine Verbundenheit mit Ihnen und damit auch seine Libido steigern.

Vertrautheit bewahren
Wenn Ihr Partner unter ernsthaftem Stress oder Schlafmangel leidet, leidet vielleicht auch Ihr Liebesleben. Wenn Sie ihn aber zum Sex drängen oder ihm Vorhaltungen machen, werden Sie damit seinen Antrieb nur verringern. Helfen Sie ihm durch schwierige Zeiten hindurch, indem Sie Ihre Vertrautheit durch körperlichen Kontakt aufrechterhalten. Helfen Sie ihm, Lösungen für seine Probleme zu finden. Mit der Zeit wird seine Lust zurückkehren.

Gemeinsam Sport treiben
Legen Sie mit Ihrem Partner ein Gesundheitsprogramm auf, melden Sie sich z.B. in einem Fitnessklub an oder ändern Sie Ihre Ernährung. Regelmäßige Bewegung und die richtige Ernährung sowie Verständnis und Unterstützung füreinander sind möglicherweise genau das, was Sie brauchen, um Ihr Liebesleben wieder in Schwung zu bringen. Nutzen Sie das Fitnessstudio als einen Freiraum, als Ort der Entspannung, an dem Sie gemeinsam Energie tanken.

Stress reduzieren
Ungünstige äußere Einflüsse können sich negativ auf die körperliche Selbstwahrnehmung eines Mannes übertragen. Das führt oftmals zu Energiemangel, geringer allgemeiner Motivation und verminderter Libido. Meditation, Yoga oder Qigong helfen, die Gedanken zu beruhigen. Wenn der Stress nicht nachlässt, müssen Sie möglicherweise ein paar grundsätzliche Entscheidungen treffen, etwa den Job zu wechseln oder den Lebensstandard zurückzuschrauben.

Unterschiede in der Libido

Unterschiedliche sexuelle Bedürfnisse in Balance zu bringen kann knifflig sein. Angenommen, Sie hätten gern mindestens einmal die Woche Sex und ihm scheint einmal im Monat zu genügen. Oder während ihn schon ein Blick auf sexy Unterwäsche in Stimmung bringen kann, macht Sie auch das knackigste männliche Model noch nicht an. Doch auch bei der ungünstigsten Konstellation Ihrer Vorlieben haben Sie gute Aussichten auf ein erfülltes partnerschaftliches Sexualleben.

Erkennen Sie Ihre Bedürfnisse
Man findet selten Partner, die exakt dasselbe sexuelle Interesse und Verlangen haben. Aber genau das macht Sex aufregend – jeder hat seine eigenen sexuellen Bedürfnisse und sein eigenes Feuer, und indem wir die Bedürfnisse des anderen kennenlernen, können wir auch neue Seiten unserer eigenen Sexualität entdecken.

Schaffen Sie Intimität
Sex und Intimität gehen für Männer wie für Frauen Hand in Hand. Wenn Sie sich Ihrem Partner nicht nah fühlen, haben Sie eher kein Bedürfnis nach Sex. Und wenn er bei Ihnen mangelndes Interesse spürt, werden Sie bald merken, dass auch sein Interesse nachlässt. Nehmen Sie sich deshalb jede Woche die Zeit für gemeinsame Unternehmungen und körperliche Nähe.

Reden Sie darüber
Eine der häufigsten Klagen von Paaren betrifft die Häufigkeit, mit der sie Sex haben. Offene und ehrliche Kommunikation wird eine Annäherung ermöglichen und Ihnen zudem Ihre emotionale Bindung vertiefen. Zu welcher Tageszeit hat Ihr Partner gern Sex? Wie oft möchte er Sex? Lassen Sie ihn auch wissen, wann und wie oft Sie am liebsten Sex hätten. Sie werden sehr schnell herausfinden, dass sich die Differenzen mit kleinen Kompromissen ausgleichen lassen.

Wenn Ihr Partner zum Beispiel auf Sex am frühen Morgen steht, könnten Sie sich darauf einigen, an den Wochenenden und im Urlaub morgens miteinander zu schlafen. Wenn Sie gern drei- oder viermal die Woche Sex hätten, er aber mit einmal glücklich ist, geben Sie ihm einen Anreiz, indem Sie ihn fragen, welche neuen Stellungen oder Praktiken er gern ausprobieren würde.

Stellen Sie Regeln für Sex auf
Regeln fürs Schlafzimmer erscheinen zunächst vielleicht nicht besonders förderlich, wenn es darum geht, Ihre sexuelle Beziehung zu stärken, wenn aber äußere Faktoren Ihrem Liebesleben schaden, brauchen Sie Regeln, um es zu schützen. Dazu könnte gehören, einen Schlüssel für die Schlafzimmertür zu besorgen, damit Ihre Kinder Sie nicht stören können, im Schlafzimmer nicht zu streiten und darauf zu bestehen, dass Störfaktoren wie der Wäschekorb oder das Handy draußen bleiben. Für Paare mit chronischem Zeitmangel ist Planung eine Option, sich ihr

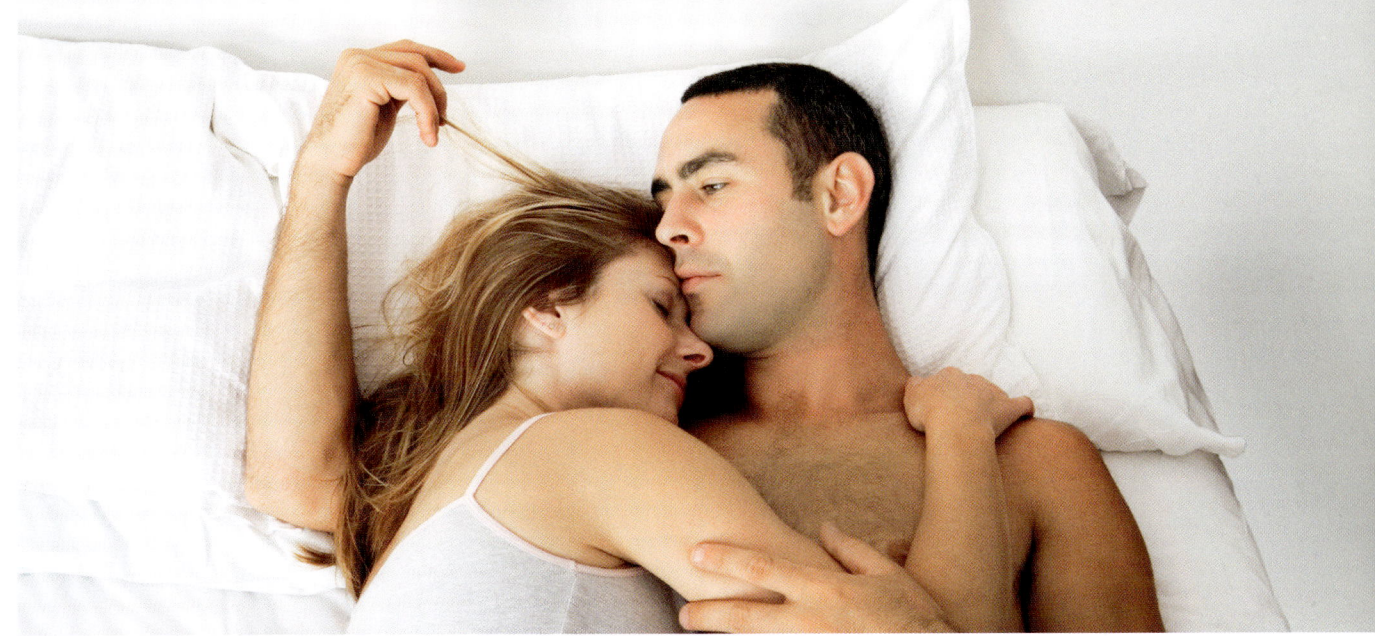

Liebesleben zu erhalten. Tragen Sie ruhig einen Termin dafür im Kalender ein. Geplanter Sex ist nicht unbedingt romantisch, aber er ist besser als überhaupt kein Sex. Es kann sogar etwas sein, auf das Sie sich freuen.

Nicht heute Nacht, Liebling

Wenn einer von Ihnen beiden nicht in Stimmung ist, sollten Sie sich nicht verpflichtet fühlen, miteinander zu schlafen. Machen Sie diese Tür aber nicht ganz zu, denn sobald Sie anfangen sich zu streicheln, kommen Sie oder Ihr Partner vielleicht auch in die richtige Stimmung. Druck zu machen, um Sex zu haben, führt zu Feindseligkeit und Verstimmung, einem Mangel an Spontaneität und Genuss. Sex sollte man nie erzwingen.

Vielleicht befürchten Sie, dass Ihre Libido und die Ihres Partners so wenig zusammenpassen, dass es am Ende zu einem nicht wieder gut zu machenden Bruch in Ihrer Beziehung kommt. Diese Situation ist ziemlich selten, weil die meisten Paare bereit sind, ein für beide befriedigendes Sexualleben zu finden. Dafür sollten Sie sich darin einig sein, dass Sex wichtig und wertvoll ist. Sie werden sich also durch Ihre sexuellen Differenzen hindurcharbeiten müssen.

Wie Therapie hilft

Wenn Ihr Partner weniger sexuellen Antrieb hat als Sie, müssen Sie akzeptieren, dass Sie wenig dagegen tun können. Häufig sind die Ursachen für Unterschiede im sexuellen Verlangen unklar oder vielschichtig. Ein Paar- oder Sexualtherapeut kann Ihnen helfen, die Ursachen auszumachen, und Sie dabei unterstützen, Lösungen zu finden. Was immer Sie tun: Achten Sie auf Ihre Bedürfnisse. Wenn einer von Ihnen das Gefühl hat, zu kurz zu kommen, leidet Ihre Beziehung.

Die Liebes Akte:
Ein Libido-Tief verstehen

Einschneidende Erlebnisse oder Geldsorgen schlagen sich oft auch auf den sexuellen Antrieb nieder. Und die Missverständnisse können noch größer werden, wenn Sie sich nicht gemeinsam damit auseinandersetzen. Hier ein Beispiel, wie ein Paar seine Beziehung aus einem stressbedingten Libido-Tief geholt hat.

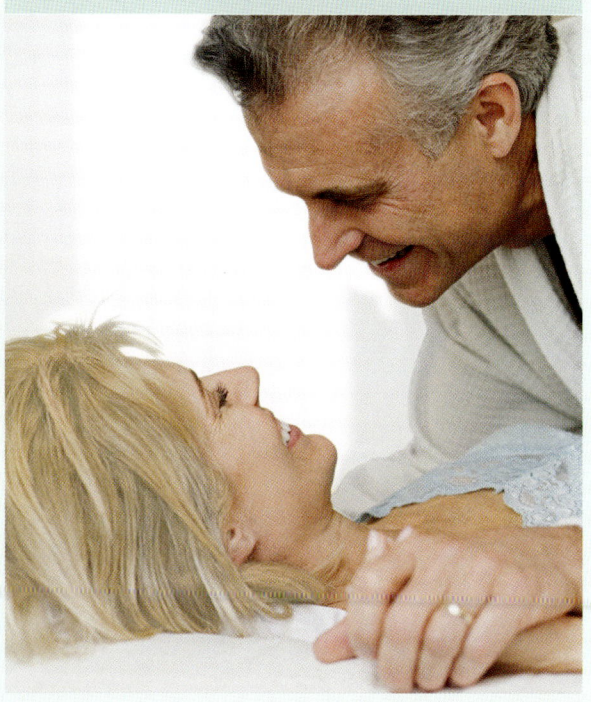

Hintergrund
Lisa, 60, und Tim, 57, waren seit 30 Jahren miteinander verheiratet. Sie haben zwei Kinder im Teenager-Alter. Tim ist selbstständiger Unternehmer, die Geschäfte laufen aber seit Jahren nicht gut. Da Lisa nicht berufstätig war, belasteten beträchtliche finanzielle Sorgen die Familie.

Das Problem
Nach vielen vergeblichen Versuchen, Tim zum Sex zu animieren, glaubte Lisa, Tim wolle nicht mehr mit ihr schlafen. »Früher war er versessen auf mich. Allein mein Anblick, wie ich aus der Dusche komme, hat bei ihm gewöhnlich zu einer Erektion geführt. Jetzt bemerkt er mich nicht einmal.« Sie befürchtete, dass Tim eine Affäre haben könnte.

Im Einzelgespräch mit Tim erzählte er, dass er wegen der Schulden so gestresst sei, dass er keine Lust auf Sex habe. Er hatte Sorge als Ernährer zu versagen, und dass seine Kinder ihn nicht mehr brauchten. Als ich ihm erklärte, dass Lisa hinter seiner Lustlosigkeit eine Affäre vermutete, sagte er: »Ich kann nicht fassen, dass sie das glaubt. Es ja ist nicht so, dass sie auf mich zukäme und ich sie dann zurückweise!«

Lösungen finden
Mein erster Schritt war, Lisa und Tim dazu zu bringen, miteinander zu reden, um ein

paar einfache Missverständnisse zu klären. Nachdem ich Lisa die Gründe für Tims mangelndes sexuelles Interesse aufgezeigt hatte, gestand Tim, dass er sich nicht an ihre vielen Annäherungsversuche erinnern könne. Lisa führte an, dass sie einmal vorgeschlagen hatte, früh zu Bett zu gehen, und er lieber aufgeblieben war, um Rechnungen zu erledigen. Lachend antwortete Tim: »Das war ein Annäherungsversuch? So was bemerke ich gar nicht – da musst du viel direkter sein.«

Ich stimmte Tim zu: Lisa sollte direkter sein, aber Tim auch. Ich schlug Tim vor, seine Sorgen lieber mit Lisa zu teilen, als sie unter Verschluss zu halten. Und ich forderte ihn auf, Lisas Fragen mit mindestens drei Adjektiven zu beantworten. Zum Beispiel wenn Lisa ihn fragte »Wie war dein Tag?« nicht einfach zu sagen: »Ganz okay«, sondern drei geeignete Beschreibungen zu finden, etwa »total stressig«, »hektisch« und »nervenaufreibend«. Auf diese Weise könnte Tim sich öffnen und Lisa nicht länger im Unklaren über die Ursachen über sein Verhalten zu lassen. Ich bat Tim, Lisa mehr Beachtung zu schenken, ihr Komplimente zu machen, tagsüber E-Mails oder Zettelchen zu schreiben und sie beim Nachhausekommen zu küssen. Lisas Hausaufgaben bestanden darin, vor unserem nächsten Treffen mindestens zweimal sexuell die Initiative zu ergreifen. Ich schlug ihr vor, ihm während der Arbeit eine anzügliche E-Mail zu schicken, damit er sich für den Rest des Tages auf sie einstimmen konnte. Da Lisas Annäherungsversuche gar nicht bei Tim angekommen waren, sollte sie Dinge miteinbeziehen, die er als sexuellen Wink verstehen konnte. Zum Beispiel Reizwäsche zu tragen und Tim spielerisch zu berühren.

Was ist seitdem passiert?

Lisa und Tim haben es sichtlich genossen, ihre Hausaufgaben zu machen. Beide fanden, dass sie sich seit Jahren nicht so nah gekommen wären. Beide spürten, dass sie eine ganz neue Aufmerksamkeit füreinander hatten.

Sprechen Sie miteinander

Auch Paare, die schon lange liiert sind, können nicht davon ausgehen, dass das Verlangen immer konstant bleibt. Wenn Sie das Gefühl haben, dass Ihr Partner weniger Interesse am Sex hat als bisher, sprechen Sie es behutsam an. Gute Kommunikation ist auch in langen Beziehungen äußerst wichtig.

Werden Sie wild

Befreien Sie die Wildkatze in Ihnen. Wer das ist? Die ungezähmte, kompromisslose, selbstbewusste, mutige und aufregend sinnliche Frau, die in uns allen lebt. Sie hat Freude am Genuss und Spaß an hochhackigen Schuhen und verführerischem Lippenstift. Sie kann strubbelig und in einem alten T-Shirt sexy aussehen. Männer liegen ihr zu Füßen – und Sie sind eine von ihnen. Vielleicht war das wilde Wesen in Ihnen lang nicht mehr zu sehen, aber es wartet nur darauf, dass Sie ihm wieder einmal die Fesseln abnehmen.

Entdecken Sie Ihren Sexappeal wieder
Unter der Schicht aus Routine und Alltagsstress, die die Oberfläche unserer Persönlichkeit ausmacht, verbirgt sich in Ihrem Inneren eine sinnliche, verführerische, glückliche und kraftvolle Person. Das Raubtier in Ihnen braucht keine Idealmaße, es verkörpert Ihr verführerisches Potenzial und zeigt es auch gern.

Schaffen Sie sich eine sinnliche Umgebung
Ihre Umgebung, speziell Ihr Schlafzimmer, sollte geeignet sein, Ihren unbeschwerten und aufregenden Anteil ans Tageslicht zu bringen. Was wohl kaum der Fall sein dürfte, wenn Sie umgeben sind von schmutziger Wäsche, Arbeitsunterlagen oder Babyfläschchen.

Schaffen Sie Ordnung: Verbannen Sie Dinge, die mit der Arbeit zu tun haben, etwa Ihren Laptop, und alle Babyutensilien aus dem Schlafzimmer. Alternativ können Sie auch einen Korb oder eine Schachtel mit Deckel aufstellen, in die sie, bevor Sie zu Bett gehen, alles hineinstopfen, was nicht ins Schlafzimmer gehört. Ersetzen Sie alte Bettwäsche durch luxuriösere in sinnlichen Farben und Mustern – wann immer Sie in die Federn sinken, werden Sie sich glamourös und entspannt fühlen. Installieren Sie einen Dimmer für das Schlafzimmerlicht oder stellen Sie Kerzen auf. Romantische Musik und Duftöle können für eine sinnliche Stimmung im Schlafzimmer sorgen.

Probieren Sie Neues aus
Unser sinnliches Selbst versteckt sich oft, weil wir zu befangen sind, um unserer Sexualität freien Lauf zu lassen. Vielleicht haben Sie auch zu wenig Selbstvertrauen, um Reizwäsche zu tragen oder Ihren Liebsten zu verführen. Um die Wildkatze wieder ans Tageslicht zu bringen, müssen Sie Ihre Komfortzone verlassen. Fordern Sie sich selbst heraus: Versuchen Sie etwas richtig Gewagtes im Schlafzimmer, sagen Sie sich schmutzige Dinge, trauen Sie sich an Fantasie-Rollenspiele oder eine Intimrasur. Zeigen Sie, wie sexy Sie sind.

Verführung geschieht im Kopf, nicht im Körper. Sie hat damit zu tun, sich aufgeschlossen zu fühlen, abenteuerlustig und selbstbewusst. Wenn Sie noch nicht selbstbewusst genug sind, dann tun Sie so, als wären Sie es – das ist eine Sache, bei der es okay ist, so zu tun als ob. Überlisten Sie Ihre inneren Wächter, ziehen Sie Ihr tollstes Paar High Heels an – und überlassen Sie den Rest dem Katzenwesen.

Werden Sie wild 71

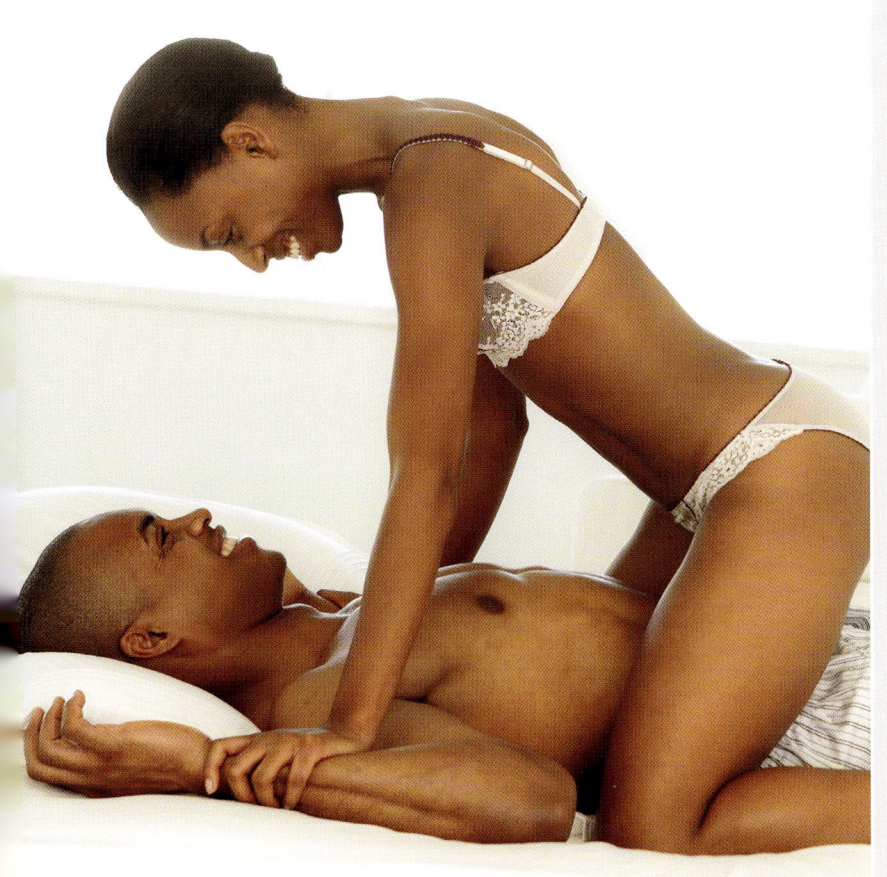

Flirten Sie
Ein kleiner Flirt mit dem Kellner oder dem Typ im Zug ist harmlos und stärkt Ihr Selbstbewusstsein für den ganzen Tag. Auch wenn Sie mit Ihrem Partner seit Jahren zusammen sind, heißt das nicht, dass Sie nicht miteinander flirten können – zwinkern Sie ihm beim Abendessen zu, schicken Sie ihm eine heiße Mail, und lassen Sie ihn wissen, was Sie im Bett mögen. Tätscheln Sie seinen Po, wenn Sie an ihm vorbeigehen, zeigen Sie Bein oder viel Dekolleté.

Verführen Sie ihn
Das nächste Mal, wenn Ihr Partner am Arbeitsplatz eine harte Woche hatte, tun Sie ihm was Gutes. Lassen Sie ihm ein heißes Bad ein, wenn er nach Hause kommt, und steigen dann zu ihm in die Wanne. Schrubben Sie ihn ab, waschen ihm die Haare, und locken ihn schließlich mit Sex, wie er ihn am liebsten mag. Ihr Mann wird sich liebend gern verwöhnen lassen, und Ihnen wird es einen Kick geben, die verführerische, treibende Kraft zu sein.

Drehen Sie den Spieß um
Nichts ist sexier als eine Frau, die weiß, was sie will. Vielleicht haben Sie immer die untergeordnete Rolle übernommen und wollen jetzt auch einmal bestimmen, wo's langgeht. Sie müssen dafür nicht zu Latex-Body und Peitsche greifen. Verwöhnen und verführen Sie ihn und gewinnen dabei spielerisch die Oberhand.

Setzen Sie auf Dessous
Machen Sie es zu einem Teil Ihrer täglichen Routine, sexy zu sein – tragen Sie verführerische Unterwäsche auch dann, wenn Sie unterwegs zur Arbeit sind. So entsteht ein kleines Geheimnis, von dem niemand außer Ihnen und – vielleicht – Ihrem Partner etwas weiß. Frauen fühlen sich gleich ganz anders, wenn sie sexy Dessous tragen statt Omawäsche. Vielleicht gibt es Ihnen sogar das Selbstvertrauen, Ihren Partner gleich nach der Arbeit zu verführen.

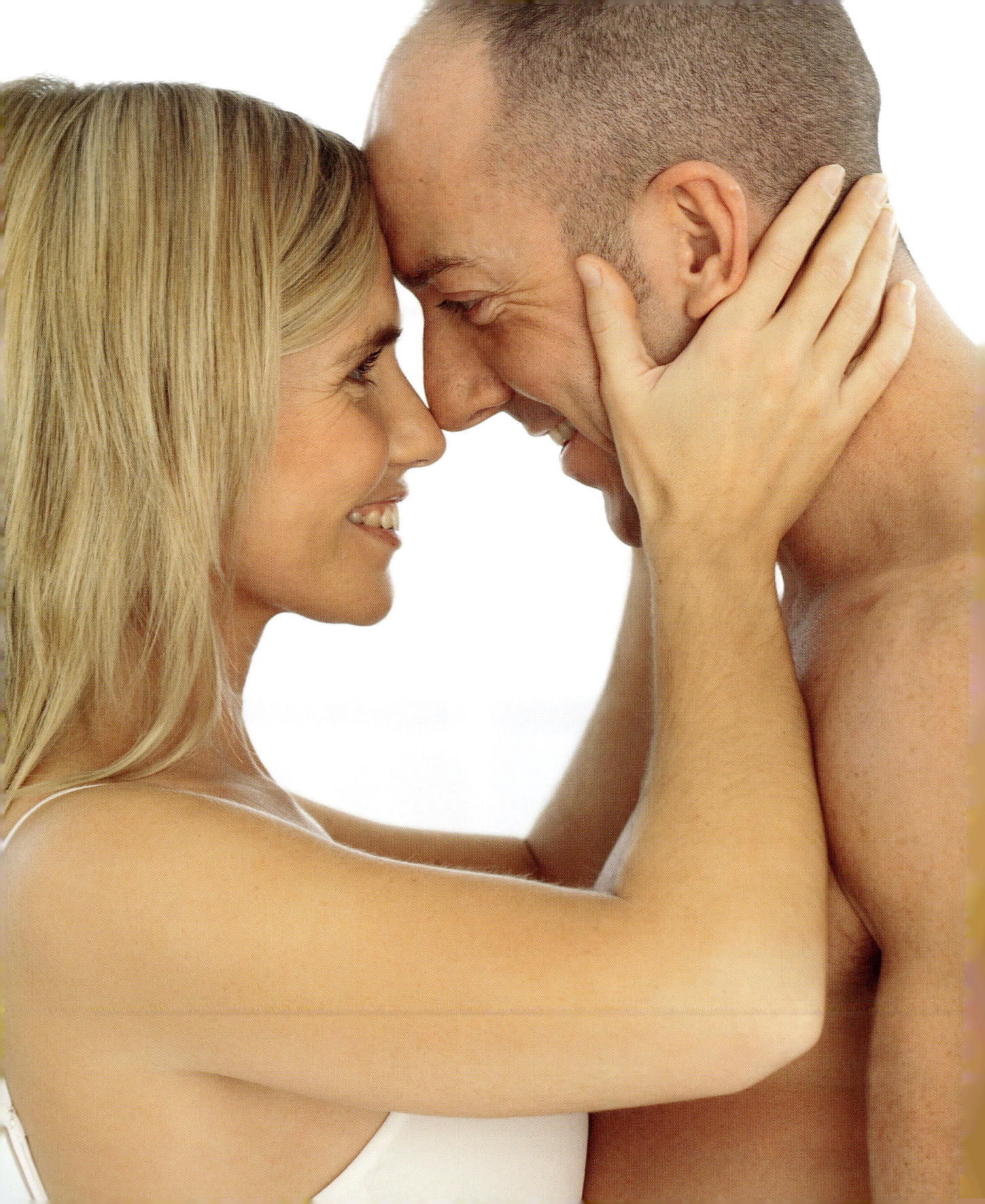

Beziehungen

Verlässliche Bindungen sind Bestandteil menschlichen Glücks. Eine intakte Liebesbeziehung gibt Rückhalt, Spaß, und Leidenschaft. Doch Beziehungen entwickeln sich weiter – Höhen und Tiefen gehören in jeder Beziehung dazu. Da Sie beide reifer werden und sich verändern, wird auch Ihre Beziehung sich verändern. Es wird Zeiten geben, in denen Ihr Liebesleben in eine Sackgasse gerät, weil Ihr Job oder Ihre Kinder Sie sehr in Anspruch nehmen. Die Herausforderung besteht darin, Ihre Beziehung in allen Lebensphasen frisch und sexy zu halten.

Die Beziehungsstadien

Wo stehen Sie gerade in Ihrer Beziehung? In der Phase, wo Sie Schmetterlinge im Bauch haben und jede Sekunde aufregend ist? Oder in der Phase, wo Sie in seinem T-Shirt und seinen Boxershorts schlafen und sich keinerlei Gedanken um Ihr Äußeres machen? Oder sind Sie an dem Punkt, wo seine schlechten Angewohnheiten Ihnen auf die Nerven gehen und Sie sich nach der Zeit sehen, als Ihre Beziehung Spaß, voller Flirts und sexy war? Jede Phase ihrer Beziehung stellt Frauen vor Herausforderungen und Wonnen.

Überprüfen Sie Ihre Beziehung

Romantische Beziehungen können unglaublich unterschiedlich sein, deswegen funktioniert ein und derselbe Ratschlag nicht für alle – jede Situation ist einmalig und verlangt nach unterschiedlichen Antworten, um zu einer positiven Veränderung zu kommen. Um eine starke emotionale und sexuelle Bindung in den verschiedenen Phasen Ihres Lebens aufrechtzuerhalten, müssen Sie sehen, an welchem Punkt Sie gerade sind und wo Sie hin wollen.

Neue Beziehungen

Der Anfang jeder Beziehung ist eine intensive und unvergessliche Zeit. Vom ersten Kuss bis hin zu dem magischen Moment, in dem Sie erkennen, dass Sie verliebt sind, können neue Beziehungen sogar den ausgeglichensten Menschen aus der Fassung bringen. Ihre Libido läuft auf Hochtouren, Ihre Sinne sind überempfindlich, getrennt zu sein ist kaum zu ertragen. Doch viele der Themen, die bereits zu Beginn einer Beziehung auftauchen, werden auch für die zukünftige Beziehung bestimmend sein. Kommunikation in dieser Phase ist daher besonderes wichtig.

Langzeitbeziehungen

Ehe und lebenslange Partnerschaften sind die Quintessenz monogamer Beziehungen. Die meisten Menschen hoffen auf eine lebenslange Liebe, obwohl die Scheidungsraten zeigen, dass die glückliche Reise »bis ans Ende ihrer Tage« schwieriger ist, als es scheint.

Langzeitbeziehungen versprechen Liebe und Gemeinschaft, wonach sich die meisten Menschen in ihrem Leben sehnen. Die meisten Paare haben auch gemeinsame Ziele, etwa Kinder und finanzielle Verbindlichkeiten. Das Paar verlässt sich aufeinander – in guten wie in schlechten Zeiten. Gerade in diesem Stadium müssen Paare hart daran arbeiten, um die Romantik in ihrer Beziehung zu erhalten.

Sorgen Sie mit Fantasie und Abenteuerlust für ein dynamisches Liebesleben, indem Sie Sexspielzeug oder Aphrodisiaka ausprobieren, und nehmen Sie sich die Zeit, miteinander erotische Filme oder Literatur zu entdecken.

Offene Beziehungen

Manche Leute glauben, monogame Beziehungen seien ein Relikt, das nicht mehr in die heutige Welt passt. In einer offenen Beziehung dürfen beide Partner mit anderen schlafen. Diese Art von Beziehung basiert im Allgemeinen auf der Idee, dass Lust und Liebe nicht kontrollierbar sind. Es ist trotzdem nur fair, hinsichtlich Ihrer Erwartungen ehrlich zu sein. Wenn Sie für die Zukunft keine verbindliche Beziehung sehen, sagen Sie das Ihrem Partner offen. Und ebenso, wenn Sie sich eine feste Bindung wünschen.

Offene Beziehungen verbinden den Komfort und die Gemeinschaft von Langzeitbeziehungen mit der Aufgeregtheit einer neuen Liebe. Das »Schmetterlingsstadium« dauert in offenen Beziehungen häufig sogar länger als in Fernbeziehungen. Der Grund dafür ist, dass die sexuelle Freiheit oder die große Entfernung verhindern, in einer gesetzteren Partnerschaft zu landen. Obwohl sich viele Leute in offenen Beziehungen versuchen, bleibt es für die meisten Männer und Frauen wichtig, in einer Beziehung »sesshaft« zu werden. Achten Sie aber darauf, dass Sie beide mit anderen Partnern Safer Sex praktizieren, und fördern Sie Safer Sex, indem Sie sich regelmäßig testen lassen. Schützen Sie sich immer – bei Geschlechtsverkehr wie auch bei oralem Sex.

Seien Sie sich außerdem bewusst, dass offene Beziehungen für Frauen besonders schwierig und unbefriedigend sein können. Wenn Frauen zum Orgasmus kommen, wird im Gehirn Oxytocin freigesetzt, ein Hormon, das auch als Bindungshormon bekannt ist. Bei Männern ist der Testosteronspiegel im Gehirn höher, was dem Oxytocin möglicherweise entgegenwirkt. Schützen Sie sich besser davor, eine emotionale Bindung zu einem Partner zu entwickeln, der Ihre Gefühle vielleicht gar nicht teilt: Setzen Sie Grenzen und achten Sie auf Ihre Emotionen und Ihre Gesundheit.

Gelegenheitsbekanntschaften

Diese Art von Beziehungen kann vorübergehend erfüllend sein. Häufig basiert sie auf sexueller Befriedigung, denken Sie etwa an One-Night-Stands. Die meisten Frauen haben wenigstens

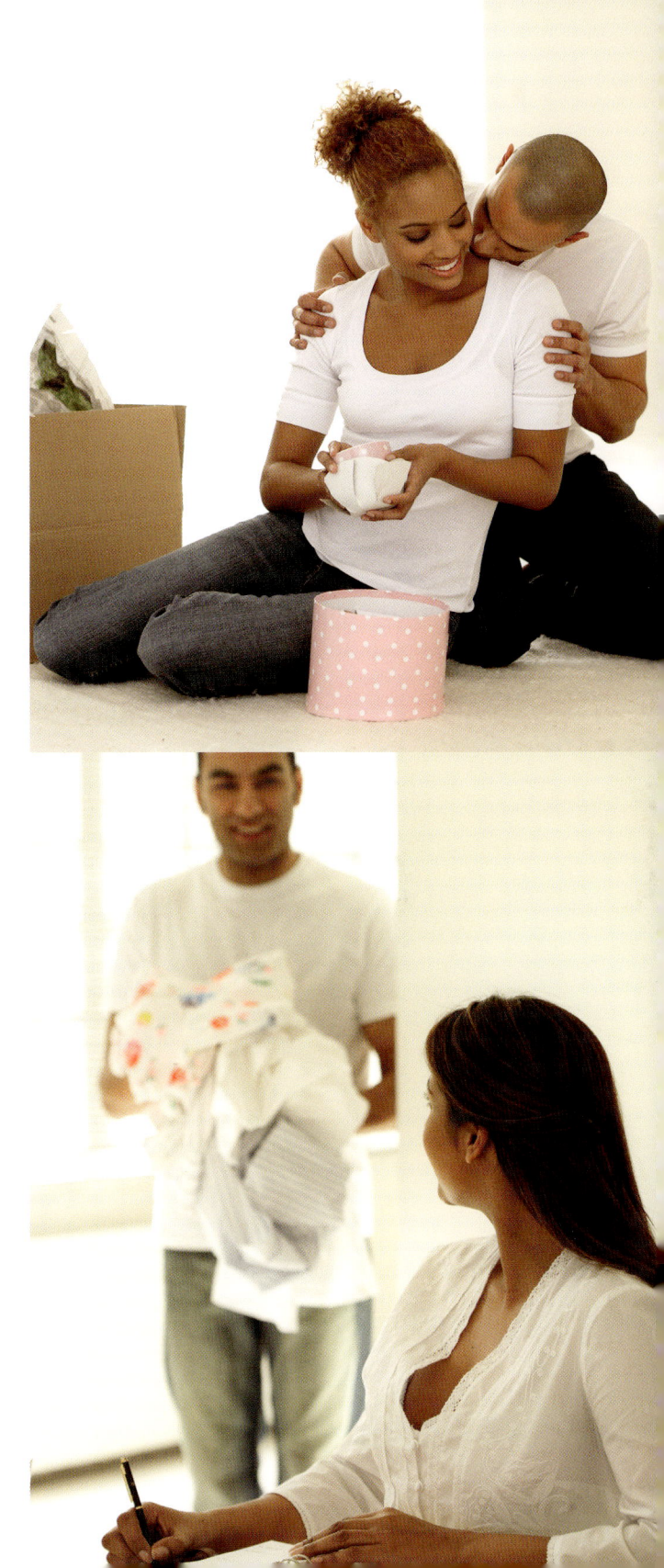

einmal einen One-Night-Stand gehabt. Nutzen Sie die momentane Situation und seien Sie so wild und sexy, wie Ihnen gerade zumute ist.

Letztendlich ist es nur für eine Nacht, es gibt also keinen Grund, sich zurückzuhalten oder zu genieren. Probieren Sie neue Stellungen aus und treten Sie in Kontakt mit Ihrer inneren Femme fatale. Gelegenheitsbekanntschaften sind vielleicht nicht gerade geeignet, die große Liebe zu finden, sie können Ihnen aber dabei helfen, Ihr sexuelles Repertoire zu erweitern.

Große Alterunterschiede

Ein großer Altersunterschied der Partner sorgt in deren Umfeld gern mal für Beunruhigung und Unbehagen. Für das fragliche Paar kann der Altersunterschied ebenfalls kompliziert sein. In dieser Art von Beziehung müssen Sie auf generationsbedingte Probleme gefasst sein.

Einer der Partner hat vielleicht Kinder, die gerade erwachsen werden, oder steht kurz vor der Pensionierung, während der andere gerade dabei ist, seine Karriere zu starten. Unterschiedliche Lebensphasen gehen auch mit unterschiedlicher gesundheitlicher Konstitution und Energie einher. Obwohl Paare mit großem Altersunterschied viel voneinander lernen können, sind sie doch auch mit speziellen Fragen konfrontiert. Das Alter muss nicht sofort ein Thema sein – aber fühlen Sie sich immer noch als dieselbe, wenn Sie 60 sind und er ist 45, oder 70 und 55? Wie gehen Sie mit Krankheit und dem Altern um?

Ein anderer wesentlicher Punkt sind Kinder – ob Sie schon welche haben oder einer von Ihnen beiden sich Kinder wünscht und der andere nicht. Rufen Sie sich in Erinnerung, dass die Beziehung nicht notwendigerweise davon abhängt, ob Sie in Zukunft Kinder haben – es sind gemeinsame Lebensziele, die Freude am Humor des anderen, ähnliche Interessen, Zuneigung und offene Kommunikation, die die Basis einer guten Beziehung bilden. Wenn seine Haltung Kindern gegenüber nicht die Ihre ist, zwingen oder manipulieren Sie ihn nicht, Ihren Standpunkt zu übernehmen. Machen Sie lieber einen klaren Schnitt und suchen Sie sich jemanden, der Ihre Träume für die Zukunft teilt.

Wenn die Kinder flügge sind

Wenn Kinder erwachsen werden und von zu Hause weggehen, hat meist mindestens einer von beiden die Hoffnungen, dass es jetzt heitere, romantische Nächte geben wird. Leider stellen viele Paare dann fest, dass ihnen keine Gemeinsamkeiten geblieben sind. Nicht mehr über das Leben der Kinder diskutieren zu müssen kann bedeuten, dass als einziges Gesprächsthema das Wetter bleibt. Das Leere-Nest-Syndrom ist weitverbreitet und vorhersehbar – schließlich ändert sich Ihr Leben seit 18 oder noch mehr Jahren zum ersten Mal wieder grundlegend. Entsprechend wird sich Ihre Beziehung unweigerlich verändern.

Schaffen Sie ihr eine neue Grundlage. Jetzt, wo die Kinder gedanklich nicht mehr an erster Stelle stehen, haben Sie Zeit, andere Interessen zu entdecken, sei es Fitness, Kochen oder der Garten. Während es einerseits wichtig ist, getrennte Hobbys zu haben, um seine Unabhängigkeit zu bewahren, sorgt ein gemeinsames Hobby auch wieder für Gesprächsstoff und ein gemeinsames Ziel.

Sprechen Sie auch ehrlich darüber, was Sie vom nächsten Kapitel Ihres Lebens erwarten. Seien Sie ruhig ein bisschen mutig und sagen Sie, dass Sie sich mehr Intimität wünschen und Ihrem Liebesleben gern eine kleine Starthilfe geben würden.

Diese Veränderungen können den Beginn einer neuen, wundervollen Zeit in Ihrer Beziehung einläuten – lange Wochenenden unterwegs, ruhige Nächte, spät aufstehen und im Bett frühstücken und Sex überall im Haus. Nutzen Sie die Chancen, die sich Ihnen bieten.

Die Beziehungsstadien 77

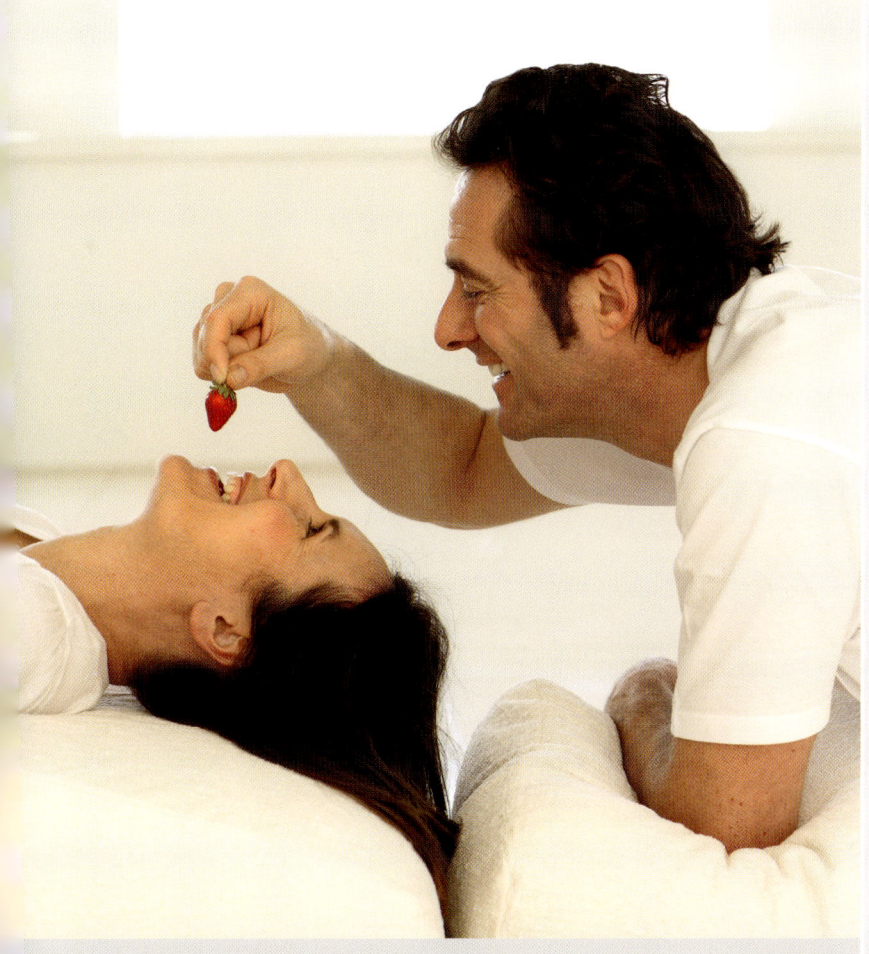

Die Romantik zurückerobern

Sehnen Sie sich nicht bloß nach jenen turbulenten Augenblicken zu Beginn Ihrer Beziehung zurück. Geben Sie sich lieber das Versprechen, die Begeisterung neu zu entfachen. Machen Sie den Fernseher aus, verwöhnen Sie sich gegenseitig mit Erdbeeren und Champagner – und machen Sie sich nichts daraus, wenn Sie zu spät zur Arbeit kommen.

Seien Sie abenteuerlustig

Die Aufregung der ersten Begegnung ist zwar unwiederbringlich, aber man kann sich ihr annähern. Wenn Leute so außergewöhnliche Dinge tun wie Bungee-Jumping, Achterbahn fahren, Skifahren werden in ihrem Gehirn Dopamin und Adrenalin ausgeschüttet – chemische Substanzen, die denen ähnlich sind, die bei Verliebten ausgeschüttet werden. Genießen Sie also die Aufregung solcher gemeinsamer Aktivitäten.

Seien Sie sexy

Die Art, wie wir uns kleiden und zurechtmachen, hat großen Anteil an unserer sexuellen Attraktivität. Trotzdem beginnen viele Paare sich zu vernachlässigen, sobald sie sich aneinander gewöhnt haben. Auf Ihr Äußeres zu achten kann auch nach ein paar Jahren noch Ihre Anziehungskraft aufeinander steigern.

Verabreden Sie sich

Egal wie sehr Sie beruflich eingespannt sind oder ob Sie Kinder haben: Alle Langzeitpaare profitieren davon, einen Termin füreinander freizuhalten und etwas Schönes zu unternehmen. Besuchen Sie ein Restaurant oder eine Bar und gönnen Sie sich ein oder zwei Stunden, nur um miteinander zu flirten. Sprechen Sie nicht über die Arbeit, über Reizthemen, Beziehungsprobleme oder die Hausaufgaben der Kinder. Vergessen Sie, was Sie aneinander stört. Bringen Sie sich lieber gegenseitig zum Lachen, küssen Sie sich an der Bar, halten Sie auf dem Nachhauseweg im Taxi Händchen und haben Sie danach großartigen Sex.

Seitensprünge

Uns alle lockt der Reiz des Unbekannten und der Drang nach Neuem. Erst recht, wenn die Beziehung kriselt, Streit und Missverständnisse an der Tagesordnung sind, erscheint einem eine Affäre vielleicht verführerisch aufregend, denn sie gibt einem kurzfristig das Gefühl zurück, sexy und begehrenswert zu sein. Trotz des Schadens, den ein Seitensprung meist anrichtet, glauben manche Leute, dass es einfacher sei, ihre sexuellen Bedürfnisse mit jemand anderem als dem Partner zu erfüllen.

Stellen Sie sich der Wahrheit

So stark die erotische Anziehungskraft des geheimnisvollen Unbekannten oder des attraktiven Kollegen auch sein mag, Sie sollten sich zuerst eine unbequeme Frage stellen: Wonach suche ich eigentlich? Sex? Romantik? Mich attraktiv und begehrenswert zu fühlen? Meist ist Letzteres die Antwort und vorderhand bekommen Sie auch, was Sie wollen – Ihre emotionalen Bedürfnisse befriedigt eine Affäre langfristig jedoch nicht. Lohnt sich ein Seitensprung? Wenn Ihr Partner Sie dabei erwischt oder davon erfährt – wäre es das wert? Sie müssen noch eine weitere heikle Frage beantworten: Sind Sie bereit, Arbeit in Ihre Beziehung zu stecken, um das zu bekommen, was Sie sich wünschen? Wenn die Belastungen Ihrer Beziehung ihre Ursache in äußeren Faktoren wie z.B. finanziellem Druck haben, dann machen Sie diese Umstände verantwortlich und nicht Ihren Partner. Ein Seitensprung hilft, die Probleme zu vergessen, er löst sie aber nicht.

Die Gefahr des emotionalen Betrugs

Von körperlicher Untreue einmal ganz abgesehen, kann auch emotionale Untreue Betrug an Ihrem Partner sein und Ihre Beziehung gefährden.

Emotionale Untreue ist, wenn Sie einer anderen Person als Ihrem Partner ungebührlich viel Zeit, Energie und Gefühl schenken. Jeder hat nur ein gewisses Maß an emotionaler Energie; wenn Sie sie anderen Menschen widmen, wird sich Ihr Partner vernachlässigt und gekränkt fühlen.

Was ist Realität und was nicht?

Sie können ruhig scharf auf diesen stattlichen Typen im Supermarkt sein. Es ist völlig in Ord-

Gelegentlich von einem anderen Liebhaber zu träumen heißt nicht, diese Tagträume auch in die Tat umzusetzen.

nung, jemanden sexy zu finden und das unter vier Augen auch zuzugeben, denn je mehr Sie solche Gedanken unterdrücken, umso hartnäckiger sind sie. Sie können sogar von Zeit zu Zeit davon träumen, mit einem anderen zusammen zu sein. Das heißt aber nicht, dass Sie diese Tagträume gleich in die Tat umsetzen müssen.

Sie müssen schon etwas Zeit und Mühe aufbringen, wenn Sie Ihre Partnerschaft wieder in die richtigen Bahnen lenken wollen. Ziehen Sie dabei auch eine Paarberatung in Betracht.

Die Scherben kitten

Für viele Menschen ist der Betrug ein irreparabler Vertrauensbruch, aber in einigen Beziehungen ist eine Versöhnung möglich. Eine Eheberatung kann dabei sehr hilfreich sein. Ein Therapeut kann Paaren dabei helfen, ihre Beziehung neu zu gestalten und sexuell wieder zueinander zu finden. Er kann Paare aber auch dabei unterstützen, herauszufinden, warum es überhaupt zur Untreue gekommen ist.

Damit diese große Wunde heilen kann, braucht der verletzte Partner Zeit. Paare haben es oft sehr schwer, sich von einem Seitensprung zu erholen, weil der betrogene Partner seinen Schmerz nicht vergessen kann und der Schuldige sich zu hilflos fühlt, um die Situation zu bereinigen.

Um dem Heilungsprozess in Gang zu bringen, sollte der betrogene Partner seinem Ärger und seiner Trauer 10 Minuten am Tag Luft machen können. Nach diesen 10 Minuten sollte die Affäre für den Rest des Tages nicht mehr angesprochen werden. Das bewahrt Sie davor, dass der Seitensprung zum Zentrum der ganzen Beziehung wird. Wenn über den Seitensprung gesprochen wird, hat der betrogene Partner wahrscheinlich viele Fragen. Der untreue Partner sollte ehrlich darauf antworten, aber intime Details über die andere Frau oder den anderen Mann aussparen, weil das den Partner nur kränken würde. Offenheit und Feingefühl sind in dieser Situation unverzichtbar.

Wahren Sie die Grenzen

Beim Austausch über E-Mails, SMS und Internet ist die Grenze zur Untreue oft unklar. Einem Kollegen eine zweideutige E-Mail zu schicken, scheint harmlos, kann jedoch bereits eine Grenze überschreiten. Schreiben Sie nichts per E-Mail oder SMS, das Sie nicht auch in Gegenwart Ihres Partners aussprechen würden. Vermeiden Sie es, zu Hause stundenlang vor dem Rechner zu sitzen, statt Zeit mit Ihrem Partner zu verbringen.

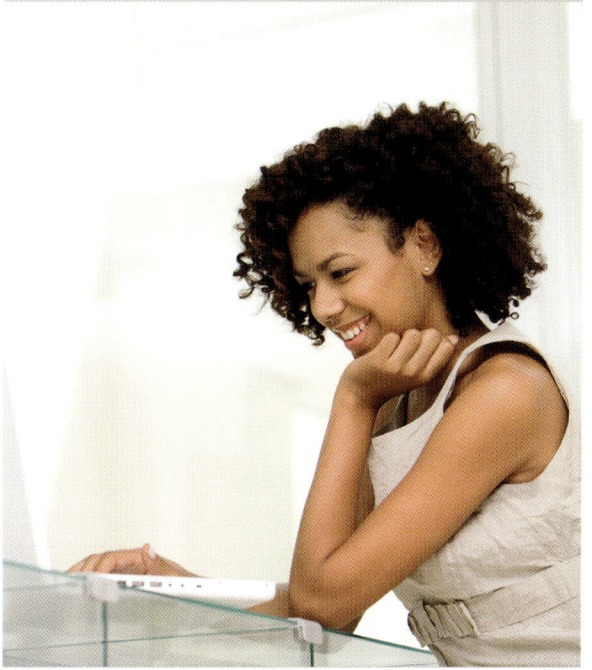

An der Beziehung arbeiten

An einer guten Beziehung muss man arbeiten. »Glücklich bis ans Ende ihrer Tage« gibt es nur im Märchen. Doch mit der Bereitschaft zur Auseinandersetzung, Leidenschaft und Hingabe ist die wahre, große Liebe möglich. Der Lohn der Mühe ist enorm – ein glückliches Leben, eine erfüllte Beziehung und bedingungslose Liebe. Daher hilft es zu wissen, wie man Hindernisse des Alltags überwindet, die Klippen außerehelicher Versuchungen sicher umschifft und sein Liebesleben aufregend hält.

Bleiben Sie realistisch
Bleiben Sie auf dem Boden der Tatsachen. Eine Beziehung ist schließlich kein Märchen. Es gibt Zeiten, in denen Sie Ihren Partner nicht anziehend finden, Zeiten, in denen Sie ihn am liebsten umbringen würden, und Zeiten, in denen der Sex nicht gerade toll ist. Wenn Sie aber auf dem Boden der Tatsachen bleiben – zum Beispiel nicht erwarten, dass Sex jedes Mal atemberaubend ist –, können Sie das Feld bereiten, auf dem bedingungslose Liebe gedeihen kann.

Erhalten Sie sich die Begeisterung
Sobald sich manche Menschen in einer festen Beziehung befinden, neigen sie dazu, bestimmte Aspekte ihres Lebens zu vernachlässigen. Doch wenn Ihre Partnerschaft die Zwei- oder Dreijahres-Marke erreicht, müssen Sie für Leidenschaft und Romantik etwas mehr Mühe aufwenden als am Anfang. Zum Beispiel können Sie immer mal wieder übers Wochenende wegfahren oder eine heiße Liebesnacht verabreden, als wären Sie ganz frisch zusammen.

Bleiben Sie in Verbindung
Sie lieben Ihren Partner und finden ihn sexuell anziehend. Doch in der Alltagsroutine läuft man schnell Gefahr, seinen wichtigsten Partner im Spiel des Lebens zu vernachlässigen.

Werden Sie füreinander nicht unsichtbar. Lächeln Sie, und freuen Sie sich, einander zu sehen. Fragen Sie einander, wie der Tag verlaufen ist. Aber verschwenden Sie Ihre Zeit nicht mit ärgerlichem, banalen Kleinkram wie unbezahlten Rechnungen und unzuverlässigen Babysittern. Sorgen Sie für spielerische Leichtigkeit in Ihrem täglichen Umgang miteinander, das kommt Ihnen auch im Bett zugute.

Essen Sie gemeinsam zu Abend, und versuchen Sie, zur gleichen Zeit wie Ihr Partner ins Bett zu gehen. Auch wenn Sie nicht miteinander schlafen, können Sie doch miteinander schmusen und sich aneinanderkuscheln, bevor Sie einschlafen. Sie können aber auch, wenn Sie gern am frühen Morgen miteinander schlafen, den Wecker 20 Minuten früher stellen und sich einen Quickie gönnen, bevor Sie aufstehen.

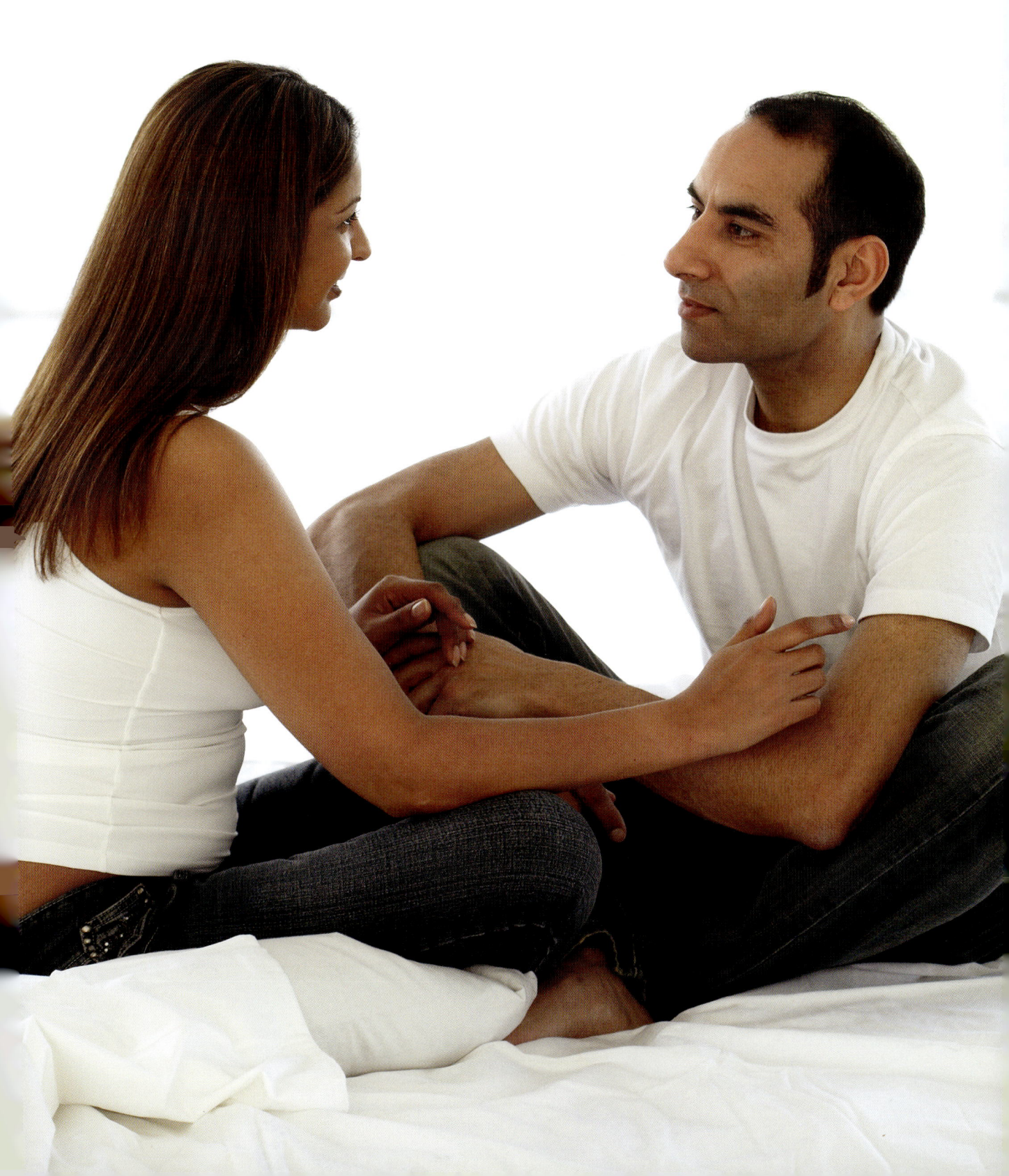

Intimität und Romantik

Jeder Mensch sehnt sich nach Intimität. Geben Sie einen Schuss Romantik dazu und Ihre Beziehung wird spannend und einzigartig. Wir erwarten alles von unserer Liebesbeziehung – Zuneigung, Händchenhalten, Sex und Blumen. Obwohl das Bild von jenem Paar, das in der Abendsonne am Strand herumspaziert, ein Klischee ist, sehnen wir uns doch alle danach. Und ob Sie es glauben oder nicht, eine Beziehung, die noch Jahre nach der ersten Verabredung voller Intimität und Leidenschaft ist, ist machbar.

Romantik ist eine Frage der Haltung
Sie brauchen nicht darauf zu warten, dass Ihr Partner mit einem Strauß Blumen auftaucht, um einen intimen Moment mit ihm zu verbringen. Legen Sie bei einer gemeinsamen Autofahrt Ihre Hand auf seinen Oberschenkel. Heften Sie ihm eine kleine Liebesbotschaft an den Kühlschrank. Rufen Sie ihn während der Arbeit an und sagen ihm, dass Sie gerade an ihn denken. All diese Kleinigkeiten addieren sich zu etwas viel Größerem.

Bewahren Sie kleine Geheimnisse
Vielleicht entspricht es nicht der gängigen Meinung, aber es gibt keinen Grund, alles mit Ihrem Liebsten zu teilen. Er braucht nicht zu wissen, dass Sie sich abends die Beine rasieren wollen, und muss nicht alle Einzelheiten Ihres Auslandjahres kennen. Er mag Ihr Seelenverwandter sein, und Sie haben vielleicht das brennende Verlangen, ihm all Ihre Geheimnisse zu enthüllen; ein bisschen geheimnisvoll zu bleiben macht die Sache aber erst spannend. Männer sind im Allgemeinen nicht so mitteilsam – fragen Sie also nicht nach jedem einzelnen Detail seines Lebens, sondern lassen Sie sich ab und zu mit einer neuen Geschichte überraschen.

Private Momente
Wenn Ihr Partner lieber einen Samstagabend vor dem Fernseher verbringt als bei einem Candellight-Dinner im Restaurant, muss das nicht minder romantisch sein. Stehen Sie nicht Stunden in der Küche, um zu kochen – lassen Sie sich einfach etwas Leckeres von einem Gourmet-Service bringen. Dämpfen Sie das Licht, kuscheln Sie sich aufs Sofa und genießen die Zweisamkeit.

Sie werden nie in allem übereinstimmen. Meinungsverschiedenheiten sorgen aber auch für eine Extraportion Leidenschaft.

Lassen Sie sich nicht vom Geschirr, dem Telefon, den Kindern, der Wäsche oder Gedanken an die Arbeit stören. Achten Sie lieber darauf, beim Fernsehen auch ein bisschen Bein zu zeigen und ihn spätestens in der Werbepause auf ganz andere Gedanken zu bringen.

Nutzen Sie Ihren Sinn für Humor
Sorgen Sie in Ihrer Beziehung für Gelächter, Albernheiten und Spaß. Ob es der ganz private Kosename ist, mit dem Sie ihn rufen, seine Lieder unter der Dusche oder Ihre ganz persönlichen Späßchen beim Sex – Intimität entsteht aus solch kleinen Dingen. Schaffen Sie Raum für Humor, selbst bei Streitereien. Verabreden Sie ein amüsantes Signalwort – vielleicht ein Filmzitat –, das Sie nutzen, um die Situation zu entspannen, falls eine Auseinandersetzung zu eskalieren droht. Späße können keine Streitigkeiten lösen, aber hin und wieder können sie verhindern, dass aus einem kleinen Krach ein großer wird.

Nutzen Sie Meinungsverschiedenheiten
Akzeptieren Sie, dass Sie und Ihr Partner nie in jeder Hinsicht übereinstimmen werden. Meinungsverschiedenheiten müssen gar nichts Schlimmes sein – sie können sogar für eine Extraportion Leidenschaft sorgen. Nutzen Sie die Hitze der Debatte, um Ihre Beziehung anzuheizen. Ein bisschen verbales Gekabbel kann sehr sexy sein. Ihre Beziehung kann durchaus lustig, intim und romantisch bleiben. Mit dem richtigen Treibstoff kann sie zum besten Teil Ihres Lebens werden.

Die Früchte der Vertrautheit
Das Schönste an einer Beziehung ist das Wissen, dass Sie immer jemandem haben, auf den Sie sich verlassen können, jemand der Sie zum lachen bringt, Ihre Tränen trocknet und Sie aufbaut, wenn Sie traurig sind. Bei gesundheitlichen oder familiären Problemen ist jemand an Ihrer Seite, der Ihre Sorgen teilt und praktische Hilfe anbietet.

Liebesrituale

Gemeinsame Gewohnheiten dienen der Vertrautheit. Rituale wie die Pizza jeden Dienstagabend, der Film am Freitag oder sonntags das Frühstück im Bett können dazu beitragen, Ihre Bindung zu festigen. Sie sollten sich beide auf diese Dinge freuen. Sie können auch erotische Rituale erfinden. Sie haben vielleicht sogar schon einige, etwa nach dem Orgasmus noch miteinander zu schmusen.

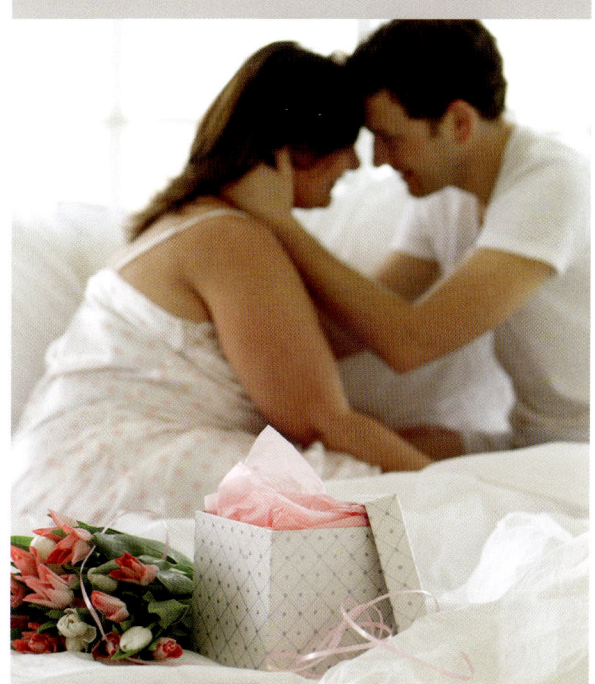

Die Liebes-Akte: Sex und Intimität wieder aufbauen

Mit dem Partner intim zu sein, ist mehr als nur Sex – es ist körperliche Kommunikation. Das Problem dieses Paares rührt daher, dass sie zu wenig Zeit miteinander verbracht haben. Ihre Geschichte zeigt, wie wichtig es ist, einander immer als begehrenswert zu behandeln, auch wenn man wenig Zeit für Sex hat.

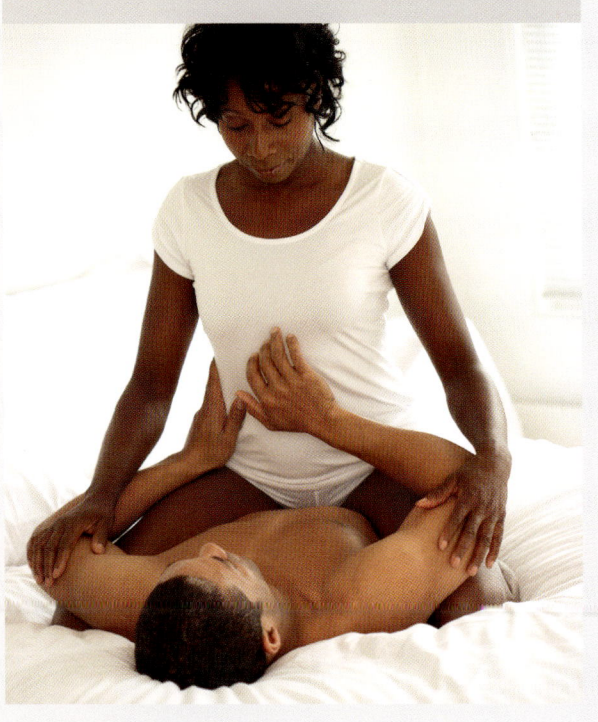

Hintergrund

Aisha, 45, und Oliver, 47, sind seit rund 10 Jahren verheiratet. Sie haben die sechsjährigen Zwillinge, Nina und Petra, und einen achtjährigen Sohn, Max.

Das Problem

Aisha und Oliver kamen zu mir, nachdem Oliver beinahe untreu geworden war. Aisha hatte ein paar private E-Mails entdeckt, die Oliver einer Kollegin geschickt hatte. Auch wenn sie nicht offenkundig erotisch waren, verrieten die Mails doch genügend Vertrautheit und Nähe, um Aisha Sorgen zu machen. In den E-Mails hatte Oliver auch Eheprobleme erwähnt. Das empfand Aisha als Verrat, denn Oliver hatte ihr gegenüber nie Probleme angesprochen. Darüber hinaus hatte das Paar seit Monaten keinen Sex, und Vertraulichkeiten wie zärtliche Küsse und Schmusen gab es nicht mehr.

Im Einzelgespräch fragte ich Aisha, ob es neben dem fehlenden Liebesleben irgendwelche Hinweise darauf gegeben habe, dass Oliver nicht glücklich war. »Ich weiß es nicht«, antwortete sie, »ich habe drei Kinder zu Hause. Die Mädchen waren krank und Max hatte Probleme in der Schule. Außerdem habe ich noch einen Teilzeitjob.« Es wurde klar, dass Aisha und Oliver nie Zeit ohne die Kinder miteinander verbrachten. »Wir hatten uns vorgenommen, einen Abend in der Woche nur für uns zu reservieren, aber daraus wurde nie etwas. Immer kommt etwas dazwischen.« Als ich mit Oliver über die E-Mails an seine Kollegin sprach, erklärte er mir, dass es ihm guttat, sich begehrt zu fühlen. »Zu Hause ignoriert Aisha mich und spricht mit den Kindern, oder sie spricht mit mir über die Kinder. Oder sie trägt mir Hausarbeiten auf und nörgelt dann daran herum.«

Lösungen finden

Die erste Aufgabe, die ich Aisha und Oliver gab, bestand darin, jeden Tag mindestens zehn Minuten allein miteinander zu sprechen und sich im Schlafzimmer bei geschlossener Tür miteinander zu beschäftigen. Diskussionen über die Kinder oder Gespräche über den Haushalt waren verboten.

Die nächste Aufgabe für die beiden bestand darin, die Verabredung für eine gemeinsame Nacht in Stein zu meißeln, denn es ist sinnlos, einen Termin zu vereinbaren, der nicht eingehalten wird. Ohne eine echte Auszeit von Elternpflichten und Haushalt leidet eine Beziehung. Eine Verabredung muss weder ausgiebig vorbereitet noch teuer sein – einfache Dinge wie in ein Café zu gehen oder gemeinsam zu picknicken reichen.

Um die Intimität wieder herzustellen, schlug ich Aisha und Oliver vor, gemeinsam zu baden, einander zu massieren und sich während des Tages zu berühren. Die vernachlässigten Berührungen sollten wieder Bestandteil des Alltags werden.

Ich bat Oliver, Aisha künftig zu sagen, wenn er sich zurückgesetzt fühlte, statt woanders Trost zu suchen. Aisha bat ich, von den Kindern ein klein wenig Abstand zu gewinnen und mehr Zeit mit Oliver zu verbringen. Auch ein liebevoller Vater muss sich noch als Mann angesprochen und geliebt fühlen.

Wie ging es weiter?

Oliver beendete den Kontakt mit seiner Kollegin, und schon nach einem gemeinsamen Bad beendeten Aisha und Oliver ihre lange sexuelle Durststrecke. Mit dem Sex kamen auch das von beiden so entbehrte Arm-in-Arm-Einschlafen, das Schmusen und die Zärtlichkeit zurück. Jetzt fiel es Aisha und Oliver wieder leicht, offen miteinander zu sprechen.

Reden Sie miteinander

Alle Paare machen Zeiten durch, in denen der Sex nicht überwältigend ist und es an intimer Nähe fehlt. Wenn Sie das Gefühl haben, keinen Draht mehr zueinander zu haben, sprechen Sie lieber darüber, statt woanders Trost zu suchen. Allein das Gespräch kann schon helfen.

Kommunikation

Gute Kommunikation ist die Grundlage aller Beziehungen, insbesondere der romantischen. Sie wird durch Missverständnisse, widersprüchliche Signale und verletzte Gefühle beeinträchtigt. Das gilt besonders, wenn es um Sex geht. Nicht jedem oder jeder ist es angenehm, über seine oder ihre Bedürfnisse zu sprechen, wenn etwas im Bett schiefläuft. Deswegen werden sexuelle Probleme entweder ignoriert oder falsch interpretiert, was dann zu unnötigen Auseinandersetzungen führen kann.

Kommunizieren lernen
Gute Kommunikation besteht nicht darin, die richtigen Worte zu finden und eine Auseinandersetzung zu »gewinnen«. Es hat vielmehr damit zu tun, einem anderen zuzuhören und angemessen zu reagieren. Selbst Paare, die an sich gut miteinander kommunizieren, können Probleme bekommen, wenn sie über Sex reden sollen. Sorgen Sie für Verständigung im Schlafzimmer, indem Sie Ihre verbalen und körperlichen Fähigkeiten einsetzen.

Unterschiede akzeptieren
Männer und Frauen wissen es nicht immer zu schätzen, dass sie unterschiedlich mit schwierigen Situationen umgehen. Wenn Probleme auftauchen, schalten Männer oft auf den Problemlösungsmodus um. Frauen bevorzugen dagegen eher einfühlsames Zuhören. Das kann bei emotionalen (einschließlich sexueller) Themen problematisch sein, weil beide Teile unterschiedliche Erwartungen an das Gespräch haben.

Körpersprache nutzen
Wir reagieren instinktiv auf die Körpersprache unseres Partners. Wir sind darauf programmiert, auf Lächeln und Zärtlichkeiten zu antworten – ganz zu schweigen von sexuellen Hinweisen. Wenn Ihr Partner das nächste Mal etwas tut, das Ihnen gefällt, lassen Sie Ihren Körper sprechen. Biegen Sie Ihren Rücken durch und schlingen Sie Ihre Beine fester um ihn, oder lehnen Sie sich nach vorn, damit er einen besseren Penetrationswinkel hat. All diese Reaktionen zeigen Ihrem Partner, was Sie mögen, ohne dass Sie auch nur ein Wort gesagt haben. Möglicherweise wartet er auf solche kleinen nonverbalen Anregungen. Wenn Sie dann einmal nicht so intensiv reagieren, wird er wissen, dass er die Position oder sein Tempo ändern muss.

Positive Rückmeldung
Vermeiden Sie Klagen und Beschwerden beim Sex, es sei denn, es geht um körperliche Schmerzen. Sonst töten Sie mit Sicherheit die Stimmung und riskieren sogar Streit. Versuchen Sie lieber, positives Feedback zu geben – zum Beispiel in Form eines Kompliments. Sagen Sie ihm, dass das, was er tut, sich gut anfühlt, vielleicht aber noch ein bisschen besser, wenn er es einmal anders probiert. Wenn er weiß, welche Streicheleinheiten und Berührungen Sie besonders mögen, kann er mehr darauf achten.

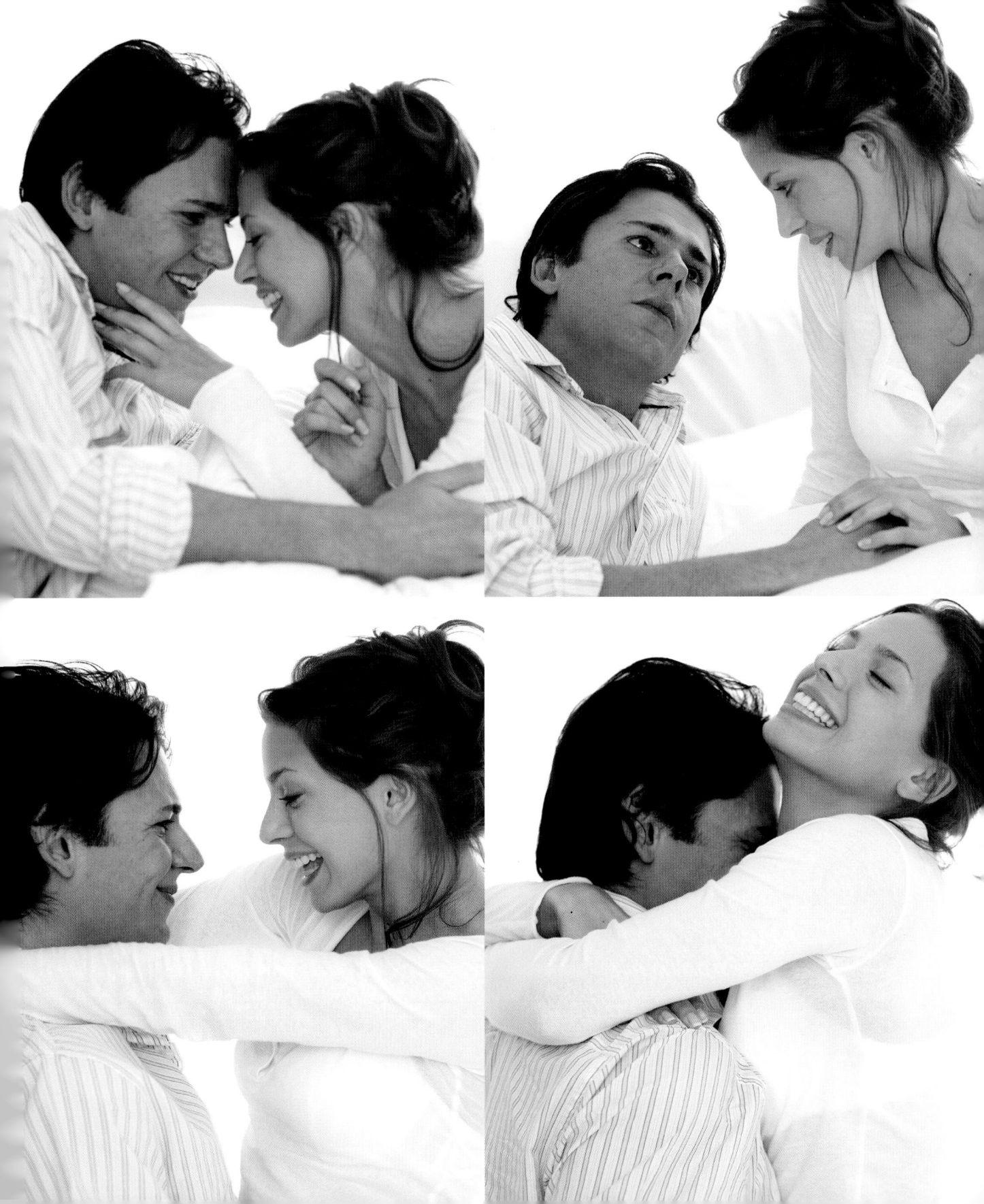

Weibliche Kommunikation

Männliche und weibliche Kommunikation funktioniert unterschiedlich. Das hat seinen Ursprung in unserer Sozialisation. Wir lernen unsere Gefühle und Bedürfnisse auf unterschiedliche Weise zum Ausdruck zu bringen. Schon Babys zeigen unterschiedliche Verhaltensmuster. Weibliche Babys reagieren mit gurrenden Lauten auf einen Gesichtsausdruck. Männliche Babys zeigen mehr Interesse für Gegenstände wie Mobiles. Als Erwachsene müssen wir dann Wege finden, diese Differenzen zu überbrücken.

Sprachbegabt

Frauen sind Naturtalente der Kommunikation. Sie verfügen über Einfühlungsvermögen und sprachliche Begabung. Frauen zeigen Mitgefühl und folgen bei der Kommunikation innerhalb der Partnerschaft ihrer Intuition.

Wir nehmen Anteil am Seelenleben unsers Umfeldes, unser Freunde und Kollegen. Es ist für Frauen nichts Ungewöhnliches, innerhalb der ersten halben Stunde einer Begegnung auf persönliche Themen zu kommen.

Im Schlafzimmer können Frauen wunderbar warm und einfühlsam kommunizieren und ihrem Geliebten aufrichtige und aufregende Komplimente machen. Wenn es etwas gibt, das wir gern verändern möchten, haben wir die Begabung, es mit Taktgefühl und Sensibilität anzusprechen. Wir können positives Feedback und unsere Körpersprache dafür einsetzen, um zu kommunizieren.

Die Nachteile von Empathie und Gefühl

Emotional empfänglich und intuitiv zu sein, kann für die Kommunikation auch nachteilig sein. Wir neigen dazu, aus Rücksicht auf die Gefühle anderer nicht offen auszusprechen, was wir wirklich brauchen. Im sexuellen Kontext kann das bedeuten, dass Frauen ihren Partnern nicht sagen, dass sie sich ein längeres Vorspiel wünschen, um nicht kompliziert zu wirken. Oder Sie behalten für sich, dass sie keine analen Praktiken mögen.

Emotional zu reagieren, ist nicht immer die beste Art, ein Anliegen vorzubringen. Nehmen Sie folgendes Beispiel: Sie kommen müde von der Arbeit und finden einen Stapel schmutziger Teller im Spülbecken vor. Sie nehmen den ungemachten Abwasch persönlich und sehen darin eine Respektlosigkeit. Für ihn sind es vielleicht bloß schmutzige Teller. Klären Sie die Situation ruhig und sachlich und freuen sich auf die gemeinsame Entspannung nach dem Abwasch.

Wählen Sie den richtigen Moment

Frauen neigen zur Impulsivität, aber ernste Themen wie sexuelle oder emotionale Probleme spontan zur Sprache zu bringen, führt nicht gerade zu guten Diskussionen. Ein Problem anzusprechen, wenn Ihr Partner gerade zur Tür hereinkommt oder Fernsehen schaut, führt wahrscheinlich zu keiner positiven Reaktion. Warten Sie den rechten Augenblick ab und laden Sie Ihren Mann zu einem Drink oder einem Spaziergang im Park ein, um das Problem sachlich zu diskutieren.

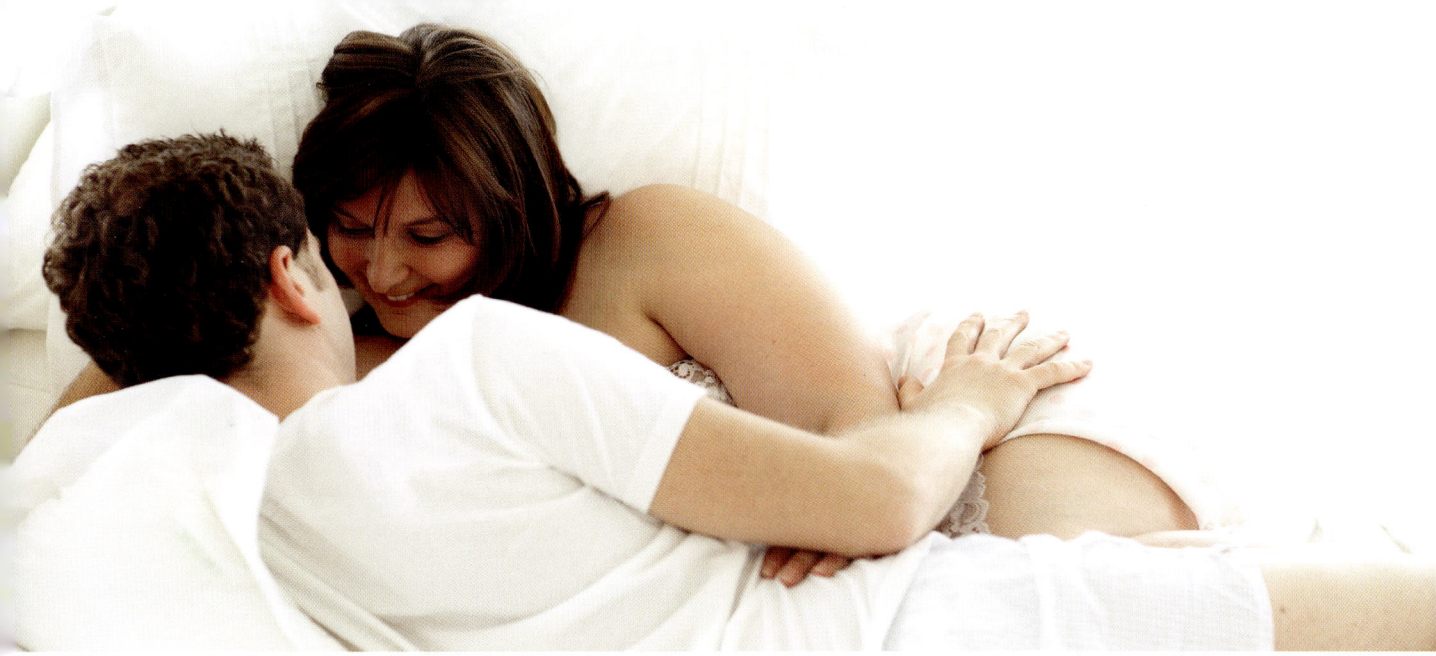

Ähnlich ist es umgekehrt, wenn Ihr Partner zu einem ungünstigen Zeitpunkt mit Ihnen über Ihre Beziehung sprechen will, etwa wenn Sie nach der Arbeit erst mal eine Verschnaufpause brauchen: Winken Sie nicht ab, sondern schlagen Sie einen besseren Zeitpunkt vor.

Unterstützung durch Freundinnen

Jeder hat einmal einen schlechten Tag, und manchmal ist das Einzige, was eine Frau sich wünscht, ein guter, ausgiebiger Tratsch. Nur zu! Dampf abzulassen verschafft Ihnen die Befreiung, die Sie brauchen, um weiterzumachen. Suchen Sie sich aber die richtigen dafür aus. Männer würden eher eine (aufreizend!) vernünftige Lösung für das gerade anstehende Problem vorschlagen. Auch wenn Sie sich durch bloßes Reden besser fühlen, ist hemmungsloses Lamentieren bei Ihrem Partner nicht an der richtigen Adresse.

Überlegen Sie, was Sie eigentlich wollen: Wenn Sie sich einfach nur mal was von der Seele reden wollen, ist es für Sie vielleicht befriedigender, eine Freundin anzurufen und deren fabelhaftes Einfühlungsvermögen in Anspruch zu nehmen.

Bettgeflüster

Ein häufiger Stolperstein am Anfang einer neuen Beziehung ist das Thema sexuelle Erfahrungen. Normalerweise ist es keine gute Idee, über verflossene Partner zu sprechen – es ist irrelevant. Worüber Sie aber sprechen sollten, ist, ob Sie schon einmal eine sexuell übertragbare Krankheit hatten und welche Lektion Sie daraus gelernt haben. Alles andere ist bedeutungslos und kann zu unnötigen Konflikten führen.

Mit dem Partner kommunizieren

Es ist wirklich was dran – Männer kommunizieren lieber in einsilbigen Antworten oder Grunzlauten als in ganzen Sätzen. Der starke, schweigsame Typ mag sehr attraktiv sein, aber Sie fragen sich vielleicht, wie Sie herausbekommen, was Ihr Partner gerade denkt. Warum erzählt er Ihnen nicht, wie sein Tag war? Warum sagt er seit Ihrem letzten Streit keinen Ton mehr über die Rechnungen? Achten Sie auf seine nonverbalen Hinweise – und Schweigen und etwas Abstand sind manchmal die beste Taktik.

Achten Sie auf das, was er tut

Lassen Sie sich durch die unterschiedliche Art der Kommunikation nicht verunsichern. Männer haben ihre eigene Art, intime Gefühle auszudrücken. Es sind die kleinen Dinge, mit denen er seine Gefühle zeigt: sich um Ihr Auto zu kümmern, Ihnen schwere Taschen abzunehmen oder schützend seinen Arm um sie zu legen.

Für ihn sind Taten wichtiger als Worte. Er ist vielleicht kein Dichter, aber wenn er anruft, weil er später nach Hause kommt, oder daran denkt, Ihr Lieblingsessen vom Chinesen mitzubringen, heißt das zwischen den Zeilen: »Ich bin für dich da und kümmere mich um dich.«

Deuten Sie körperliche Zeichen

Verbale Auseinandersetzungen mögen von Zeit zu Zeit unvermeidlich sein, Sie können sie aber einschränken, wenn Sie sich auf seine ganz persönliche Art der Kommunikation einstellen. Wenn Ihr Partner schlechte Laune hat, braucht er Ihnen das nicht extra zu sagen. Normalerweise gibt es irgendeinen körperlichen Ausdruck dafür – er beißt die Zähne zusammen oder er ballt die Fäuste. Das wäre der falsche Zeitpunkt, ihn zum Reden bringen zu wollen. Unser Partner kommt missgelaunt nach Hause, und alles, was uns einfällt, ist, ihn immer wieder zu fragen: »Was ist los? Sag's mir doch. Ist alles in Ordnung?« Das mag vielleicht die sicherste Methode sein, um Ihre Freundinnen aus der Reserve zu locken, bei Ihrem Partner kann es eher dazu führen, dass er sich noch mehr zurückzieht. Ihr Partner antwortet Ihnen vielleicht nicht verbal, er antwortet aber vielleicht auf Ihre sexuelle Ausstrahlung. Mit anderen Worten: Glauben Sie nicht, dass seine Stimmung gegen Sex spricht. Sex kann genau das sein, was er braucht, um sich zu öffnen.

Lernen Sie seine Sprache

Männer lieben es kurz und knapp. Bei einem Streit wollen sie nicht ihre Gefühle diskutieren, sondern brauchbare Lösungen für ein Problem finden. Dieser Typ von Kommunikation ist nicht immer angemessen, aber manchmal wäre es ganz gut, von seinem »Weniger-ist-mehr«-Gesprächsstil zu lernen. Je mehr sich eine Diskussion in die Länge zieht, umso größer ist das Risiko für verletzte Gefühle und Missverständnisse. Machen Sie es kurz und schmerzlos – heben Sie sich Ihre marathonmäßige Energie für positivere und amüsantere Aktivitäten auf.

Mit dem Partner kommunizieren 91

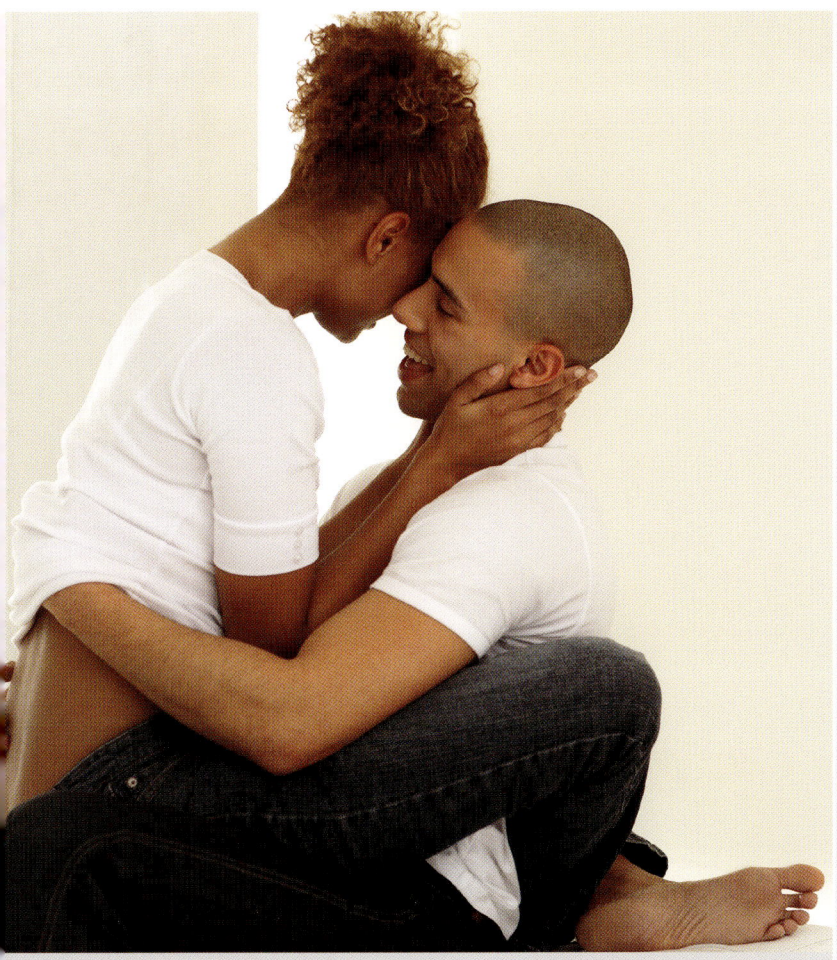

Die Gegenwart genießen

Frauen können manchmal nicht anders, als mit einer Million Sachen gleichzeitig zu jonglieren. Das bedeutet, dass sie gelegentlich Schwierigkeiten damit haben, in der Gegenwart zu bleiben. Hören Sie auf, sich ständig Sorgen über das zu machen, was bevorsteht – ob das der Abgabetermin im Job ist oder der drohende Besuch der Schwiegereltern. Genießen Sie einfach das Hier und Jetzt.

Teilen Sie Ihre Welten

Nicht viele Frauen werden von Ihren Partnern in deren Hobby miteinbezogen. Gemeinsame Interessen zu verfolgen ist aber einer der besten Wege, ihrer Beziehung Gutes zu tun. Selbst wenn Sie sich mit Fußball nicht auskennen oder keine Ahnung haben, welche Musik angesagt ist – zeigen Sie Interesse an Dingen, die Ihr Partner mag. Im Gegenzug wird er vielleicht in Ihre Welt kommen und sich in Schwimmen, Yoga oder Pilates üben. Sie müssen nicht dieselben Dinge lieben, um eine wunderbare Beziehung zu haben, aber es verbessert Ihre Kommunikation.

Nicht sagen – zeigen!

Verschwenden Sie Ihren Atem nicht mit Erklärungen; führen Sie ihn ins Schlafzimmer und zeigen Sie's ihm. Wenn Sie sich zum Beispiel ein längeres Vorspiel wünschen, flüstern Sie ihm ins Ohr, wo er Sie streicheln, lecken oder an Ihnen saugen soll. Werden Sie initiativ, nehmen Sie die Stellung ein, die Sie ausprobieren wollen. Es wird ihm Spaß machen, Ihnen solche erotischen Wünsche zu erfüllen.

Senden Sie auf seiner Wellenlänge

Ihr Partner ist vielleicht nicht so gewandt darin, seine Gefühle auszudrücken, aber missverstehen Sie das nicht als unkommunikativ. Ermutigen Sie ihn zu mehr Offenheit. Intimität und gemeinsame Ziele sind dabei hilfreich. Und vergessen Sie nicht: In seiner Welt sind es die Taten, die zählen.

Bedürfnisse und Wünsche mitteilen

Die meisten Menschen haben hohe Erwartungen an eine Beziehung wie gleiche Interessen, Treue und Romantik. Viele dieser Erwartungen bleiben unausgesprochen, weil wir davon ausgehen, dass unser Partner unsere Bedürfnisse kennt. Bleiben diese Bedürfnisse aber unerfüllt, ist es an der Zeit, darüber zu sprechen. Meist tauchen dann erst mal Verständigungsschwierigkeiten auf, es gibt aber einige einfache Techniken, sie erfolgreich zu überwinden.

Kommunikation ist keine Einbahnstraße

Wirksame Kommunikation beginnt mit der Bereitschaft, dem anderen zuzuhören – auch dann, wenn es nicht immer das ist, was man gern hört. Auch respektvoller und fairer Umgang miteinander ist eine Voraussetzung. Machen Sie jedoch nicht den Fehler, Kritik als Kränkung aufzufassen.

Wenn Sie kompromissbereit und willens sind, zu Ihren Wünschen zu stehen und die Rückmeldungen Ihres Partners zu beherzigen, haben Sie gute Aussichten auf eine in jeder Hinsicht erfüllte Beziehung.

Sexuelle Themen besprechen

Gespräche über geheime Wünsche und Sehnsüchte können heikel sein. Sie können schwierig zu benennen sein, besonders wenn Sie diese Bedürfnisse während einer langjährigen Beziehung noch nie angesprochen haben. Aber je mehr Sie sexuelle Frustrationen ignorieren – etwa den Wunsch nach einem längeren Vorspiel, Ihre Sorge, dass Sex zur Routine geworden ist oder Sie davon träumen, neue Stellungen auszuprobieren –, umso mehr Raum nehmen sie in Ihrem Bewusstsein ein und umso mehr blockieren sie Ihr gemeinsames Sexualleben.

Wählen Sie für das Gespräch einen unverfänglichen Zeitpunkt – also nicht vor oder während des Geschlechtsverkehrs – und einen neutralen Ort, um sich Ihrem Partner mitzuteilen. Formulieren Sie positiv, etwa: »Ich genieße es, wenn wir uns Zeit für das Vorspiel nehmen« oder »Ich liebe es, mit dir zu schlafen – wir sollten das viel öfter tun.«

Kommunizieren durch Taten

Taktvoll über Fragen der Attraktivität des Partners zu reden, ist in der Tat keine leichte Aufgabe, und sie werden vielleicht feststellen, dass Taten für sich sprechen.

Wenn Sie sich weniger als sonst zu Ihrem Partner hingezogen fühlen, versuchen Sie, dem schwindenden Interesse auf den Grund zu gehen.

Hat er zugenommen oder ist die Romantik auf der Strecke geblieben? Und ziehen Sie ehrlich in Betracht, ob das nicht auch auf Sie zutrifft. Statt verletzender Vorwürfe sollten Sie subtile Veränderungen ins Spiel bringen. Geht es um die Gewichtszunahme Ihres Partners, können Sie gesunde Lebensmittel kaufen und ihn fragen, ob er Sie auf Ihrem Abendspaziergang nicht begleiten will. Geben Sie feinfühlige Hinweise darauf, dass eine gesündere Lebensweise auch Ihrem Liebesleben guttäte.

Veränderungen im Liebesleben herbeiführen
Ergreifen Sie die Initiative. Viel zu oft treten Frauen bescheiden in den Hintergrund, wenn es um ihre Beziehung und den Spaß beim Sex geht, weil sie annehmen, ihr Partner wüsste schon, was ihnen gefällt. Leider ist das fast nie der Fall.

Um eine positive Veränderung in Bett und Beziehung zu bewirken, müssen Sie die Zügel in die Hand nehmen. Nur Sie wissen, was Sie wollen und was Sie brauchen. Wenn Sie mehr Romantik wollen, haben Sie keine Scheu, mit ein bisschen erotischer Magie Ihren Partner auf den Geschmack zu bringen. Zünden Sie ein paar Kerzen an, legen die richtige Musik auf und ermutigen Sie Ihren Mann, sich von Ihnen führen zu lassen. Lassen Sie ihn wissen, welches Ihre Bedürfnisse sind. Letztendlich ist er ja kein Gedankenleser.

Emotional intelligente Kommunikation
Ob Sie nun heikle Themen diskutieren – etwa dass Sie mehr oder weniger Sex wollen – oder es um Haushaltspflichten geht: Wenn Sie wirksam mit Ihrem Partner kommunizieren wollen, müssen Sie wie Erwachsene miteinander reden. Anders gesagt: Beschimpfungen und Sarkasmus sind nicht erlaubt. Gesunde Formen der Kommunikation signalisieren Ihrem Partner Respekt für ihn und seine Ansichten. Es kennzeichnet eine emotional intelligente Kommunikation, dass die Partner ihre Standpunkte ruhig und friedlich vortragen, auch wenn sie sich nicht einig sind.

Gemeinsame Zeit

Bringen Sie Ihre Lebensgewohnheiten in Gleichtakt. Versuchen Sie, jede Woche ein oder zwei Mahlzeiten gemeinsam einzunehmen. Gehen Sie zur selben Zeit ins Bett und stehen Sie morgens zusammen auf. Teilen Sie Ihren Alltag in Freud und Leid, egal ob bei der Autowäsche oder einer Massage. Gemeinsam verbrachte Zeit fördert die Vertrautheit und verbessert Ihre Kommunikation.

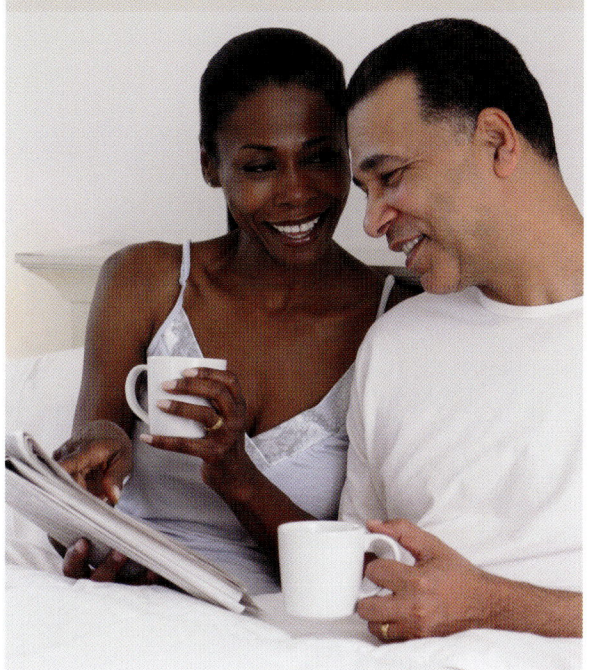

Zuhören und Fragen stellen

Am besten kommuniziert, wer sich die Zeit nimmt, zuzuhören – das ist nicht immer einfach, wenn Sie sich gerade verletzlich oder angegriffen fühlen. Entscheidend ist die innere Haltung, die Sie dabei einnehmen. Widmen Sie Ihre Aufmerksamkeit ganz dem Wunsch, Ihren Partner zu verstehen. Es kommt auch darauf an, richtig nachzufragen. Die beste Art ist, einfach und direkt zu sein, ohne Scheu vor Zurückweisung. Eine spielerische Annäherung kann aber auch hilfreich sein.

Das Zuhören lernen
Machen Sie sich die verschiedenen Arten des Zuhörens bewusst, und beobachten Sie Ihr eigenes Verhalten. Bleiben Sie eine engagierte, aktive Zuhörerin, die mit Achtsamkeit und Respekt nach einer konstruktiven Lösung sucht.

Die Rechthaber
Viele Leute kommunizieren mit der Haltung des Besserwissers. Noch während der andere spricht, signalisieren sie »Ich habe Recht«. Und geht es nur darum, das auch zu beweisen. Wenn Sie auf diese Weise zuhören, werden Sie nicht viel von dem mitbekommen, was Ihr Partner zu sagen hat.

Die Gleichgültigen
Wenn Sie sich nicht wirklich in einem Gespräch engagieren, weil Sie zu müde sind oder es Sie einfach nicht interessiert, kommen Sie kaum dahinter, was Ihr Partner sagen will. Diese Art zuzuhören ist auf passive Art aggressiv, weil Sie dem Gespräch nicht die Aufmerksamkeit schenken, die es verdient. Es vermittelt dem Partner die Botschaft, dass er oder seine Bedürfnisse Sie im Moment nicht interessieren.

Die Revanchisten
Hier hört einer dem anderen nicht zu, weil er zu sehr damit beschäftigt ist, den Spieß umzudrehen. Ein Beispiel: Er bittet Sie, die Garage nicht immer offen zu lassen, und Ihnen fällt dazu nur ein, dass er mal den Hund den ganzen Tag draußen vergessen hat. Das Anliegen Ihres Partners erreicht Sie nicht, weil Sie zu sehr damit zu tun haben, sich zu verteidigen, indem Sie ihm den Schwarzen Peter zuschieben. Wenn Sie abschweifen, um Ihren Partner an einen früheren Fehler zu erinnern, werden Sie das Problem, um das es gerade geht, kaum lösen.

Die Engagierten
Einfühlsames, achtsames Zuhören garantiert den größten Erfolg. Wenn Sie Ihrem Partner die volle Aufmerksamkeit schenken, senden Sie Signale, die zeigen, dass Sie bei der Sache sind. Sie halten Augenkontakt, nicken, wenn Sie ihn verstanden haben, und fragen, wenn nötig nach, ohne ihn dabei zu unterbrechen. Im Gegenzug respektiert er Ihre Rückmeldung. Diese Art, Probleme zu lösen, ist die schnellste und effektivste. Sie erfordert aber, dass Sie beide anteilnehmende, aktive Zuhörer sind.

Zuhören und Fragen stellen

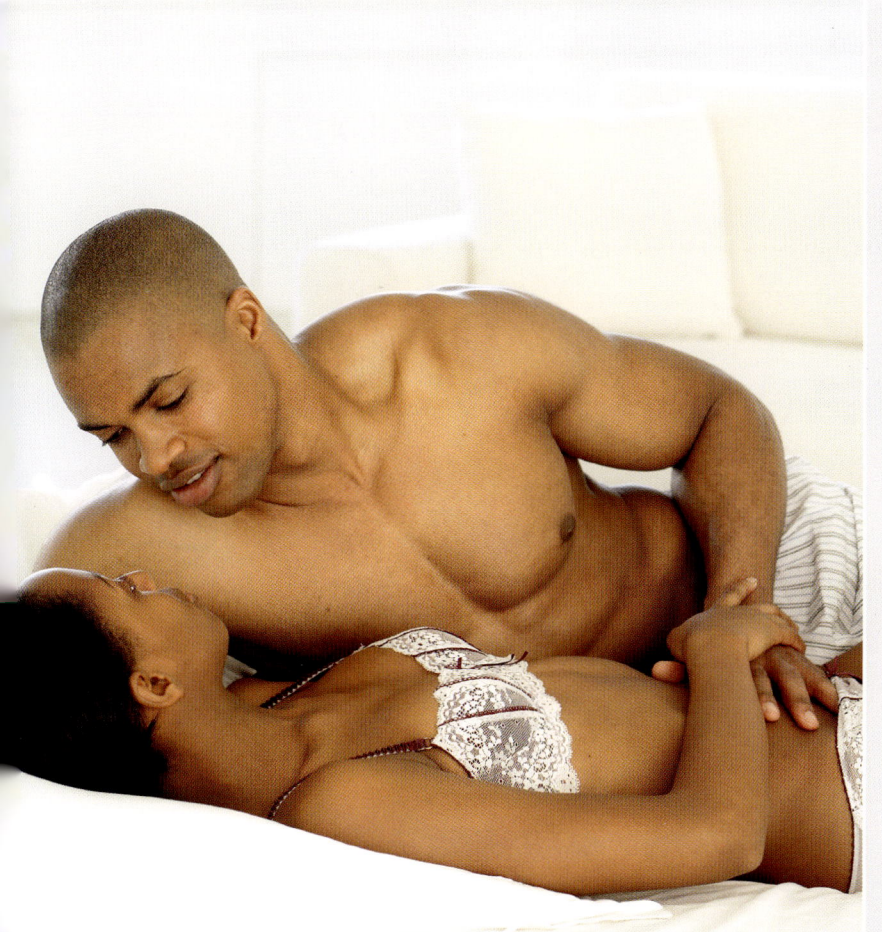

Um etwas bitten
Frauen finden es oft einfacher, sich auf die Wünsche des Partners einzustellen, als ihre eigenen Bedürfnisse anzusprechen. Es kann hilfreich sein, einen spielerischen Umgang zu finden, um sich darüber auszutauschen. Wenn er Sie um etwas bittet, das Ihnen widerstrebt, seien Sie kreativ und versuchen Sie, seinen Wunsch auf andere Weise zu befriedigen.

Machen Sie ein Spiel daraus
Machen Sie aus Ihren erotischen Anliegen ein Spiel – ganz wörtlich: Spielen Sie Schach darum oder Mau-Mau. Der Verlierer muss dem anderen eine erotische Bitte erfüllen – ob das nun eine Balgerei ist oder Sex, bei dem die Frau oben ist. Haben Sie Spaß daran, Spielchen zu spielen. Es geht schließlich um eine der schönsten Sachen im Leben, nicht um die ernsteste.

Wechseln Sie sich ab
Nehmen Sie sich etwas Zeit, Ihre erotischen Wunschlisten abzugleichen. Der Mutigere fängt an. Wenn Ihr Partner zum Beispiel gesteht, dass ihm der Sinn nach Dirty Talk steht, können Sie ihm sagen, dass Sie schon immer gern etwas dominant im Bett sein wollten. Seien Sie so konkret wie möglich – wenn Sie seine Hände und Füße fesseln wollen, sagen Sie ihm das.

Kreativ und flexibel
Wenn Ihnen bei einem Wunsch Ihres Partners unbehaglich ist, fühlen Sie sich nicht verpflichtet, ihn zu erfüllen. Finden Sie lieber eine andere Möglichkeit, ihn zufriedenzustellen. Wenn Ihnen nicht gefällt, beim Sex gefilmt zu werden, können Sie vorschlagen, so zu tun, als gäbe es einen heimlichen Beobachter und installieren zum Schein eine Kamera. Wichtig ist, die Wünsche des anderen ernst zu nehmen.

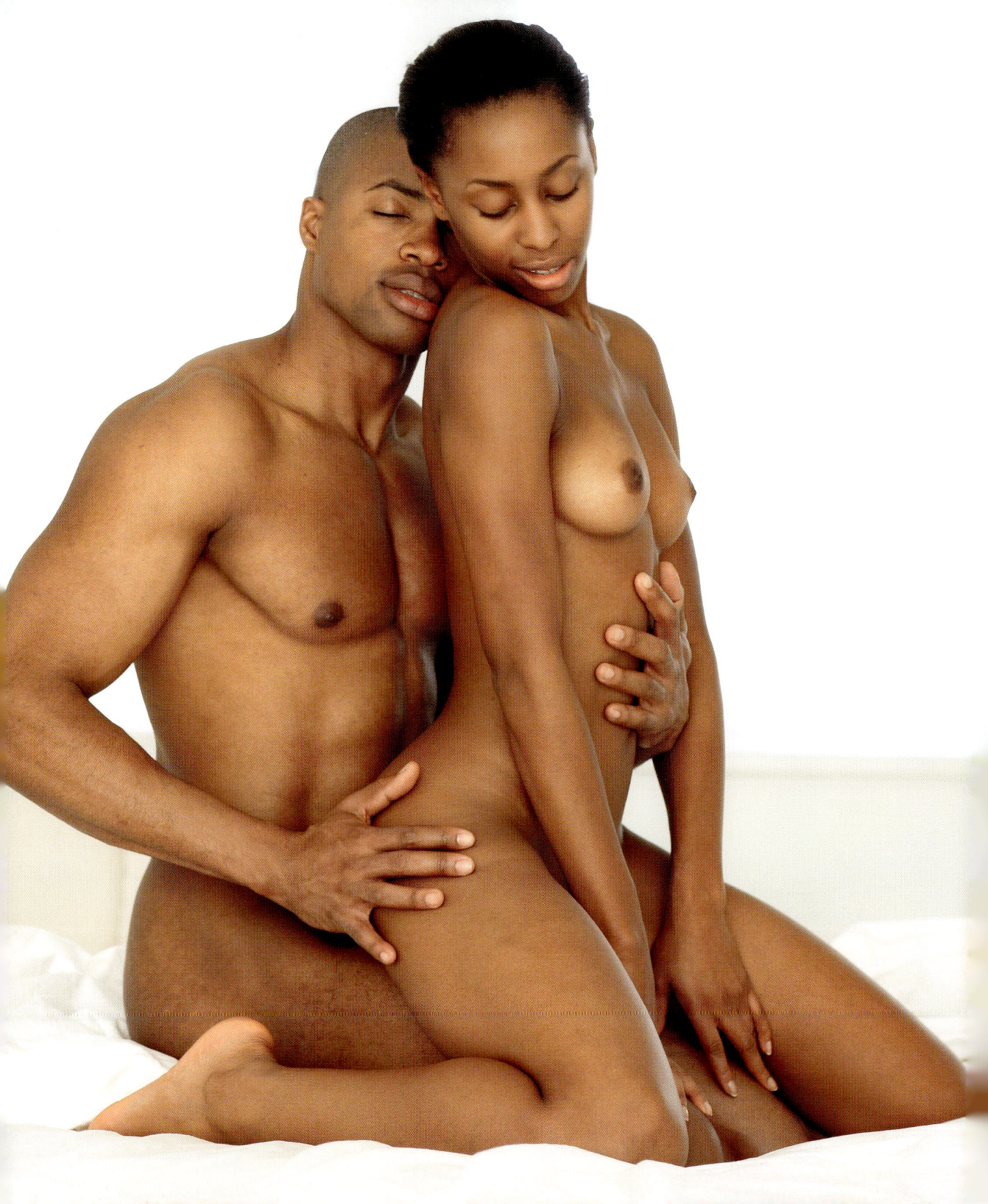

Erkundungsreise

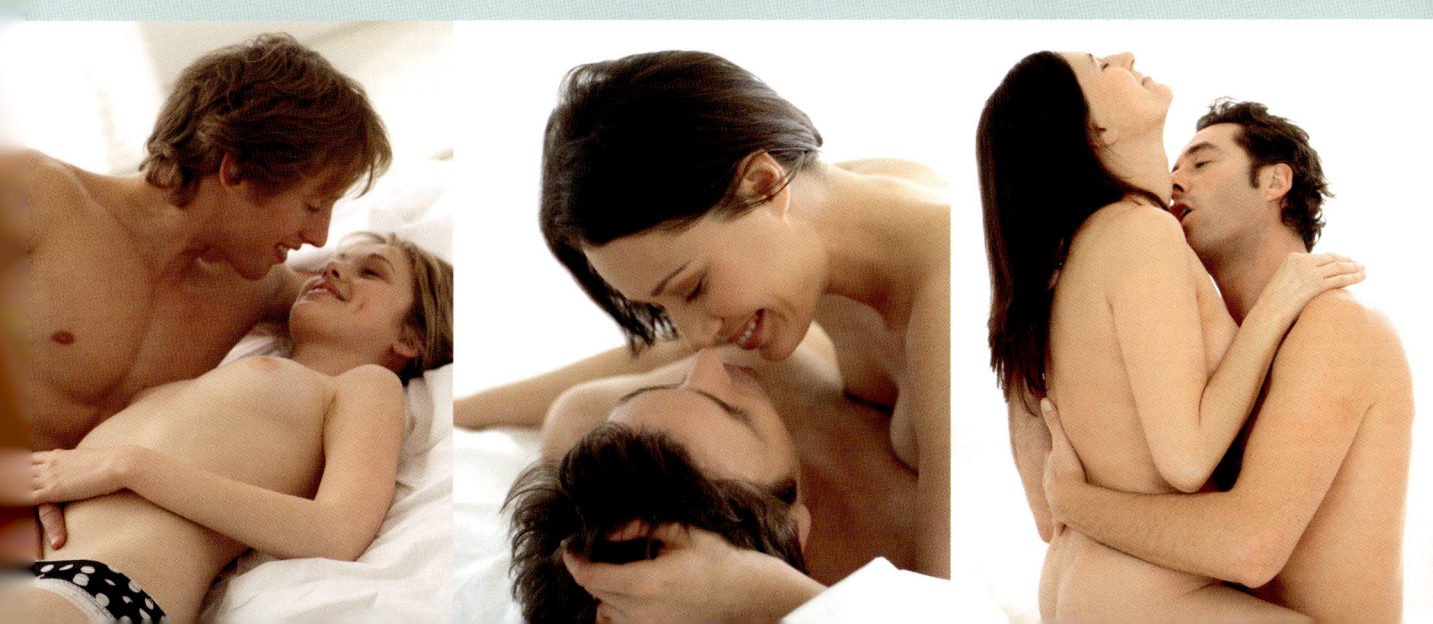

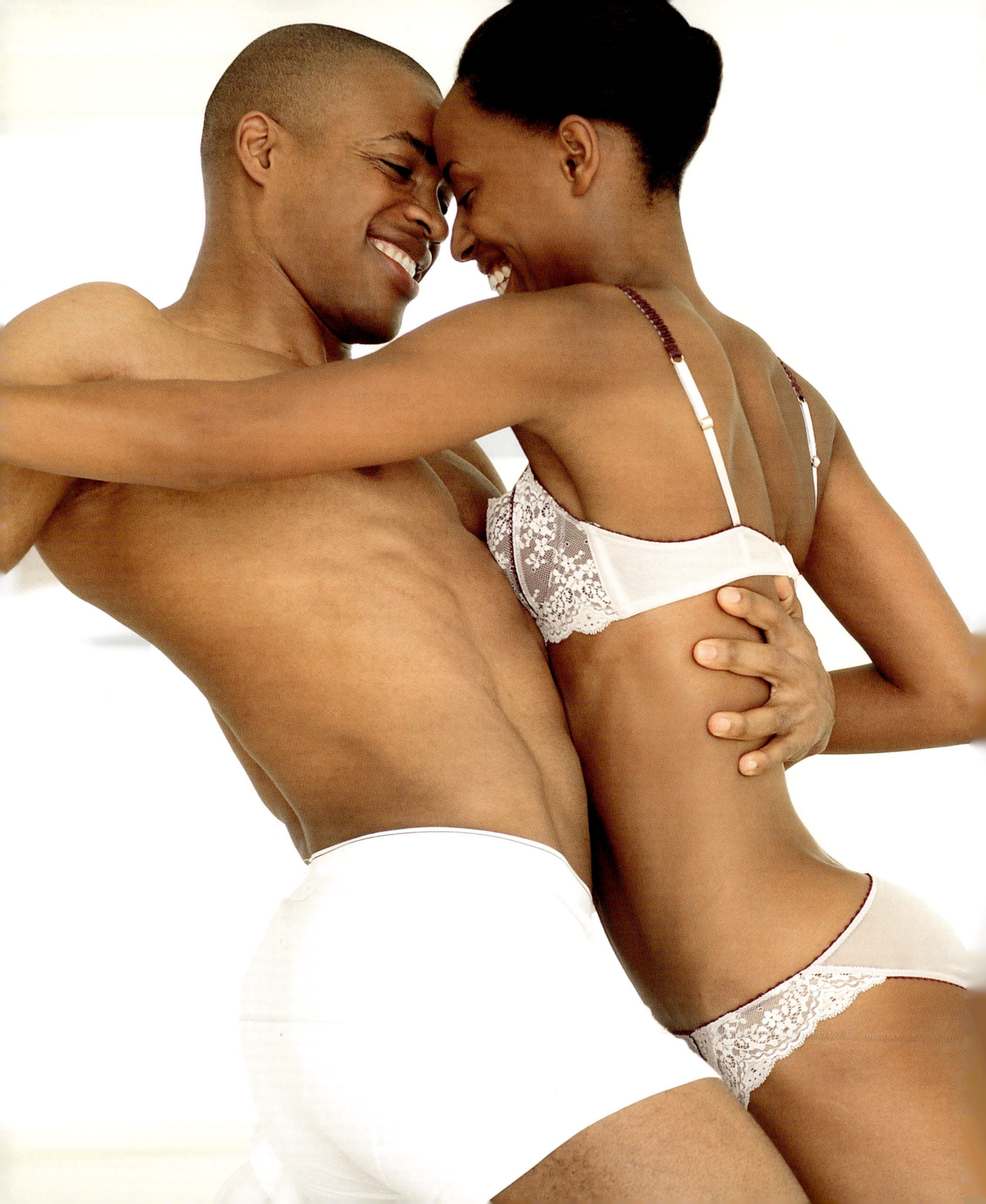

Erregung und Orgasmus

Wann hatten Sie das letzte Mal das fantastische Gefühl, mit allen Sinnen erregt zu sein? Beim Sex geht es nicht nur darum, einen Orgasmus zu erreichen, es geht um die Intimität der erotischen Reise auf dem Weg zum Höhepunkt der Lust. Sie können Ihre Zunge einsetzen, Ihre Finger, Ihr Haar, die Brüste oder auch ein Sexspielzeug, um eine für den gesamten Körper sinnliche Erfahrung zu machen. Wenn der Sex so richtig heiß sein soll, sollten Sie sich ein prickelndes, wahrhaft orgastisches Vorspiel gönnen. Lassen Sie Ihre Fantasie spielen und gehen Sie auf Entdeckungsreise.

Küssen

Wenn Ihre letzte leidenschaftliche Umarmung schon eine Weile her ist, schnappen Sie sich Ihren Kerl und küssen ihn ausgiebig. Sie werden womöglich von der Wirkung angenehm überrascht sein. Küssen ist so alltäglich, dass wir es vielleicht nur noch als Teil des Vorspiels nutzen. Unterschätzen Sie jedoch nicht die Macht eines Kusses. Mit Ihrem Liebsten einfach mal so heftig zu knutschen zeigt Ihnen beiden, dass Sie einander immer noch attraktiv und aufregend finden.

Kuss-Botschaften
Vom leidenschaftlichen ersten Kuss zwischen Ihnen und Ihrem Partner bis zum flüchtigen Küsschen auf seinen Nacken, als Sie heute aus dem Haus gingen, liegt noch eine große Bandbreite anderer Erfahrungen im Spiel von Zunge und Lippen. Obwohl der eine oder andere Küssen vielleicht nur als Vorspiel zum Sex betrachtet, erfüllt es in Wahrheit eine wichtige Bindungsfunktion. Tatsächlich beurteilen viele Frauen die sinnlichen Fähigkeiten ihres zukünftigen Partners nach der Art, wie er küsst – wenn er gut küsst, gehen sie auch davon aus, dass er ein guter Liebhaber ist.

Was Paare lieben
Männer lieben Küsse mit weit geöffnetem Mund. Die chemischen Botschaften, die beim Küssen ausgetauscht werden, geben dem männlichen Gehirn möglicherweise Auskunft darüber, wie fruchtbar eine Frau ist. Doch davon abgesehen erzeugt das Küssen unbestritten große Intimität und Vertrautheit zwischen Ihnen. Frauen finden jede Art von Küssen gut: leichte, tiefe, sanfte und leidenschaftliche. Zeigen Sie Ihrem Partner bei nächster Gelegenheit, wie sehr Küssen Sie erregt und in Stimmung bringt. Wenn Ihr Mann Sie küsst, sagt er Ihnen, dass er Ihnen gern nah sein möchte und Lust auf Sie hat. Lassen Sie sich darauf ein, geben Sie sich der Erregung hin und kommen Sie in Stimmung für Sex, der Geist und Sinne belebt.

Ihr ganz eigenen Stil
Seien Sie jedoch nicht allzu besorgt, wenn Ihre Küsse nicht immer so knisternd sind. Sie können Ihrem Partner demonstrieren, wie Sie es gern mögen. Ist zum Beispiel seine Art zu küssen zu aggressiv für Sie, sagen Sie einfach: »Ich liebe es, wenn du mich sanft und langsam küsst.« Dann zeigen Sie ihm, was Sie meinen. Oder wenn Sie einen mitreißenden Kuss im Fernsehen sehen, lehnen Sie sich zu ihm hinüber und sagen zu ihm: »Das turnt mich wirklich an – lass uns das auch mal probieren.«

Überlassen Sie ihm die Führung, finden Sie am schnellsten heraus, was ihm Spaß macht. Sind seine Küsse kurz und intensiv oder langsam und feucht? Sich auf seine Art einzulassen macht Sie mit seinen Vorlieben vertraut. Erwidern Sie sein Verlangen und zeigen Sie ihm Ihr eigenes Begehren.

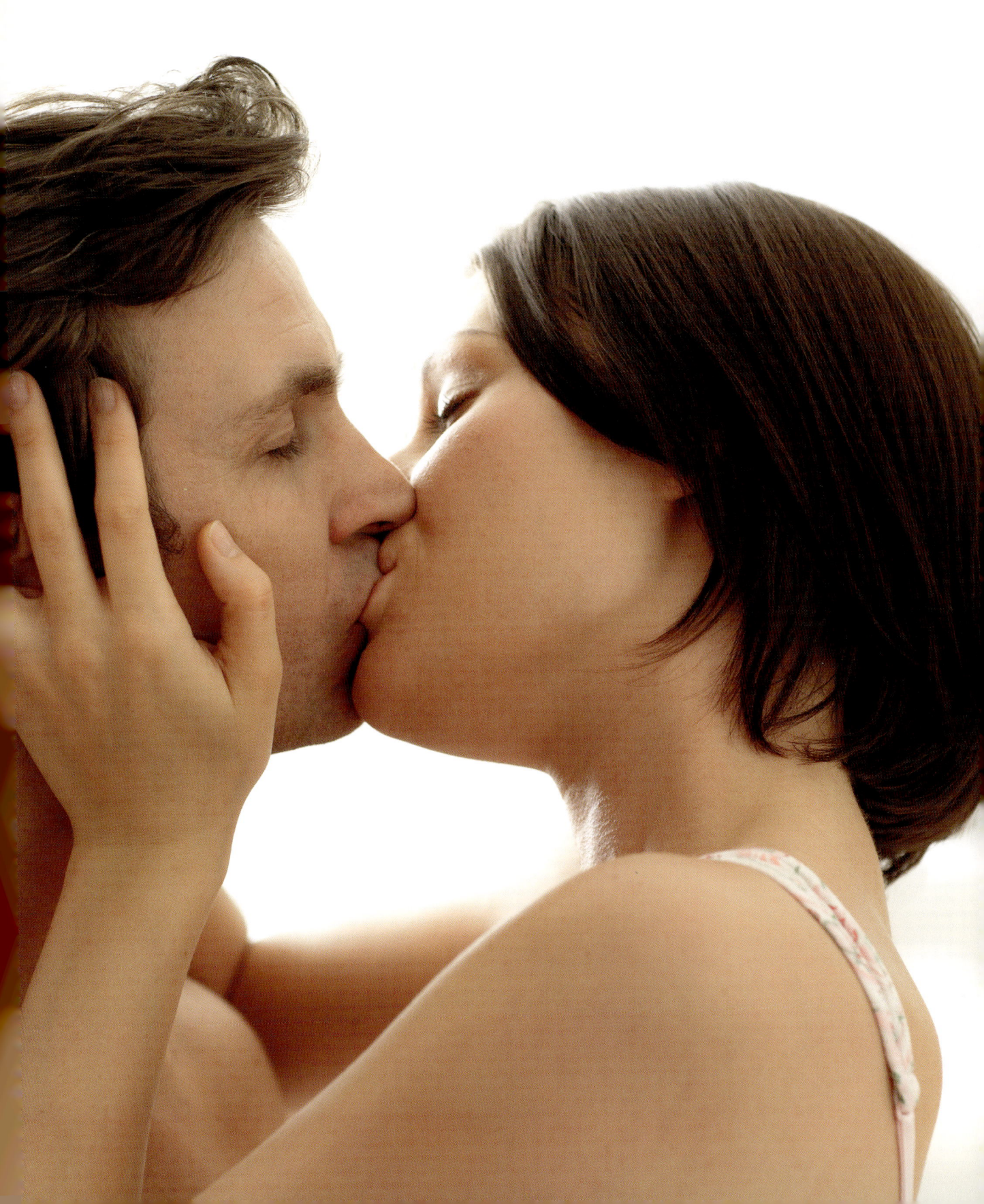

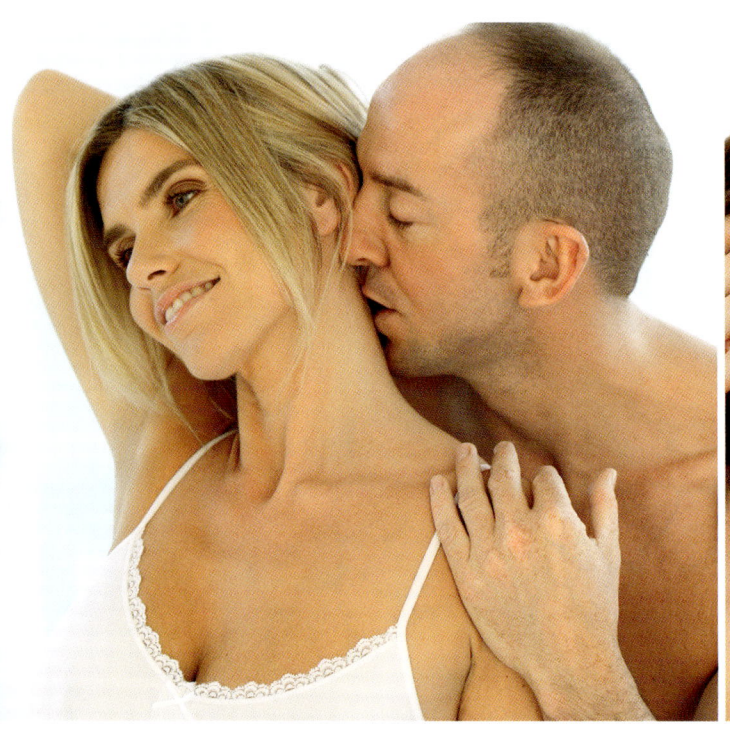 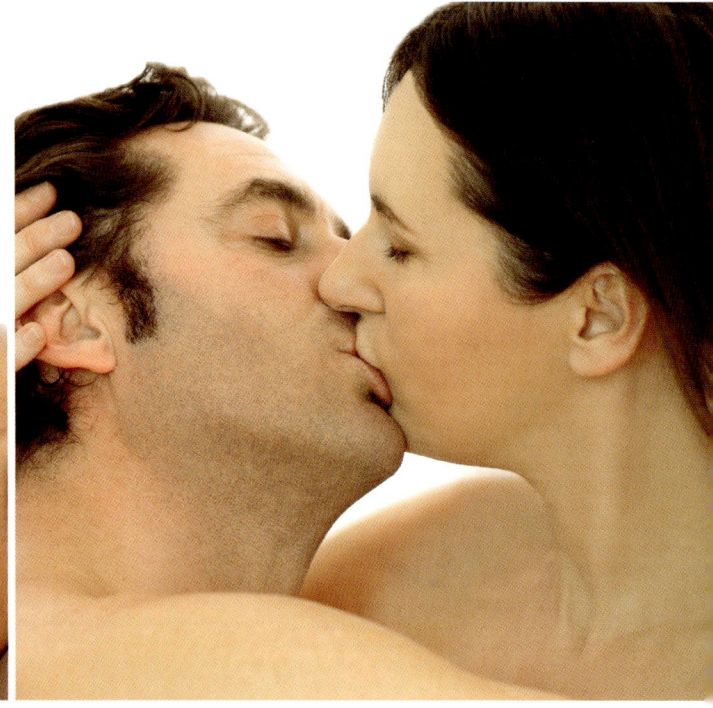

»Wechsel-Küsse«

Sie können auch das »Wechsel-Küsse«-Spiel ausprobieren. Wechseln Sie sich gegenseitig damit ab, einander zu zeigen, wie Sie am liebsten geküsst werden. Küssen Sie sich sanft und sacht im Wechsel mit intensiven Zungenküssen. Durch ausgiebiges Experimentieren lernen Sie eine Menge übereinander und kommen schon ganz schön in Fahrt.

Wieder in Schwung kommen

Wie geküsst wird, ist wichtig, aber auch, wie oft. In Langzeitbeziehungen wird das Küssen oft vernachlässigt, besonders in Zeiten, die geschäftig und voller Stress sind. Das führt aber zu einem Mangel an Intimität und Spontaneität, der sich negativ auf Ihr Liebesleben auswirkt. Beginnen Sie damit, dass Sie Ihrem Partner täglich einen Zehn-Sekunden-Kuss geben. Es fühlt sich vielleicht etwas merkwürdig an, beim Küssen im Geist bis zehn zu zählen, aber es hilft, wieder in Übung zu kommen. Küssen Sie sich bei jeder Gelegenheit: zur Begrüßung und zum Abschied oder gleich beim Aufwachen. Wenn Sie Ihrer Beziehung diesen sinnlichen Impuls zurückgeben, werden Sie überrascht sein, wie romantisch und anregend das sein kann.

Küssen beim Vorspiel

Wenn das Küssen wieder Teil Ihres täglichen Lebens wird, sorgen Sie auch dafür, dass es einen großen Teil Ihres Vorspiels einnimmt. Das Küssen kann manchmal in den Hintergrund treten, aber nichts ist anregender als eine intensive Erkundungsreise. Anstatt sich flüchtig zu küssen, verbringen Sie etwas Zeit damit, zusammengerollt mit Ihrem Partner die verlorene Kunst des Knutschens wieder zu entdecken. Machen Sie dabei

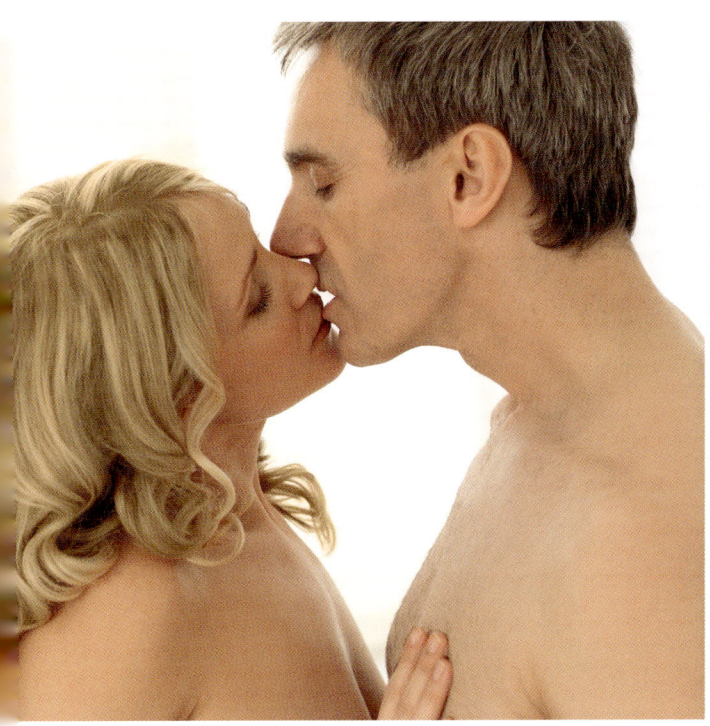
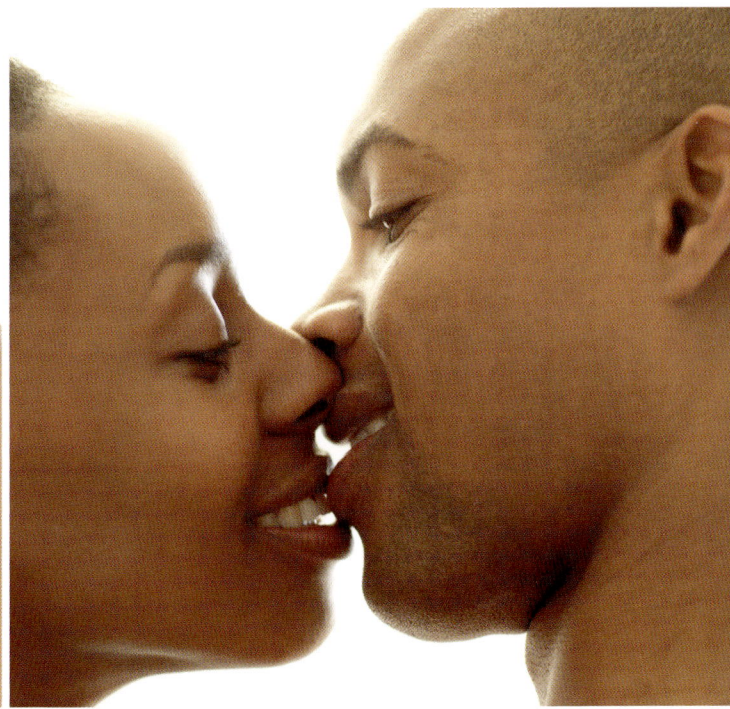

nicht Sex zum Ziel. Geben Sie sich lieber nur dem einfachen Genuss des Küssens hin. Verfeinern Sie Ihre Kusstechnik, seien Sie ausdauernd. Beeilen Sie sich nicht, sondern steigern Sie sich langsam von forschenden, leichten Küssen zu tiefen mit weit geöffnetem Mund. Erkunden Sie mit sanfter Gewalt Lippen und Mund Ihres Partners – er soll wissen, dass Sie es wirklich ernst meinen.

Küssen beim Sex

Vernachlässigen Sie das Küssen auch beim Sex nicht. Es kann integraler und sinnlicher Bestandteil des Miteinander-Schlafens sein. Wenn Sie also das nächste Mal oben sind, probieren Sie ein paar neue Dinge aus. Experimentierten Sie zum Beispiel damit, sich in voller Länge auf Ihren Partner zu legen und das Tempo zu verlangsamen, während Sie sich intensiv küssen. Sie können Ihrem Partner auch lange, tiefe Küsse geben, damit er nicht zu schnell zum Orgasmus kommt. Das kann besonders in der Missionarsstellung sehr wirksam sein. Versuchen Sie es mit feinfühligen, raffinierten Küssen, um den Rhythmus zu verlangsamen und einen Orgasmus hinauszuzögern.

Sich überall küssen

Küssen muss beim Sex nicht auf die Lippen beschränkt sein. Spornen Sie ihn an, Ihren ganzen Körper zu küssen, während Sie seine erogenen Zonen mit den Lippen stimulieren. Sich gegenseitig zu küssen ist besonders animierend. Sehr sensibel sind viele Männer auch an den Brustwarzen. Seien Sie dort behutsam mit Ihren Berührungen. Die meisten Männer finden es sehr erotisch, wenn Sie sanft an ihren Ohren knabbern oder ihren Nacken liebkosen, besonders wenn Sie dabei seine Genitalien stimulieren oder in die Hand nehmen.

Berührungen

Berührungen der eigenen Haut und das Streicheln des Partners erregt die Sinne und befriedigt das tiefe Bedürfnis nach der innigen Verbindung mit einem anderen Menschen. Als das größte Organ unseres Körpers reagiert unsere Haut sensibel auf Wahrnehmungen von Wohlgefühl oder Schmerz, auf Hitze, Kälte und Druck. Sie ist an den Genitalien am dünnsten und auf unseren Handflächen und Fußsohlen am dicksten. In den Lippen und Fingerspitzen haben wir besonders viele Nerven.

Fakten

Berührungen sind der Grundpfeiler menschlicher Bindung und Zuneigung. Sie sind eine der ersten Wahrnehmungen im Mutterleib und zentral für eine gesunde Kindheit. Unser Bedürfnis nach Berührung ist grundlegend für unsere seelische Gesundheit und unser Wohlbefinden: Fallen diese Zeichen der Zuneigung weg, leiden wir unter Stress. Trotzdem nehmen liebevolle Berührungen in Langzeitbeziehungen oft ab. All die ausgiebigen Umarmungen, das Schmusen und die liebevollen Zärtlichkeiten zu Beginn der Beziehung geraten in Vergessenheit. Im Allgemeinen ist der Grund dafür, dass wir unserem Bedürfnis nach Berührung vor lauter Sorge um die Kinder, den Haushalt und die tausend anderen Dinge unseres Alltags keinen hohen Stellenwert einräumen.

Streitherde

Noch dazu verlieren sich Berührungen in einer Beziehung häufig, weil das Paar glaubt, dass jede Form von Zärtlichkeit eine sexuelle Ausrichtung hat und deshalb dem Vorspiel vorbehalten sei. In Beziehungen, in denen das sexuelle Verlangen bei den Partnern unterschiedlich stark ausgeprägt ist (wenn zum Beispiel der Mann häufiger Sex will als die Frau), kann das Thema zum Auslöser für Streit werden. Der Mann traut sich aus Angst vor Zurückweisung nicht, die Frau zu berühren, und die Frau befürchtet, eine Berührung würde er als Einladung zum Sex missverstehen.

Einfache Berührungen

Wenn Berührungen von derartigen Unklarheiten überlagert werden, sollten Paare das Kuscheln üben und dabei klare Grenzen setzen. Sich regelmäßig zu berühren erhöht auf ganz natürliche Weise die Vertrautheit, die dann ihre unterschiedlichen sexuellen Bedürfnisse ausbalancieren kann.

Wenn Sie unverfängliche Berührungen als alltäglichen Teil Ihrer Beziehung betrachten, zum Beispiel mit dem Haar Ihres Partners zu spielen oder seinen Rücken zu kraulen, können Sie eine Atmosphäre schaffen, in der auch erotische Berührungen wieder möglich werden. Hauptsache, Sie entwickeln keinen Erwartungsdruck.

Auch wenn ein Ungleichgewicht der Libido gar nicht Ihr Problem ist, sollten Sie sich den Sinn für Berührung bewahren. Finden Sie

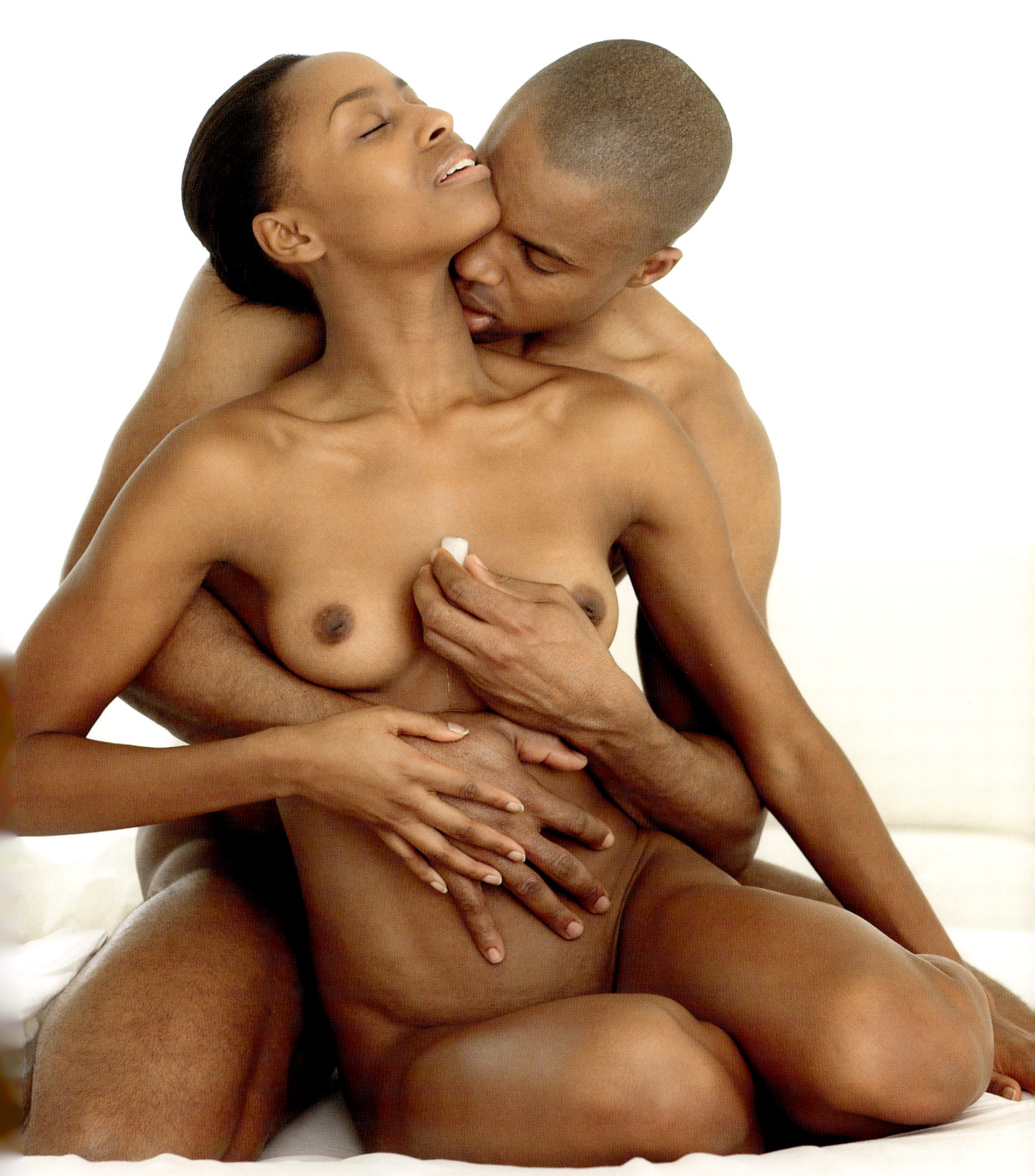

Möglichkeiten, tagsüber und nachts körperlich Verbindung aufzunehmen, und gehen Sie später allmählich dazu über, sich zu berühren, um auch Ihr erotisches Verhältnis zu festigen.

Begrüßung und Abschied

Beginnen Sie mit einem Guten-Morgen-Knuddeln. Wenn Sie unterschiedliche Terminpläne haben oder Sie beide kein Morgenmensch sind, bauen Sie Berührungen auf eine ein bisschen andere Art und Weise ein. Begrüßen Sie Ihren Mann nach dem Duschen mit einem flauschigen Badetuch direkt aus dem Wäschetrockner. Er wird die Wärme und Weichheit des Badetuchs mit Ihrer sanften Umarmung assoziieren.

Küssen Sie Ihren Partner morgens nicht einfach nur flüchtig auf die Wange, während Sie zum Auto rennen. Gönnen Sie sich einige Minuten, bevor Sie zur Arbeit gehen, um dem ganzen Tag einen herzlichen und liebevollen Grundton zu geben. Schlingen Sie Ihre Arme um ihn und geben Sie ihm einen dicken Kuss auf die Lippen. Sie werden dann beide den ganzen Tag aneinander denken.

Raufen Sie miteinander

Erinnern Sie sich an Ihre Schulzeit, als Flirten hieß, den Jungen, den Sie mochten, spielerisch zu schubsen? Oder wie der Typ, der ein Auge auf Sie geworfen hatte, Sie an den Haaren gezogen hat und weggelaufen ist?

Diese niedlichen, kleinen Flirts hören oft auf, wenn wir erwachsen werden. Ein paar Neckereien und Zärtlichkeiten können jedoch ein bisschen Spaß in Ihre Beziehung bringen. Wenn sich Ihr Partner das nächste Mal ins Bett verkriecht und Ihnen die ganze Decke wegzieht, quengeln Sie nicht, sondern rollen Sie sich auf seine Seite und attackieren Sie ihn mit einem kleinen erotischen Ringkampf. Herumrollen und unter der Bettdecke kleine Kämpfchen zu veranstalten, kann hocherotisch sein, besonders wenn Sie nackt sind. Es ist eine Möglichkeit, Ihrem Liebesleben ein bisschen Pep und Würze zu verpassen.

Selbst dann, wenn Sie vollständig angezogen sind, können Ringkämpfe Sie auf andere Gedanken bringen. Wenn Sie das nächste Mal um die Fernbedienung zanken, fordern Sie ihn zum Armdrücken heraus, um die Sache zu entscheiden. Alles was Ihren Puls anhebt und Sie in körperlichen Kontakt miteinander bringt, tut Ihrem Liebesleben in allen Aspekten gut.

Süße Nächte

Machen Sie Ihr Schlafzimmer zu einer Oase der anregenden Entspannung. Achten Sie darauf, dass die Matratze fest, bequem und gut gefedert ist. Höhere Betten sind besser geeignet, um bestimmte Stellungen auszuprobieren, als flache, aber man kann ja immer improvisieren. Nehmen Sie seidige Bettwäsche aus edlen Materialien, damit Sie und Ihr Partner sich auf sanfte Berührungen freuen können, wenn Sie zu Bett gehen.

Machen Sie Licht

Bevor Sie einander berühren, beginnen Sie damit, sich erst einmal anzuschauen. Der Anblick von bloßer Haut ist für Männer wie für Frauen unglaublich stimulierend und weckt den Wunsch, sich anzufassen. Dämpfen Sie das Licht, wenn Sie noch ein bisschen schüchtern sind. Kerzen- oder Kaminlicht verleiht Ihrer Haut ein warmes Glühen. Tauchen Sie in die Sinnlichkeit dieser Stimmung ein und lassen Sie sich treiben.

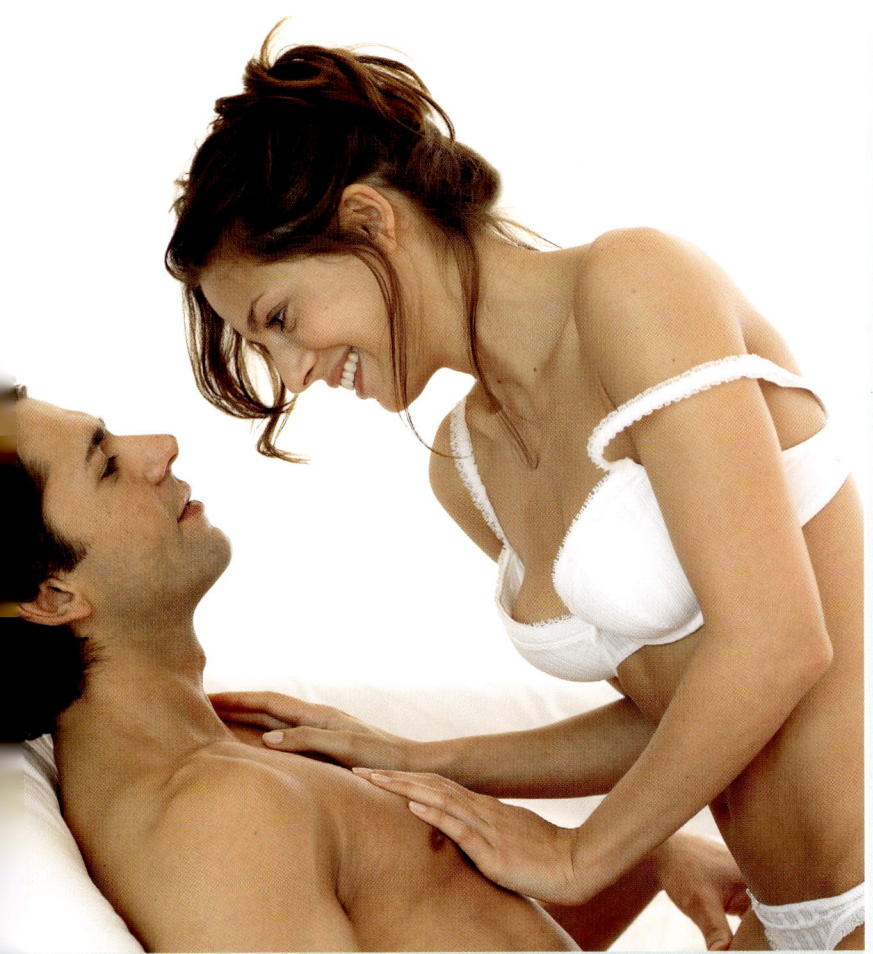

Erotische Berührungen neu lernen

Bringen Sie Ihren Partner zur Anbetung Ihres göttlichen Körpers. Gestatten Sie ihm, sie durch raffinierte Berührungen zu zelebrieren. Testen Sie drei betörende neue Techniken. Gönnen Sie Ihren Sinnen köstliche neue Erfahrungen mit einer speziellen Liebesumarmung und tasten Sie sich in intensiv aufheizendem Vorspiel zur richtig heißem Sex vor.

Neue Sinneseindrücke

Bringen Sie ihn beim Küssen zum Schmelzen, indem Sie alle seine Sinne ansprechen. Schauen Sie ihm tief in die Augen, schlingen Sie Ihre Arme um seinen Hals und pressen Sie Ihren Körper an seinen. Lecken Sie sich die Lippen. Küssen Sie erst seine Unter- und dann seine Oberlippe. Öffnen Sie Ihren Mund und fahren Sie mit Ihrer Zunge über das Innere seiner Lippen. Dann ist er an der Reihe.

Liebesumarmungen

Zeigen Sie ihm, wie sehr es Sie erregt, wenn Sie ihn heiß umarmen. Pressen Sie Ihren Körper dicht an seinen, und fahren Sie mit den Händen seinen Rücken hinab. Streicheln und kneten Sie seinen Po. Kneifen Sie sacht sein Ohrläppchen. Legen Sie Ihre Lippen auf seine und drücken Sie Ihr Becken fest an ihn. Massieren Sie durch seine Kleider hindurch seine Genitalien, um ihm zu zeigen, was Sie wollen.

Gefühlvolles Vorspiel

Nehmen Sie eine Augenbinde. Tröpfeln Sie ihm etwas Honig auf die Lippen, und lecken Sie sie dann ab. Erwärmen Sie Ihren Mund mit warmem Wasser oder Tee und liebkosen Sie nun mit Ihrer Zunge und Ihren heißen Lippen seine Genitalien. Nehmen Sie einen Seidenschal und streifen Sie damit sein Gesicht und seine Hände. Nehmen Sie sein Gesicht zwischen Ihre Brüste, pressen Sie sie gegen verschiedene Körperregionen. Zum Schluss nehmen Sie Ihr Haar – oder eine Federboa – und streicheln und kitzeln damit seinen Körper.

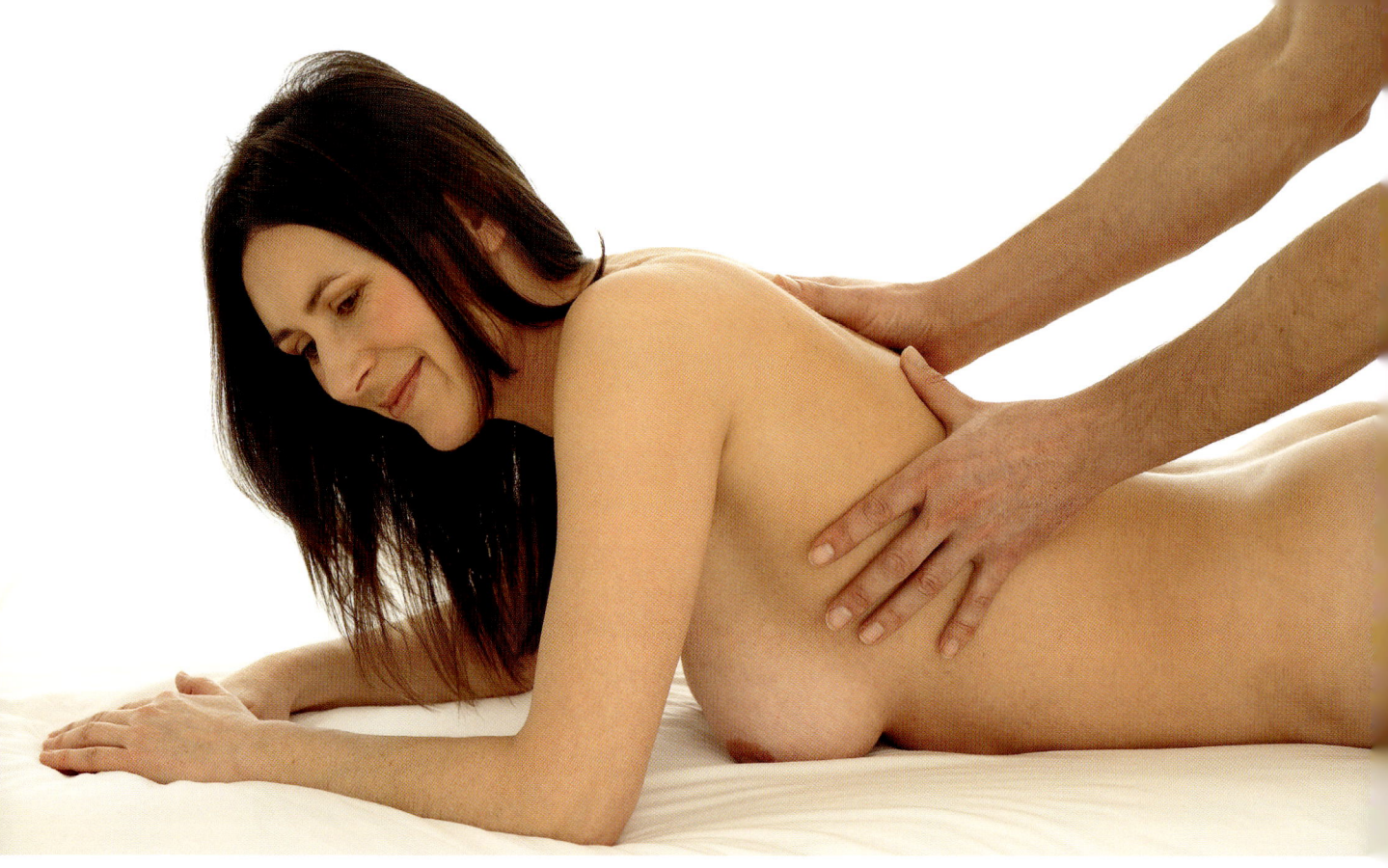

Sinnliche Massagen

Sinnliche Massagen dienen dem vertrauten Umgang miteinander, befreien den Geist und stimulieren die Sinne. Manchmal kann man wegen Stress oder äußeren Ablenkungen selbst die allerbeste Massage nicht genießen. Wählen Sie deswegen einen Zeitpunkt und einen Ort, an dem Sie ganz entspannt sind. Warten Sie, bis die Kinder im Bett sind, dann stellen Sie das Telefon leise und machen es sich gemütlich, bevor Sie beginnen. Nach dieser Massage werden Sie vielleicht erleben, dass Sie beide so entspannt sind, dass es danach ganz von selbst zum Sex kommt. Das muss aber nicht so sein. Gehen Sie es langsam an, befolgen Sie zunächst die Massagetechniken, und lassen Sie sich dahin treiben, wohin Ihre Stimmung Sie führt.

Anfangen

◀ Bevor er anfängt, tropfen Sie Ihrem Partner etwas Massageöl auf die Handflächen. Bitten Sie ihn, das Öl zu erwärmen. Er kann die Massage damit beginnen, dass er mit den Händen der Länge und Breite nach über Ihren Körper streicht – den Nacken, den Rücken, den Po und die Beine.

Kreisen

▶ Bei dieser Massagetechnik kreisen beide Hände in die gleiche Richtung. Daumen und Zeigefinger bewegen sich in kleinen oder großen Kreisen und drücken dabei leicht auf den Körper. Ihr Partner kann sich zum Beispiel vorstellen, dass er in Sand schreibt, und mit unterschiedlichen Streichelarten experimentieren, um herauszufinden, was Sie mögen.

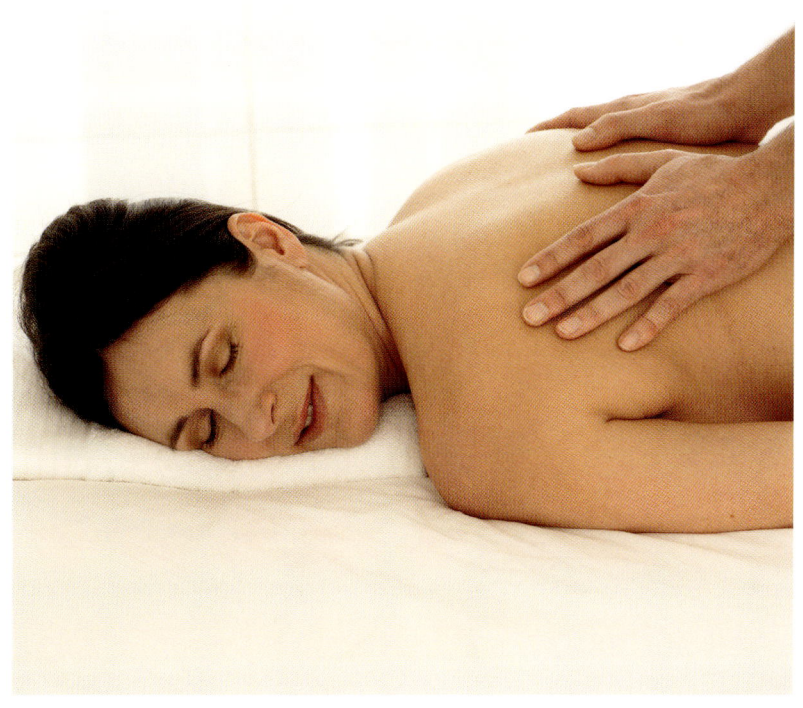

Kneten

▶ Eine andere Wohlfühltechnik ist das Kneten. Sie eignet sich hervorragend dafür, die Haut zu dehnen und dadurch Spannung aus Ihren und den Schultern Ihres Partners zu nehmen – und nicht nur da. Er kann Ihre Haut zwischen Daumen und Zeigefinger nehmen und mit sanft zupfenden Bewegungen immer wieder anheben und loslassen. Bitten Sie ihn, mit Ihren Schultern zu beginnen und sich dann über den Rücken bis zu Hüften und Po vorzuarbeiten. Mit sanften Bewegungen kann er anschließend die Rückseite Ihrer Oberschenkel und Waden durchkneten. Geben Sie ihm viel positive Rückmeldung, damit er weiß, wie viel Druck er anwenden soll und wie sehr Sie seine Berührung genießen.

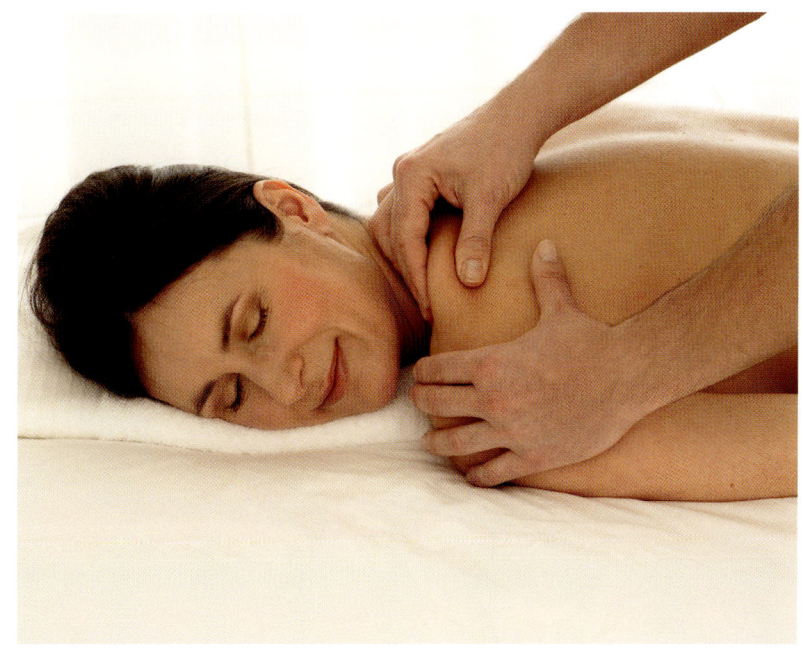

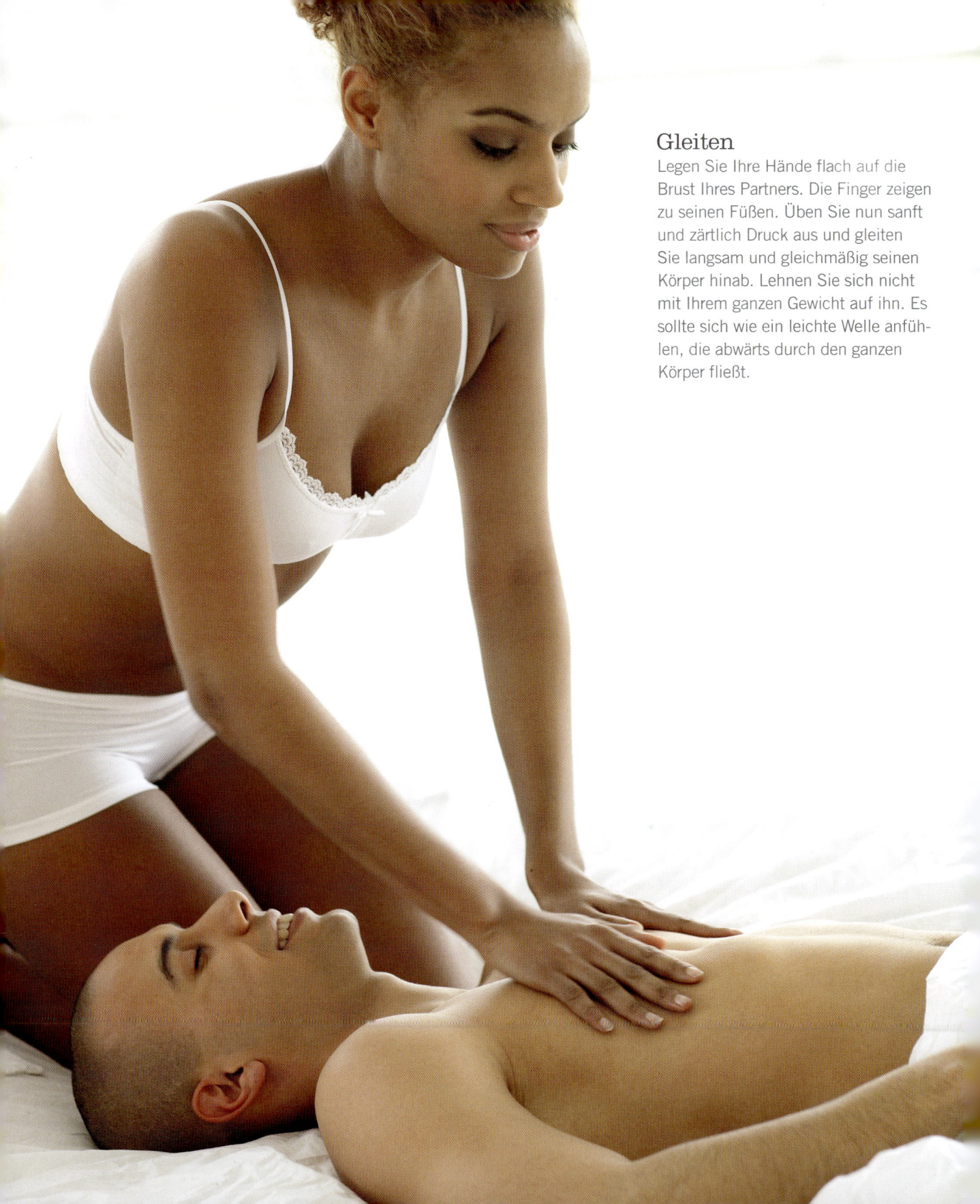

Gleiten

Legen Sie Ihre Hände flach auf die Brust Ihres Partners. Die Finger zeigen zu seinen Füßen. Üben Sie nun sanft und zärtlich Druck aus und gleiten Sie langsam und gleichmäßig seinen Körper hinab. Lehnen Sie sich nicht mit Ihrem ganzen Gewicht auf ihn. Es sollte sich wie ein leichte Welle anfühlen, die abwärts durch den ganzen Körper fließt.

Sinnliche Massagen 111

Daumendruckmassage

▶ Die Daumendruckmassage ist eine Technik, um die Druckpunkte auf dem Rücken zu stimulieren und ein rundherum wohliges Gefühl zu erzeugen. Bitten Sie Ihren Partner, sanft Ihren Rücken zu umfassen, mit den Daumen dicht an der Wirbelsäule. So kann er den ganzen Rücken entlangfahren und dabei mit den Daumen sanften Druck ausüben. In dieser Position kann er sich auch mit den Daumen die Wirbelsäule hinunterarbeiten und dabei sanft jeden einzelnen Wirbel massieren. Bitten Sie ihn, sanft zu sein, weil die Wirbelsäule ein sehr sensibler Bereich ist.

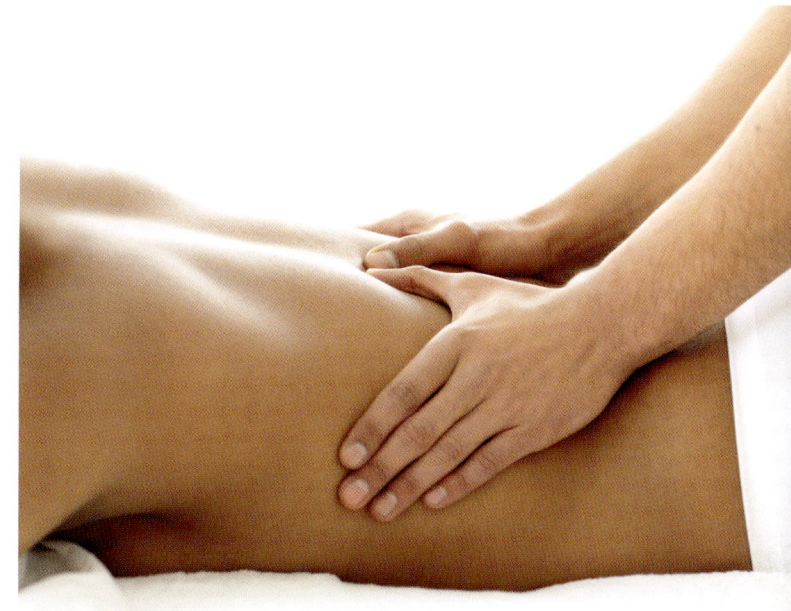

Nach dieser Massage werden Sie vielleicht ganz von selbst zum Sex übergehen. Das muss aber nicht zwingend so sein. Überlassen Sie sich ruhig Ihrer Stimmung.

»Federstreicheln«

▶ In der letzten Phase einer guten Massage steht das Federstreicheln. Bitten Sie Ihren Partner, seine Fingerspitzen sanft über Ihren Rücken zu führen – so sanft, dass es eine fast nicht wahrnehmbare Berührung ist, bei denen Ihnen Schauer über den Rücken laufen werden. Nun tauschen Sie, damit auch er die Chance hat, in denselben Genuss zu kommen.

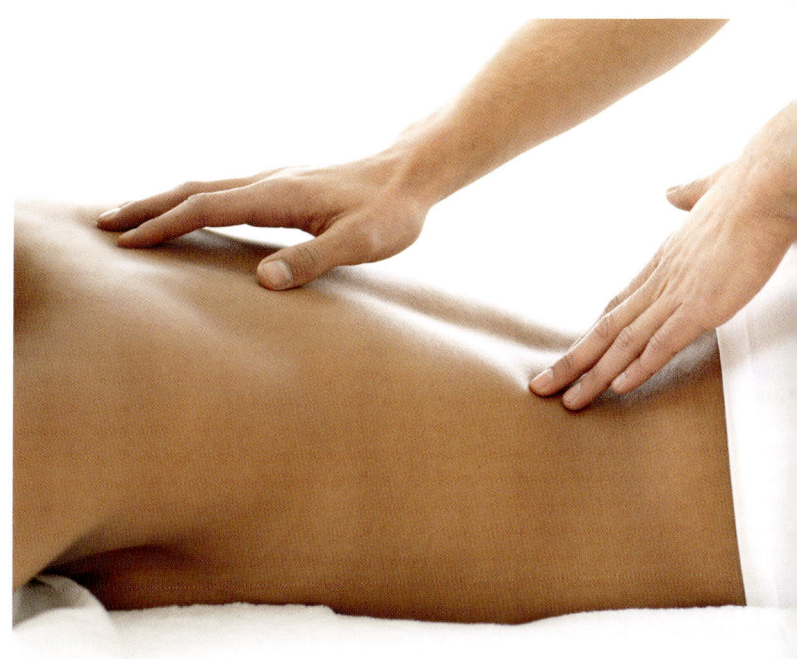

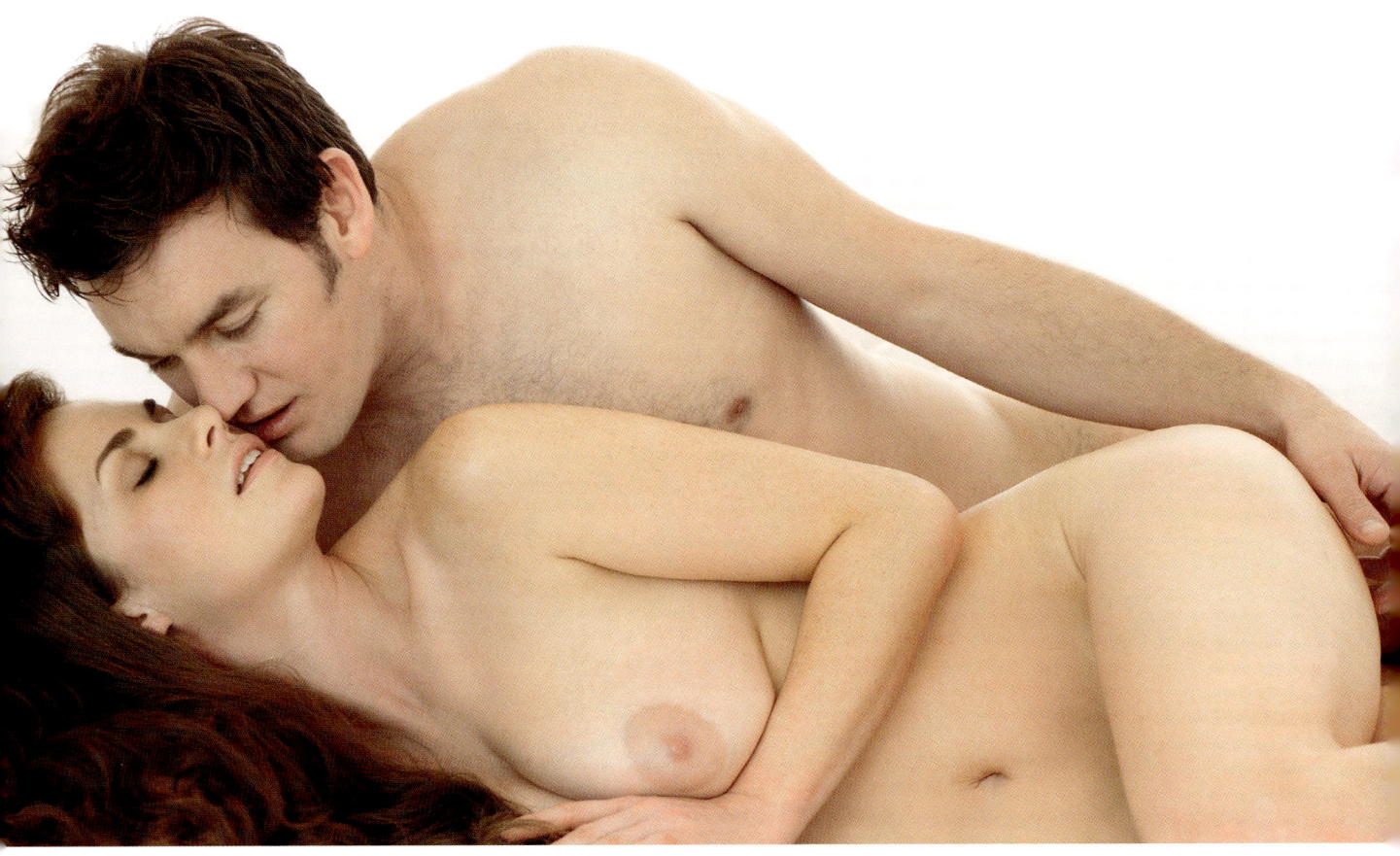

Erotische Massage

Sinnliche Massage, wie sie am aufregendsten ist! Anders als die traditionelle Massage, die entspannt und löst, stimuliert die erotische Massage. Danach werden Sie sich beide heiß und sexy fühlen. Diese Art der Massage ist eine vortreffliche Form des Vorspiels. Küssen, berühren und massieren Sie sich, um eine für den ganzen Körper sinnliche Erfahrung zu schaffen. Überraschen Sie einander mit neuen Arten, sich zu berühren. Konzentrieren Sie sich auf die offenkundig empfindlichen Stellen wie die Genitalien, die Brüste und den Po, aber massieren Sie auch die Innenseiten der Oberschenkel, den Bauch und andere empfindsame Regionen. Und spielen Sie ruhig mit dem Gedanken an den krönenden Abschluss.

Erotische Massage 113

Von hinten
◀ Nehmen Sie die Löffelchenstellung ein (ein Partner kuschelt sich an den Rücken des anderen), sodass Sie sich küssen und schmusen können. Bitten Sie ihn, mit den Händen Ihren Rücken und die Seiten hinunter zu streicheln. Wenn er bei Ihrem Po ankommt, schlagen Sie ihm vor, zwischen Ihre Beine zu fassen und sanft Ihre Schamlippen zu streicheln. Wenn Sie erregt und feucht sind, kann er Ihren Damm massieren. Lassen Sie ihn mit einem angefeuchteten Finger sanft Ihren Analbereich massieren – legen Sie sich zurück und genießen Sie.

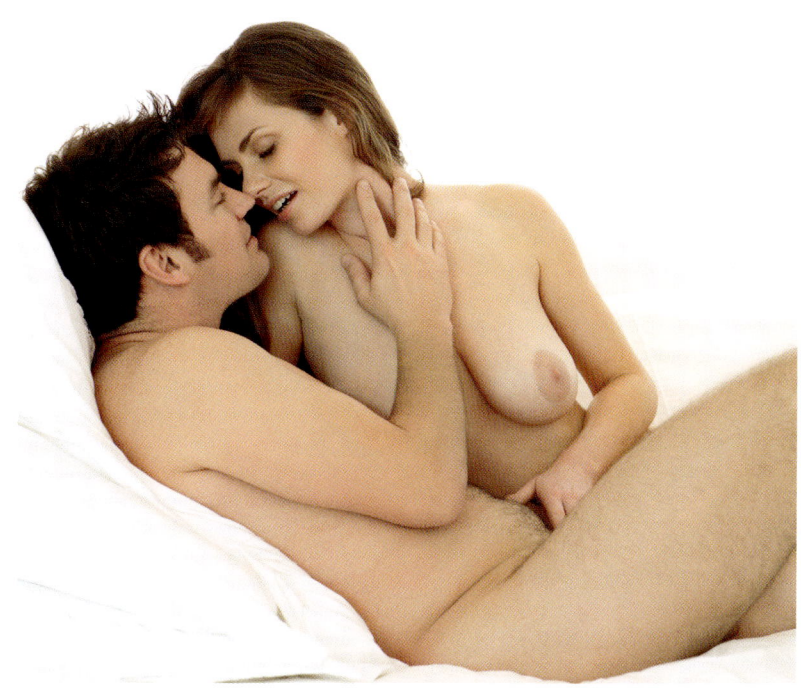

Abwärts
▶ Küssen und schmiegen Sie sich an ihn, während Sie seine Genitalien massieren. Laufen Sie mit den Fingern seine Brust hinunter und umfassen Sie sanft seinen Penis und die Hoden, bevor Sie sie massieren. Setzen Sie sich den Orgasmus nicht zum Ziel. Berühren Sie seine Genitalien nur leicht. Üben Sie konstanten, aber nicht fordernden Druck aus, damit er nicht zu schnell zum Orgasmus kommt.

Brustspiele
▶ Bitten Sie Ihn, mit seinen Fingerspitzen zart über Ihren Körper zu streichen. Dann soll er Ihre Brüste umfassen, während er Ihren Nacken küsst und an Ihren Ohren knabbert. Wenn er Ihre Brüste massiert, bitten Sie ihn, es sanft und leicht zu tun, weil die Brustwarzen sehr empfindlich sind. Mit der anderen Hand kann er Ihre Schamlippen und die Klitoris massieren. Sagen Sie ihm, was sich gut anfühlt, und spornen Sie ihn an, indem Sie ihm viel positive Rückmeldung geben.

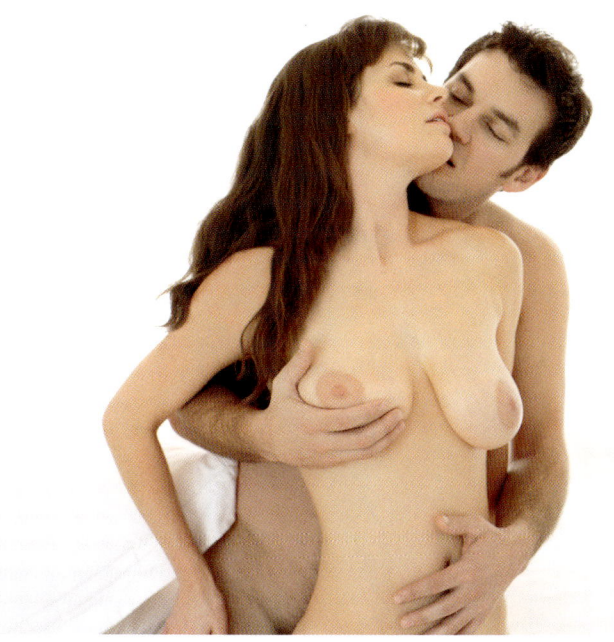

Erregung verstehen

Orgastischer Sex beginnt mit der Erregung. Viele Erfahrungen sind für Männer und Frauen gleich erregend, doch es gibt Unterschiede. Frauen werden oft durch mentale Reize erregt, zum Beispiel einen Flirt oder erotische Lektüre. Männer dagegen ziehen unmittelbare Stimuli vor, wie etwa den Anblick und die Berührung von nackter Haut. Unterschiedliche sinnliche Erfahrungen schaffen unterschiedliche Arten von Erregung. Es geht also darum, herauszufinden, was Sie – und Ihren Partner – erregt.

Die Zeichen der Erregung

Wenn wir erregt sind, treten Veränderungen im Körper ein, die der Vereinigung dienen. Beim Austausch von Küssen und Zärtlichkeiten beginnt die Erregungsphase – unsere Atmung wird kürzer und schneller, der Puls steigt. Wenn Ihre Erregung bestehen bleibt, gelangen Sie in die Plateauphase. Die Vagina schwillt an und wird feucht, während sich der Penis des Mannes mit Blut füllt. Die Gebärmutter wird weiter in den Unterleib hineingezogen, um die Vagina aufnahmebereiter zu machen. Die Orgasmusphase beginnt mit intensiven Lustgefühlen. Ihre Genitalien kontrahieren rhythmisch und Sie geraten in eine Art Rausch. Zuletzt setzt die Rückbildungsphase ein – Atmung und Herzschlag normalisieren sich, und das Blut fließt aus den Genitalien, die wieder in ihren anfänglichen Zustand zurückkehren.

Auf Erregung bedacht

Außer wenn Sie in einer ganz neuen Beziehung sind – in der Sie sich geradezu konstant in einem Status der Erregung befinden –, brauchen die meistens etwas Zeit, um Ihre sexuelle Lust anzukurbeln. Beide Geschlechter wollen gezeigt bekommen, dass sie attraktiv sind. Ein kleiner Flirt, Küssen und Schmusen sollte also auch auf dem Menüplan stehen. Diese Zeit erlaubt Ihnen beiden, sich zu entspannen und in die richtige Stimmung zu kommen. Gehen Sie es also ruhig langsam an und achten Sie auf die Signale Ihres Unterleibs.

Ein gezieltes Verwöhnprogramm kann für Frauen zur Einstimmung gut sein: ein langes Bad, eine Sitzung bei der Kosmetikerin und sogar ein Workout. Frauen kommen nicht so rasch in Wallung und sind leicht abgelenkt, während Männer in dieser Hinsicht meist nicht so kompliziert sind.

Es lohnt sich

Selbst wenn Sie nicht in Stimmung sind, bemerken Sie vielleicht, dass Ihr Körper auf die Annäherungsversuche Ihres Partners anspricht. Wenn ihn der Anblick Ihres zerzausten, ungewaschen Morgen-Ich anturnt – warum sich dagegen wehren? Rennen Sie, wenn Sie von den Zärtlichkeiten Ihres Partners geweckt werden, nicht gleich unter die Dusche. Geben Sie sich der Spontaneität von Sex ohne Vorspiel hin, und nutzen Sie die Gelegenheit für einen Quickie. Kerzen und Rosen sind nett, aber nicht immer erwartbar. Akzeptieren Sie auch die weniger romantische, aber immer noch sehr erregende »Ich-will-dich-jetzt«-Version.

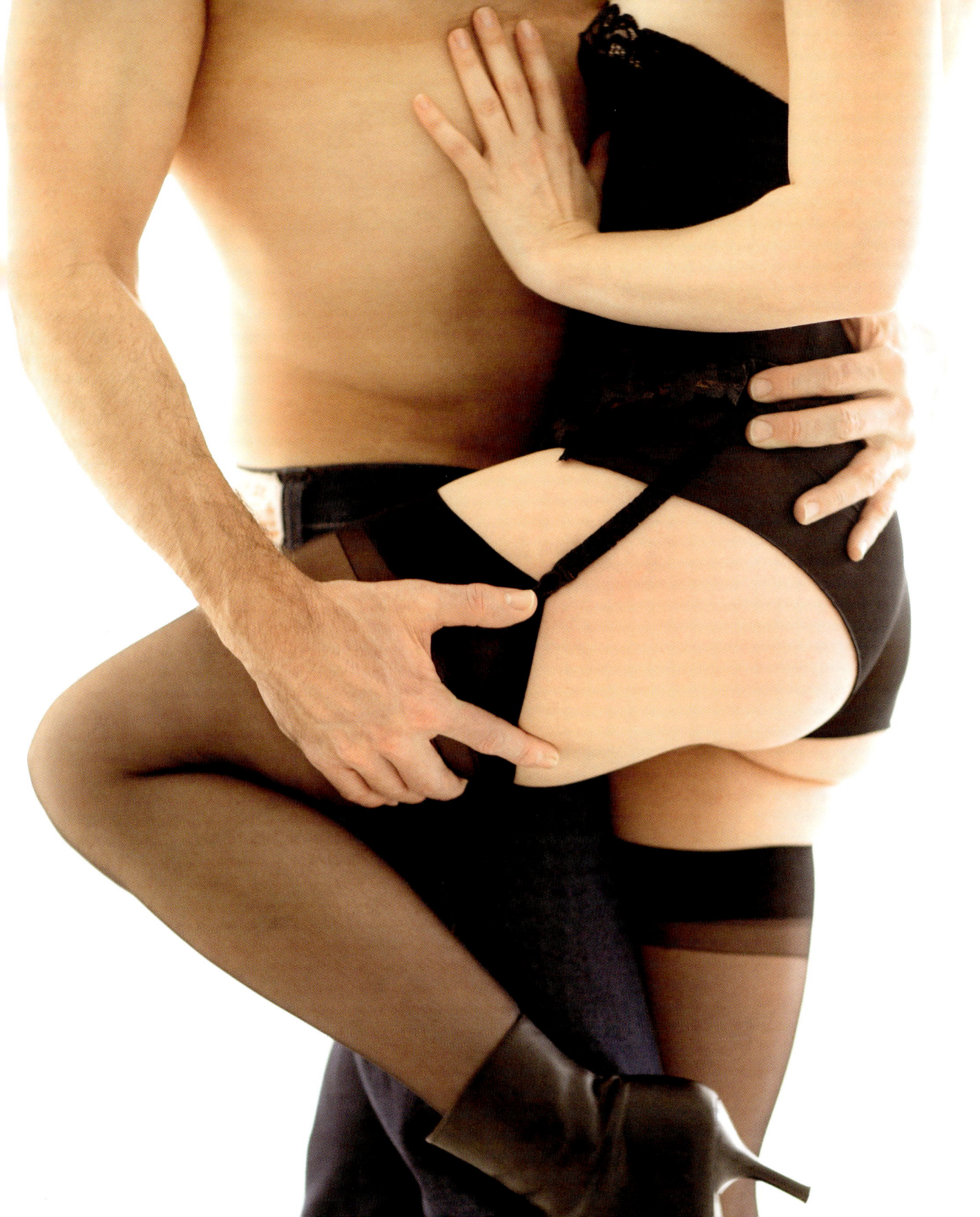

Die weibliche Erregung

Frauen sind komplexe Wesen – es ist also kein Wunder, dass wir es manchmal schwierig finden, einfach mal so in die richtige Stimmung für »Sex sofort« umzuschalten. Erregung ist etwas Instinktives – bei Männern wie bei Frauen. Einen Sexfilm anzusehen, an die Lieblings-Sex-Fantasien zu denken oder einen halb nackten Mann den Strand entlangspazieren zu sehen, macht uns an. Frauen brauchen nur manchmal einen zusätzlichen Schritt, um in Erregung zu geraten.

Alltagserregung
Tatsache ist, dass für Frauen Sex schon vor der Schlafzimmertür beginnt. Mit anderen Worten: Wenn nichts für Sie aufregender klingt als ein ausgiebiges Bad, ein gemütliches Abendessen und frische Bettwäsche, sind Sie wahrscheinlich eine Frau. Das mag für Männer nicht ganz einfach zu verstehen sein, aber manchmal ist das Stimulierendste, was Ihr Partner tun kann, dabei zu helfen, dass Ihre To-do-Liste kürzer wird, damit Sie Raum, Zeit und Energie haben, um sich wirklich auf Sex einzustellen.

Erregungshoch
Während einige Männer in weniger als ein paar Minuten eine Erektion haben können, kann es bei Frauen bis zu 30 Minuten dauern, bis sie ihren Erregungshöhepunkt erreicht haben. Nehmen Sie sich also Zeit und achten Sie darauf, dass das Vorspiel mit dazugehört. Männer realisieren oftmals nicht, dass Frauen eine zusätzliche Stimulation brauchen, um so erregt zu sein, dass sie einen Orgasmus erreichen können.

Bitten Sie um Stimulation
Wenn Sie sich ein zusätzliches Vorspiel wünschen, behandeln Sie Ihren Partner so, wie Sie sich wünschen, von ihm behandelt zu werden. Verlangsamen Sie die Sache bei ihm durch oralen Sex oder Sex mit den Händen, und bitten Sie ihn dann, dasselbe bei Ihnen zu tun.

Machen Sie das Vorspiel zum Mittelpunkt des Abends. Wenn Ihr Partner trotzdem nicht begreift, was Sie wollen, buchstabieren Sie es ihm eben. Männer lieben es, wenn Frauen ihre sexuellen Wünsche direkt aussprechen; um die Zeit für das Vorspiel zu verlängern, beginnen Sie damit, ihm zu erzählen, was Sie mögen.

Wenn Sie eine Veränderung wollen, äußern Sie es. Sagen Sie ihm »Ich liebe es, wenn du mich sanft und behutsam streichelst – ich werde dann am ganzen Körper lebendig«, oder »Ich mag es, im Bett die Kontrolle zu übernehmen und oben zu sein«. Jede Art von positiver Verstärkung bleibt mit Sicherheit bei Ihrem Partner im Hinterkopf und hilft ihm dabei, direkter auf das zuzusteuern, was Sie erregt – und er würde dabei nicht einmal bemerken, dass die Idee von Ihnen kam.

Die weibliche Erregung 117

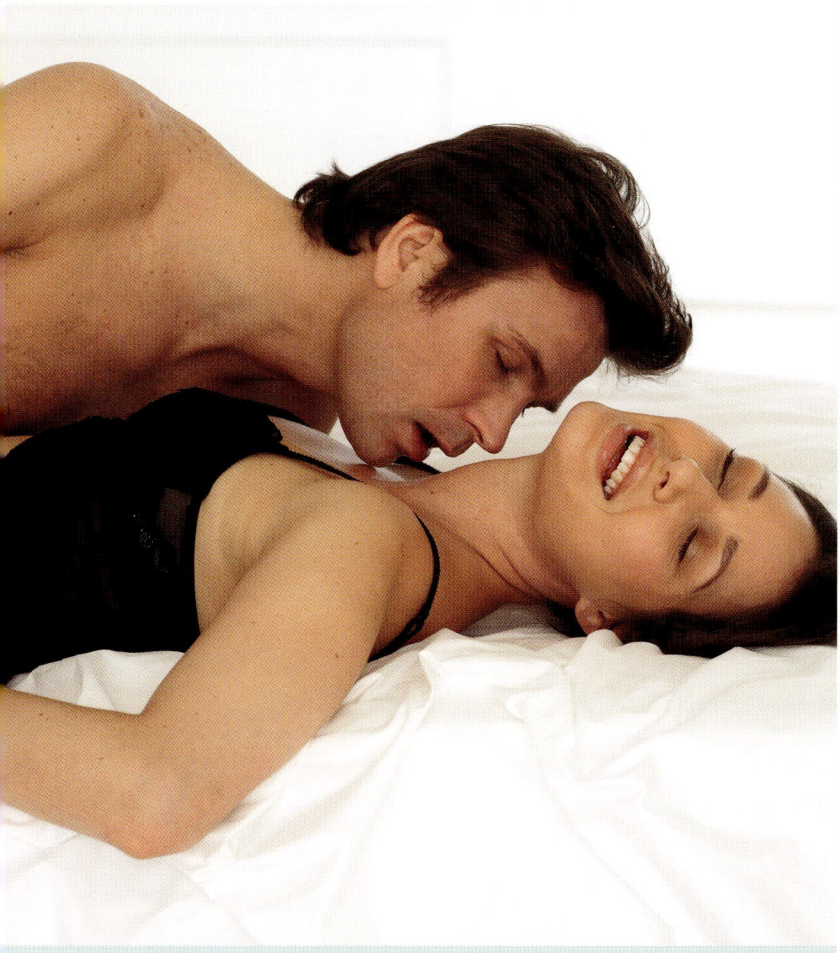

Lust-Orte
Ihre Erregung ist das größte Kompliment für einen Liebhaber. Entdecken Sie gemeinsam neue erogene Zonen: Ihre Brüste und Brustwarzen zu berühren ist ein sicherer Weg, Sie zu erregen; eine Kopfmassage oder ein zärtlicher Biss in den Nacken ist es aber auch. Versuchen Sie herauszufinden, was Sie alles in Stimmung bringt.

Kopfmassage
Es ist sinnlich belebend, wenn Ihr Kopf beim Friseur massiert wird. Auch Ihr Partner kann wohlige Schauer auslösen, wenn er zärtlich Ihren Kopf streichelt und mit Ihren Haaren spielt. Bitten Sie Ihn auch, Ihren Nacken zu küssen und zu streicheln oder sanft zu beißen.

Brustwarzen und Brüste
Auf welche Weise Frauen sich Berührungen ihrer Brüste oder Oberkörpers wünschen, ist sehr individuell. Ermuntern Sie Ihren Liebsten, zu experimentieren – mit dem Mund, den Lippen, der Zunge oder auch seinem Penis, um Sie sanft reibend und massierend in Erregung zu versetzen. Manche Frauen mögen es, wenn man an ihren Brustwarzen saugt und sie sanft mit den Zähnen und der Zunge kitzelt.

Kratzen und beißen
Nach dem Kamasutra ist es zutiefst erotisch, die Fingernägel und Zähne einzusetzen – es lohnt sich also, sich etwas Zeit zu nehmen, um unterschiedliche Spielarten zu erforschen. Bitten Sie Ihren Partner, sanft Ihre Oberarme zu kratzen, Ihren Rücken und die Innenseiten der Oberschenkel. Ermuntern Sie ihn, zart Ihren Nacken, Ihre Brust, die Kniekehlen und die Handflächen zu beißen.

Der weibliche Orgasmus

Unsere komplizierte sexuelle Erregung schenkt uns einen zusätzlichen Vorteil: Frauen sind multi-orgastisch. Anders als Männer brauchen wir keine Rückbildungsphase und deswegen auch keine Pausen zwischen den Orgasmen. Solange wir stimuliert werden, können wir multiple Orgasmen erreichen. Die Klitoris ist nach einem Orgasmus hyperempfindlich – eine indirekte Stimulation kann Sie jedoch wieder zum Höhepunkt bringen.

Orgasmus-Typen
Frauen können je nach Stimulation drei verschiedene Arten von Orgasmen erleben. Zu den besonders empfindlichen Stellen gehören die Klitoris, der G-Punkt und der Gebärmutterhals – alle können ihre ganz eigene Art von Genuss bereiten. Seien Sie froh, mit einem Y-Chromosom geboren worden zu sein!

Der klitorale Orgasmus ist wahrscheinlich der bekannteste (und am häufigsten erreichte) Typ von Orgasmus, und viele Frauen halten ihn für den intensivsten. Er wird durch direkte oder indirekte Stimulation der Klitoris und des sie umgebenden Gewebes einschließlich der großen Labien herbeigeführt.

Zusätzlich erleben einige Frauen einen intensiven vaginalen Orgasmus – und zwar dann, wenn G-Punkt und Gebärmutterhals stimuliert werden. Es kommt darauf an, den richtigen Winkel zu finden, um die empfindlichen Stellen der Vagina zu stimulieren, und das bedarf meist einer tiefen Penetration. Diese Art von Stimulation kann unglaublich orgastisch sein, Sie müssen aber voll erregt sein, um diese intensive Empfindung genießen zu können. Stellungen, die Ihrem Partner ermöglichen, während der Penetration auch die Klitoris zu berühren, sind geeignet, in den Genuss eines umfassenden Orgasmus zu kommen.

Orgasmus-Stellungen
Nicht alle Stellungen eignen sich, um bei der Frau einen Orgasmus auszulösen. Bei Stellungen zum Beispiel, bei denen der Mann von hinten penetriert, wird die Klitoris normalerweise überhaupt nicht berührt. Die besten Stellungen sind die, in denen Klitoris und Vagina stimuliert werden können. Stellungen, bei denen die Frau oben ist, sind aus diesem Grund sehr beliebt, weil sie der Frau erlauben, den Winkel und die Tiefe der Penetration zu bestimmen.

Seien Sie nicht entmutigt, wenn Sie, wie viele Frauen, finden, dass Penetration allein nicht ausreicht. Dabei zusätzlich stimuliert werden zu müssen, ist vollkommen normal, und jede Stellung, die es Ihnen oder Ihrem Partner ermöglicht, die Klitoris zu reiben – oder einen kleinen Vibrator einzusetzen –, hilft Ihnen, schneller und regelmäßiger zum Höhepunkt zu kommen. Alternativ kann er Sie auch durch oralen Sex mit seiner geschickten Zunge oder mit kreativen Fingerspielen vor oder nach der Penetration zum Orgasmus bringen.

Unterstützendes Üben

Ihr Körper braucht regelmäßig Sport, um Muskelkontrolle und Kraft zu bewahren. Wussten Sie aber auch, dass das auch für die Vagina gilt? Ohne Übung kann sie ihre Elastizität und Kraft verlieren, und das heißt nichts anderes, als dass Erregung und Orgasmus beeinträchtigt sein können.

Eine der einfachsten Methoden, den Orgasmus zu intensivieren, besteht darin, durch Übungen die Beckenmuskulatur zu festigen und den Beckenboden zu stärken. Die Beckenbodenmuskulatur (auch als Musculus pubococcygeus, kurz PC-Muskel, bezeichnet) können Sie isoliert anspannen, wenn Sie versuchen, beim Wasserlassen den Urinfluss zu stoppen.

Sie können den PC-Muskel auch ausfindig machen, indem Sie den Finger in die Scheide einführen und dann versuchen, die Muskeln um Ihren Finger anzuspannen. Praktizieren Sie die Übungen mehrmals am Tag, um Ihre Vagina zu stärken. Spannen Sie die Muskeln mehrmals hintereinander kurz an und wiederholen Sie dann die Übung etwas langsamer. Sie können auch versuchen, die Kegel-Übungen beim Sex anzuwenden, um Ihren Genuss beim Orgasmus noch zu intensivieren.

Core-Training

Der Tonus der Vagina und die Stärke des Beckenbodens können durch regelmäßiges Training der schrägen Bauchmuskeln ebenfalls erhöht werden. Die schrägen Bauchmuskeln bilden die tiefste der Bauchmuskelschichten, die wie ein Band um den gesamten Torso laufen.
Wenn Sie diese Muskeln trainieren, werden Sie nicht nur einen flacheren Bauch bekommen – Ihre Haltung wird besser, Ihr Herz kräftiger und darüber hinaus wird die Beckenbodenmuskulatur gestärkt. Core-Training, Pilates, Yoga und Sit-ups fördern also gleichzeitig Ihre Gesundheit und Ihre Orgasmusfähigkeit!

Die weibliche Ejakulation

Die weibliche Ejakulation ist kein Mythos. Viele Frauen sind ziemlich irritiert, wenn sie ejakulieren, weil sie glauben, uriniert zu haben. Das Ejakulat der Frau hat eine ähnliche chemische Zusammensetzung wie die Samenflüssigkeit des Mannes (ohne den Samen) und ist üblicherweise klar. Eine Frau kann einen Teelöffel voll ejakulieren oder eine ganze Tasse! Die weibliche Ejakulation wird im Allgemeinen durch Massieren oder Stimulieren des G-Punktes erreicht. Um zu erleben, wie beeindruckend sie ist, finden Sie eine Stellung, die die richtige Stimulation, Reibung und eine tiefe Penetration ermöglicht. Ihr Liebhaber muss bei der Penetration Druck auf Ihren G-Punkt ausüben, während einer von Ihnen gleichzeitig die Klitoris stimuliert. Pressen Sie kurz vor dem Orgasmus den Beckenboden nach unten – ziehen Sie sie nicht nach innen, wie viele Frauen es automatisch tun. Der Rest ist Übung.

Die männliche Erregung

Großstadtmythen zufolge denken Männer alle drei Minuten an Sex. Die Wahrheit ist, dass sie nicht unbedingt an den sexuellen Akt denken, sondern eher Gedanken von sexueller Qualität haben. Sie sehen zum Beispiel eine attraktive Frau die Straße entlanggehen und fragen sich, wie ihre Brüste wohl ohne BH aussehen, stellen sich vor, wie sich ihr Po anfühlt oder sie nackt aussieht. Aber jeder Mann ist anders. Es kommt daher darauf an, herauszufinden, was Ihren Partner in Erregung versetzt.

Auf die schnelle Tour
Wenn es um Sex geht, sind Männer normalerweise Sprinter, schnell stimuliert und bereit, die Bahn so schnell zu laufen, wie ihre Beine es ihnen ermöglichen. Am Ziel angekommen, brauchen sie erst einmal eine Pause, bevor es wieder losgehen kann. Frauen dagegen sind Marathonläuferinnen – es braucht eine Weile, bis sie warm werden, aber wenn wir erst einmal laufen, dann reicht unsere Ausdauer für Stunden.

Fleisch oder Knochen
Was immer Sie darüber denken mögen – der perfekte, mode-magere Körper ist für die meisten Männer nicht besonders sexy. Genauso wie Frauen sich zu muskelbepackten Kerlen hingezogen fühlen, weil sie glauben, die wären in der Lage, sie zu beschützen, finden Männer volle Brüste und runde Hüften attraktiv, weil sie Zeichen von Fruchtbarkeit und Gesundheit einer Frau sind.

Fragen Sie Ihren Partner, was seiner Meinung nach sexy ist, und er ist vielleicht froh, einmal damit herausrücken zu können. Wahrscheinlich gehören zwei wichtige Zutaten zu seinen Fantasien: Sie und sehr viel Haut. Seien Sie offen für das, was Sie hören. Lassen Sie sich ruhig ab und an darauf ein, wenn er Sie gern in Strapsen und hohen Absätzen sähe. Zu erleben, wie sein Erregungspegel steigt, wenn Sie Haut zeigen, ist eine wundervolle Art, Ihr Selbstbewusstsein zu stärken und für dauerhaften Spaß im Bett zu sorgen. Und ihn macht es glücklich und stolz auf Sie.

Sofortige Belohnung
Männern ist oft gar nicht klar, dass es in Bezug auf die Erregbarkeit geschlechtsspezifische Unterschiede gibt. Gönnen Sie es Ihrem Mann von Zeit zu Zeit, die Romantik zu überspringen und gleich ohne Vorspiel auf den Punkt zu kommen. Denn er kann Ihnen dabei ein oder zwei Dinge beibringen, wie man sich einfach gehen lässt und Sex in der einfachsten und ursprünglichsten Form genießt.

Es wird ihm auch ungemein gefallen, von Ihnen verführt zu werden. Überlassen Sie es also nicht immer ihm, die Initiative zu ergreifen. Folgen Sie Ihrem natürlichen Impuls, wenn Sie das nächste Mal in Stimmung sind; machen Sie ihm ein großes Kompliment: Sagen Sie ihm, dass Sie Lust auf ihn haben. Jetzt. Und genießen Sie spontanen, hemmungslosen Sex.

Die männliche Erregung 121

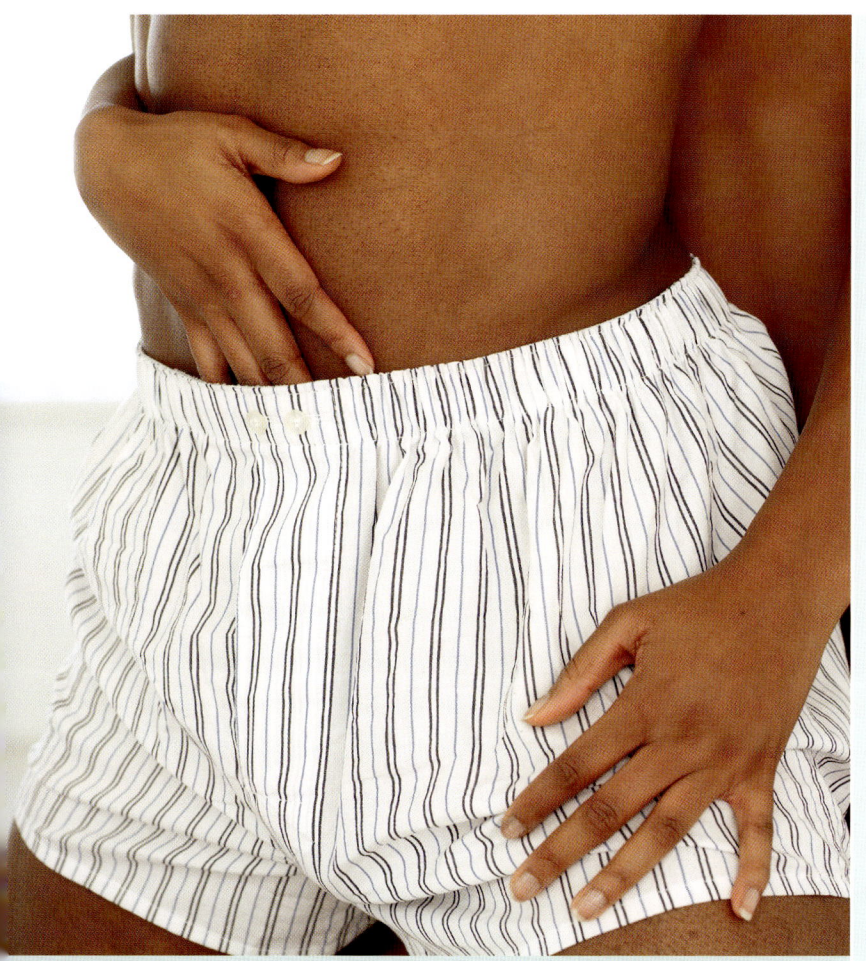

Erogene Zonen

Das könnte Ihnen Spaß machen und Ihren Partner in Begeisterung versetzen: Ziehen Sie kesse Unterwäsche an und lassen Sie sich genussvoll Stück für Stück ausziehen. Stimulieren Sie seinen ganzen Körper mit kleinen Zärtlichkeiten. Übernehmen Sie die Regie und seien Sie kreativ – es wird nicht lange dauern, ihn in Stimmung zu bringen.

Entkleidet werden

Verwöhnen Sie sich selbst mit aufregender Unterwäsche und bitten Sie Ihren Mann zu einer Privatvorführung. Dämpfen Sie das Licht und entblößen Sie Ihre Schulter oder Schenkel. Sagen Sie ihm, dass Sie scharf sind, und fragen Sie ihn, ob er Lust hätte, Sie auszuziehen. Wenn Sie schon eine Weile zusammen sind, wird das in Ihnen die Aufregung des ersten Mals wachrufen. Wenn Sie es noch spannender machen wollen, sagen Sie ihm, dass er dazu nur die Zähne benutzen darf.

Nutzen Sie den ganzen Körper

Lecken Sie seine Brust und massieren Sie seine Brustwarzen – sogar ein wenig verspieltes Kneifen, Beißen und Kratzen kann Spaß machen. Ihren nackten Körper auf seinem auszustrecken wird alle möglichen Empfindungen in Ihnen beiden wecken. Nehmen Sie eine Feder und fahren Sie ihm damit den Rücken hinab oder benutzen Sie Ihre Fingernägel, um damit eine zarte Spur über seinen Bauch zu ziehen.

Machen Sie etwas anders

Berührung fühlt sich anders an, wenn sie in einer anderen als der üblichen Umgebung passiert. Gehen Sie gemeinsam unter die Dusche oder in die Badewanne. Warmes Wasser an seinen sensiblen Stellen steigert den Genuss der Massage, die Sie ihm dort angedeihen lassen. Unterschiedliche Einstellungen des Duschkopfes zu benutzen, kann auch sehr erregend sein.

Der männliche Orgasmus

Wie der weibliche ist auch der männliche Orgasmus ein komplexer Vorgang. Wenn ein Mann sexuell erregt ist, wird das Sperma in einen Bereich kurz unterhalb der Prostata befördert und dort bis zur Ejakulation gelagert. Nach der Ejakulation erfolgt die notwendige Erholungsphase. Je älter ein Mann ist, umso länger dauert die Pause, die er zwischen einer Ejakulation und der nächsten Erektion braucht. Mit einem warmen, nassen Waschlappen oder einer Massage kann man eine erneute Erektion jedoch beschleunigen.

Zum Orgasmus kommen
Kommen Männer anders zum Orgasmus als Frauen? Der Wissenschaft zufolge nein: Eine Gruppe von Männern und Frauen wurde gebeten, aufzuschreiben, wie sie einen Orgasmus erleben. Nachdem alle Geschlechtsbezüge aus den Antworten entfernt worden waren, konnten die Forscher nicht unterscheiden, ob die Antwort von einem Mann oder einer Frau stammte. Die Empfindungen eines Mannes während des Orgasmus sind wahrscheinlich Ihren eigenen orgastischen Erfahrungen sehr ähnlich.

Training für den Multi-Orgasmus
Auch für einen Mann ist es möglich, mehrere Orgasmen zu haben. Dazu muss er den Musculus pubococcygeus (PC-Muskel) kontrollieren können. Denn so kann er »trockene« Orgasmen haben, bei denen er zwar das Gefühl eines Orgasmus erlebt, aber keine Ejakulation hat – mit anderen Worten: er kann seine Erektion aufrechterhalten. Männer können diese Muskulatur genau wie Frauen durch Kegel-Übungen stärken.
Der Mann kann ebentalls üben, den Urinstrahl zu unterbrechen und in dieser Art auch während des Tages die Beckenbodenmuskulatur immer mal wieder an- und entspannen. Wenn er sie dann während des Geschlechtsverkehrs einsetzt, wird seine Erektion länger anhalten und sein Orgasmus intensiver sein.

Stopp-und-Start-Sex
Kegel-Übungen sind nicht die einzige Möglichkeit, den männlichen Orgasmus zu verlängern und zu steigern. Männern, die damit zu kämpfen haben, ihre Erektion lange aufrechtzuerhalten oder die zu früh zum Höhepunkt kommen, kann die Stopp-und-Start-Technik helfen, ihr sexuelles Stehvermögen zu verbessern. Ihr Partner sollte diese Technik anwenden, wenn er kurz vor dem Orgasmus ist. Genau an diesem Punkt sollte er unterbrechen, sich zurückziehen und wieder etwas zur Ruhe kommen, ehe er erneut in Sie eindringt.
Wenn die Ejakulation 10 auf einer Skala von 1 bis 10 ist, sollte ein Mann versuchen, bis 4 oder 5 zu kommen und sich dann beruhigen. Wenn er dann erneut kurz vor dem Orgasmus steht, sollte er wieder auf 4 oder 5 auf der Erregungsskala herunterkommen. Wenn diese Praktik von Erregung und Erregungsdämpfung immer wieder geübt wird, kann ein Mann sich

langsam darauf konditionieren, die Erektion länger zu halten und tiefere Orgasmen zu erleben.

Einen Orgasmus intensivieren
Frühere Erfahrungen oder eine getrübte körperliche Selbstwahrnehmung sind der Bereich, wo die emotionale Seite von Sex bei Männern ins Spiel kommt. Sein Selbstbewusstsein bestimmt Ihren Spaß im Bett.

Steigern Sie seine Freude durch Komplimente für seine Technik, und praktizieren Sie Stellungen, die für den Genuss besonders geeignet sind – zum Beispiel die Hundestellung oder die Missionarsstellung, weil die Vagina den Penis dabei ganz von selbst festhält, die Reibung stärker ist und die Orgasmen intensiver. Versuchen Sie, auch die Techniken und die Stellungen zu verändern. Eine Veränderung von Druck und Rhythmus kann den Orgasmus verzögern und infolgedessen verstärken. Und das gibt Ihnen die Zeit, seinen Erregungslevel zu erreichen und genussvoll zum Orgasmus zu kommen.

Etwas für das Wochenende
Sexspielzeuge sind heute leicht zu bekommen. Vielleicht möchten Sie einmal einen sogenannten Cockring ausprobieren. So ein Penisring staut das Blut und kann deshalb die Erektion verstärken sowie den Orgasmus hinauszögern. Er sollte jedoch perfekt sitzen. Ist er zu groß, verrutscht er, ist er zu klein, kann das schmerzhaft und sein Gebrauch gefährlich sein. In früheren Zeiten waren diese Ringe aus Elfenbein, doch für den Anfang leistet einer aus Silikon bessere Dienste, um langsam, aber sicher zum Orgasmus zu kommen.

Ist die Größe wichtig?

Für die meisten Frauen ist es im Vergleich mit allem anderen völlig unwichtig, wie groß der Penis ihres Partners ist. Aber versuchen Sie, ihm das zu sagen. Die Größe ist niemals ein Hinderungsgrund für orgastischen Genuss. Es ist aber wichtig für das Ego eines Mannes, dass seine Ausstattung perfekt ist. Gibt es wirklich Schwierigkeiten mit der Größe, können sie praktisch immer durch Kreativität bei den Stellungen ausgeglichen werden. Wenn überhaupt, kann es ein Problem sein, dass der Penis zu groß ist. Machen Sie sich aber keine Sorgen – die Vagina ist eine tolle Erfindung. Wenn sie sich genügend weiten kann, um ein Kind hindurchzulassen, wird sie auch mit einem extragroßen Penis fertig. Verringern Sie Missgefühle durch Gleitmittel und Vorspiel. Das sorgt auch dafür, dass Sie richtig erregt sind, und die Wahrscheinlichkeit, dass Sie beide zum Orgasmus können, größer ist.

Gemeinsame Orgasmen

Man fragt sich manchmal, ob der gemeinsame Orgasmus nicht ein Mythos ist – der dadurch entstand, dass so manche Frau einen Orgasmus vorgetäuscht hat, um ihren Mann zufriedenzustellen. Ein gleichzeitiger Orgasmus ist zwar häufig nur gespielt, aber durchaus möglich. Vielleicht kommt er bei Ihnen sogar regelmäßig vor, doch schenken Sie dem nicht zu viel Aufmerksamkeit. Freuen Sie sich, wenn es der Fall ist, und schwelgen Sie im Genuss dieses besonderen Vergnügens.

Drücken, um zu beglücken
Für Paare, die der Gedanke eines gemeinsamen Orgasmus fasziniert, ist es wichtig, mit Kegel-Übungen zu beginnen. Die Kontrolle über Ihre Muskulatur hilft, Ihre Orgasmen zu intensivieren, und das Anspannen und Wieder-Loslassen der Beckenbodenmuskulatur kann zusätzlich dazu beitragen, beim Sex in einen gemeinsamen erotischen Rhythmus zu kommen.
Wenn Sie spüren, dass Sie gleich zum Orgasmus kommen, können Sie das durch das Anspannen des PC-Muskels signalisieren. Häufig genügt es schon, voneinander zu wissen, dass Sie kurz vor dem Orgasmus sind, um Sie und Ihren Partner auf den gleichen Erregungslevel zu heben.

Beide beglückende Stellungen
Die besten Stellungen, um gemeinsam zum Orgasmus zu kommen, sind meist diejenigen, bei denen einer oder beide Partner eine Hand frei haben. Entscheidend ist, dass Sie maximal erregt sind – streicheln Sie Ihre Klitoris, während er Sie mit seinem Penis penetriert. Sie dabei zu sehen, wird seine Lust noch steigern. Wenn er eine Hand frei hat, bitten Sie ihn, Ihre Klitoris oder Ihren Damm sanft zu massieren.
Die meisten Stellungen erlauben Ihnen, dasselbe bei ihm zu tun – hinunterzugreifen und sanft an seinen Hoden zu ziehen oder seinen After oder seinen Damm zu massieren. Aber Vorsicht: Er wird dabei nicht lange durchhalten können!
Verwenden Sie ein Sexspielzeug, sofern die Stellung es zulässt. Platzieren Sie zum Beispiel während der Penetration einen kleinen Vibrator auf der Klitoris. Es wird für beide den Genuss erhöhen.

Sex einfach genießen
Das Liebesspiel ist die ultimative Erforschung und Beglückung der Sinne. Das gilt auch für die Erforschung des gemeinsamen Orgasmus. Doch setzen Sie sich dabei nicht unter Erfolgsdruck, das ist ohnehin meist von gegenteiliger Wirkung. Einfach nur die Reise zu genießen, führt meist zu viel intensiverer Befriedigung und einem gesünderen Liebesleben.

Gemeinsame Orgasmen

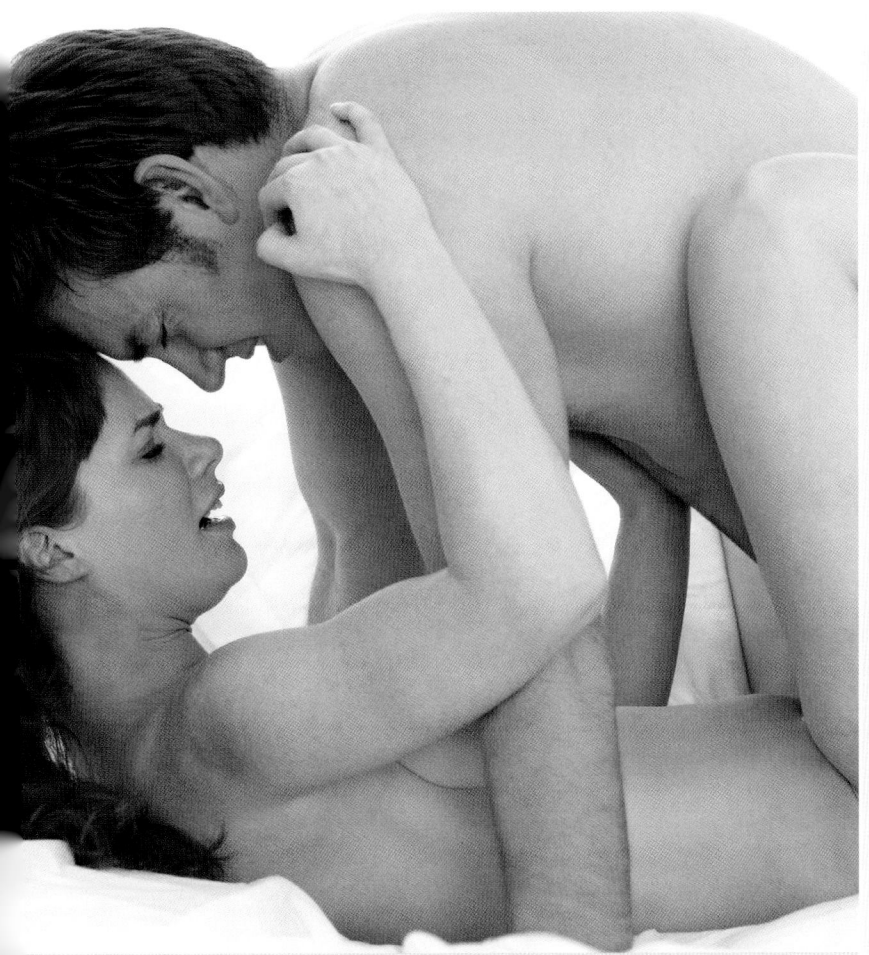

Orgastische Bewegungen
Mit ein paar Tricks kommt man dem gemeinsamen Orgasmus näher. Auch Hilfsmittel sind erlaubt, um Sie in erforderliche Höhen zu heben. Orale Unterstützung kann auch in einem persönlichen Sex-Code bestehen, denn eine schnellere Verständigung führt verlässlicher zum Ziel.

Machen Sie es anders
Durch ein paar Requisiten können Ihre üblichen Stellungen beim Sex auf eine höhere Genussebene gebracht werden. Sexspielzeuge sind dabei nur die sinnfällige Variante, manchmal tut es auch ein gut platzierter Stuhl oder ein paar Kissen, damit Sie abheben. Probieren Sie es mal gegen die Wand gelehnt, auf der Arbeitsfläche in der Küche oder auf der Treppe.

Sex-Code
Setzen Sie Zeichen. Vereinbaren Sie bestimmte Gesten oder Berührungen, um sich gegenseitig zu signalisieren, dass Sie den entscheidenden Punkt erreicht haben: Ziehen Sie sanft am Ohrläppchen, schmiegen Sie sich an ihn, beißen Sie sacht in seinen Nacken oder flüstern Sie ein geheimes Zauberwort.

Orales Vergnügen
Für den gemeinsamen Orgasmus brauchen Sie vielleicht ein Vorspiel der Extraklasse. Wenn Sie oralen Sex mögen, können Sie in der 69er-Stellung Ihre Säfte zum Fließen bringen, ehe Sie zur Penetration übergehen. Widmen Sie seinem Frenulum besonders viel Aufmerksamkeit, während er Ihre Klitoris und Ihren G-Punkt mit der Zunge stimuliert. Wechseln Sie kurz vor dem Höhepunkt in Ihre Lieblingsstellung, um eine besonders erfüllende, gleichzeitige Befriedigung zu erfahren.

Die Liebes-Akte: Zu viel Ehrgeiz im Bett

Man kann es mit dem akrobatischen Ehrgeiz auch übertreiben. Wenn Sie emotional nicht auf einer Wellenlänge sind, missverstehen Sie möglicherweise, was Ihr Liebster im Bett wirklich möchte. Im folgenden Fallbeispiel versuchte eine Frau ihr Alter durch Hochleistungs-Sex zu kompensieren.

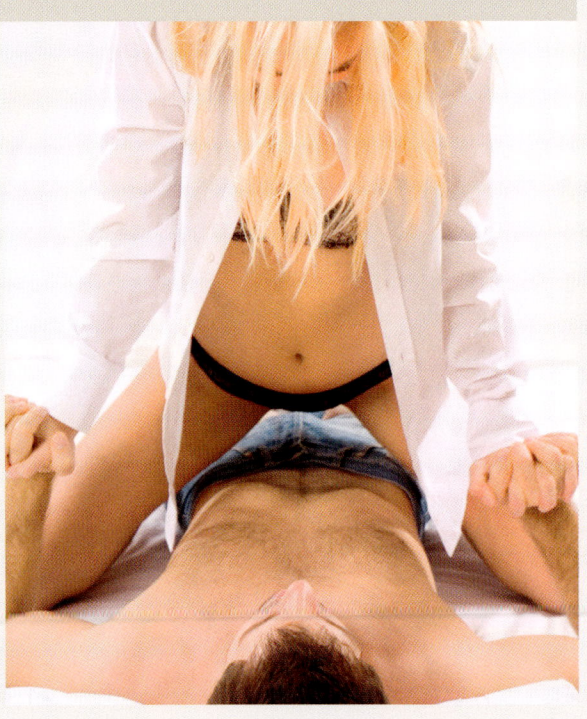

Hintergrund
Nicole ist eine 36-jährige leitende Angestellte und Robert ist 26 Jahre alt und Designer. Sie sind seit einem Jahr ein Paar und ihre Beziehung war bisher größtenteils sehr glücklich.

Das Problem
Nicole warf Robert vor, mit anderen Frauen zu flirten und nicht genügend Zeit mit ihr zu verbringen. Robert war darüber sehr verärgert, weil Nicole seiner Meinung nach grundlos eifersüchtig war. Sie hatten regelmäßig Sex und waren auch sehr experimentierfreudig im Bett, aber Robert beschwerte sich darüber, dass ihr Sexualleben zu viel des Guten sei.

Während einer Einzelsitzung mit Nicole versuchte ich, ihrer Eifersucht auf den Grund zu kommen. Sie sagte, dass sie eigentlich keinen Anlass habe, eifersüchtig zu sein, und dass sie auch noch nicht betrogen worden sei. Normalerweise sei sie auch nicht so, aber seit sie mit Robert zusammen sei, machten ihr die zehn Jahre Altersunterschied zu schaffen. Um diese Gefühle zu kompensieren, bemühte sie sich, ihn sexuell zu beeindrucken. »Ich möchte nur sichergehen, dass er alles, was er braucht, zu Hause hat. Ich weiß, dass ich zu weit gehe – einmal wollte ich ihn sogar dazu bringen, bei einem Dreier mitzumachen, weil ich dachte, das wäre das, was er sich heimlich wünscht.«

Nicole erzählte, wie frustriert sie war. »Ich habe mein ganzes Leben gut im Griff, aber bei Robert entgleitet mir alles.«

Das Einzelgespräch mit Robert war ebenfalls sehr aufschlussreich. Er sagte: »Ich würde Nicole nie betrügen. Ich sage ihr das auch jeden Tag, aber das genügt ihr nicht. Wann immer wir irgendwohin gehen, wirft sie mir vor, ich würde mich nach anderen Frauen umsehen. Dann kommen wir nach Hause, und sie will diesen verrückten Sex. Sogar dann, wenn ich versuche, es sanft und ruhig zu machen, macht sie eine Show daraus.«

Lösungen finden

Um dieses Missverständnis zwischen Robert und Nicole zu lösen, schlug ich ihnen vor, eine Liste mit Beziehungswünschen zu machen.

Ich sprach auch mit Robert und Nicole darüber, wie wichtig es ist, emotional auf eine Wellenlänge zu kommen und unvoreingenommen über Unsicherheiten zu sprechen. Wenn Paare die emotionale Verbindung zueinander verlieren, besteht die Gefahr, dass sie auf Geschlechtsstereotypen zurückgreifen. Im Fall von Nicole war das die Annahme, dass »alle Männer Pornostars lieben und dauernd Sex haben wollen«.

Wie ging es weiter?

Nicole war überrascht und freute sich wahnsinnig, als sie herausfand, dass Roberts Wünsche und Träume ganz einfacher Natur waren, wie »Ich würde gern mit Nicole Camping machen und unter freiem Himmel mit ihr schlafen«.

Robert freute sich, festzustellen, dass auch auf Nicoles Liste einfache, romantische Wünsche standen, etwa »Ich möchte Liebesbriefchen und Rosen kriegen und auf dem Sofa knutschen und knuddeln«.

Nachdem Nicole realisiert hatte, dass verruchter und verdorbener Sex nicht Roberts heimliche Sehnsucht war, entspannte sie sich. So können jetzt beide den Sex viel mehr genießen.

Reden Sie darüber

Benutzen Sie Sex nie dazu, um Unsicherheiten zu überspielen oder Ihren Partner zu kontrollieren. Sprechen Sie lieber in aller Ruhe mit Ihrem Partner über Ihre Gefühle. Fragen Sie sich gegenseitig nach Ihren Wünschen, und hören sie einander gut zu. Missverständnisse sind keine gute Basis.

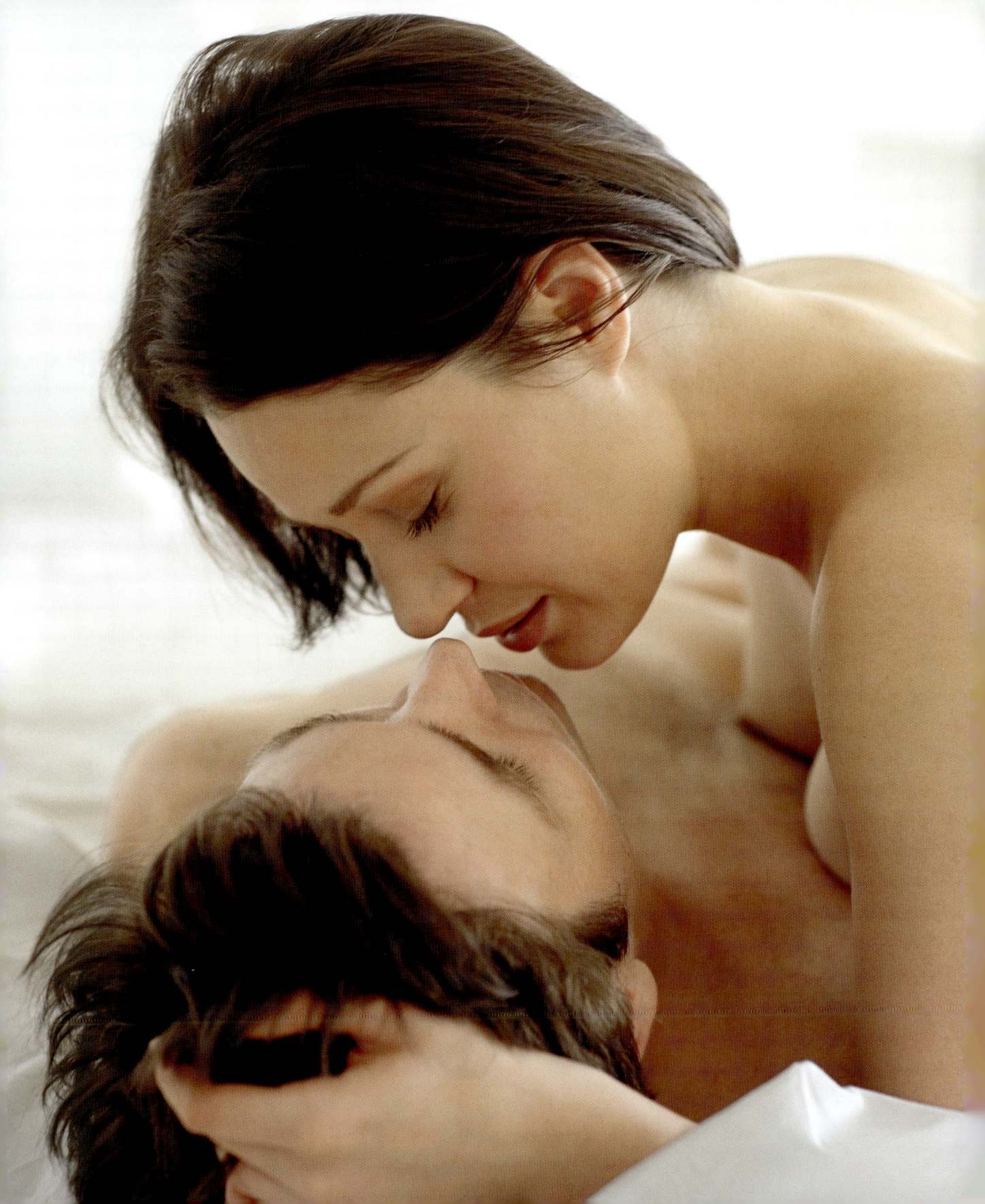

Sex-Basics

Nun ist es an der Zeit, wieder Erotik in Ihr Liebesleben zu bringen. Ihre Beziehung mag innig, leidenschaftlich und voller Sinnlichkeit sein, und doch kann Ihr Sexualleben nicht mithalten. Bauen Sie Ihre erotische Basis auf klassischen Stellungen auf, die Sie beide schon immer reizvoll fanden.

Und bauen Sie sie aus, indem Sie Schlüsselreize oral oder mit der Hand erforschen, um alle Seiten des Partners näher kennenzulernen.

Manueller Sex

Zu heißem Sex muss nicht immer die Penetration gehören – manchmal sind Fingerspiele die erotischste Art, einander den Atem zu rauben. Nur wenige Arten von Sex sind intimer, als einander die Genitalien zu streicheln. Die Kunst des manuellen Sex ist gar nicht so leicht zu beherrschen, weil wir alle unterschiedlich sind und unsere individuellen Vorlieben und Abneigungen haben, wenn es um die Berührung unserer Genitalien geht.

Die Lustpunkte identifizieren

Manueller Sex stellt eine aufregende Bereicherung dar, denn er erlaubt uns, unsere eigene Sinnlichkeit zu entdecken und dann all die Lustpunkte unseres Partners auszumachen. Er eignet sich auch prima für Sex auf die Schnelle, vielleicht sogar zwischen Tür und Angel, bekleidet und im Stehen.

Fingerspiele

Manchmal lässt sich nicht genau sagen, wo erotische Massage aufhört und manueller Sex anfängt, deswegen sollten Sie beim Experimentieren sehr einfühlsam vorgehen. Seien Sie aufmerksam und achten Sie darauf, was der andere mag und was nicht. Wenn Sie es gern hätten, dass er gleichzeitig Ihren Damm und Ihre Klitoris streichelt, sagen Sie ihm das. Wenn Sie an der Reihe sind, setzen Sie reichlich Öl und lange, ruhige Streicheleien ein.

Wann manueller Sex passt

Manueller Sex ist eine sinnvolle Ergänzung oder sogar Kompensation, wenn Ihnen die Penetration aus irgendeinem Grund nicht mehr möglich ist.

Sie ist außerdem gern Gegenstand erotischer Fantasien, etwa wie Teenager auf dem Rücksitz zu fummeln. Oder Ihnen gefällt die Vorstellung, sich unter der Dusche selbst zu befriedigen und von Ihrem Partner dabei heimlich beobachtet zu werden. Wie immer Ihre sexuellen Wünsche aussehen – manueller Sex hilft Ihnen dabei, mit Ihrem Partner auf eine Wellenlänge zu kommen.

Sex vor dem Sex

Jede Frau hat, was manuelle Techniken angeht, ihre eigenen Vorlieben, es gibt jedoch ein paar allgemeine, praktische Richtlinien, die für jedes Paar gelten. Männer sollten darauf achten, dass ihre Nägel kurz geschnitten sind, Sie sollten beide allen Schmuck ablegen, um sich nicht wehzutun. Auch Gleitmittel sind angenehm und allgemein beliebt, gerade wenn Sie nicht schnell feucht werden.

Halten Sie bei Ihren Liebkosungen von Anfang an Augenkontakt, geben Sie positive Rückmeldung und zeigen Sie einander, wie sehr Sie es genießen, berührt zu werden. Diese Art von Kommunikation ist das Beste am manuellen Sex.

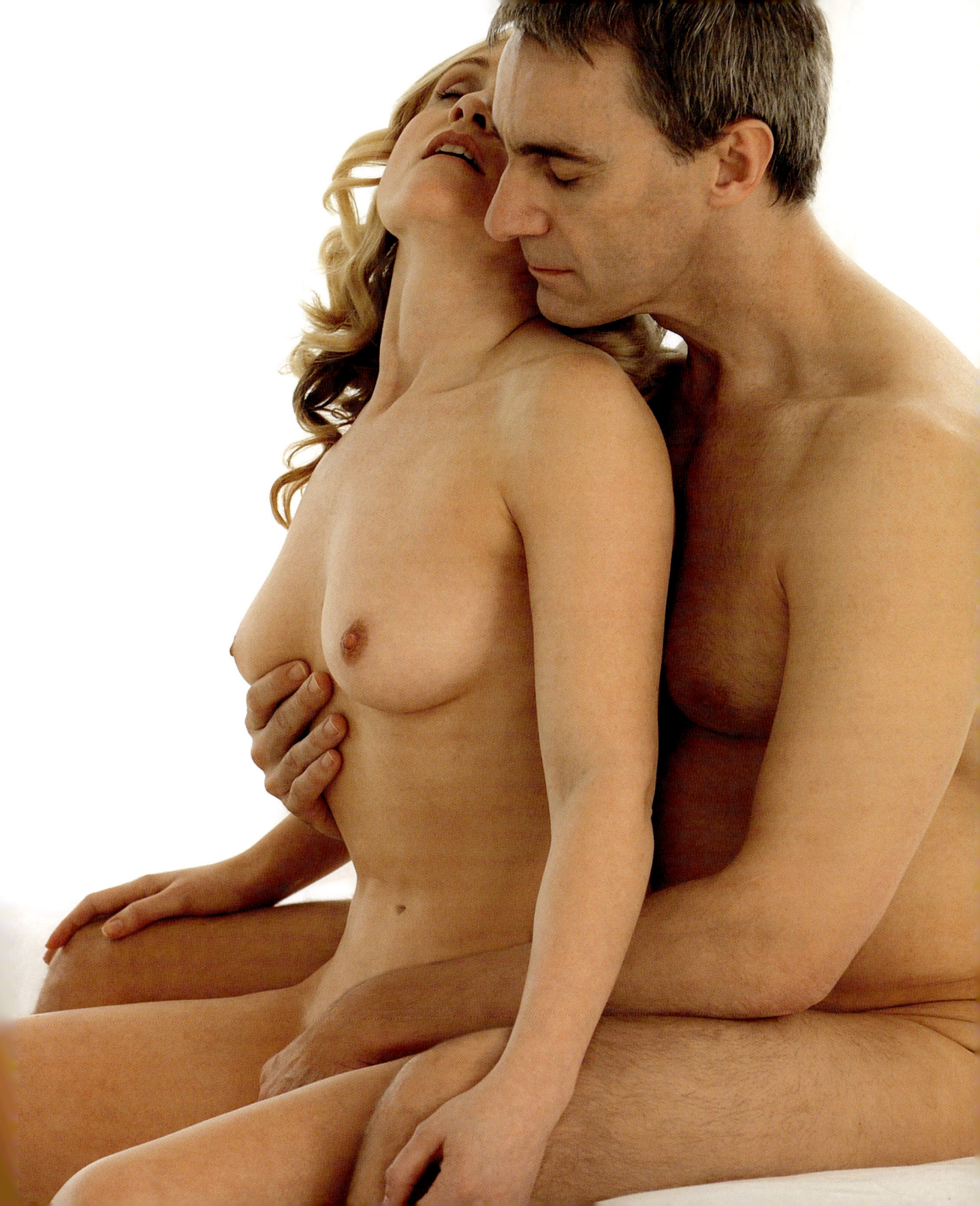

Fingerspiele für sie

Manueller Sex ist für Frauen sehr wichtig und kann zu wirklich orgastischen Erfahrungen führen. Der Grund dafür ist, dass damit die empfindlichen Punkte sehr viel einfacher angesprochen werden können, als das bei einer Penetration möglich ist, und Frauen deswegen leichter zum Orgasmus kommen. Möglicherweise müssen Sie Ihrem Partner aber trotzdem erst zeigen oder sagen, was Sie am liebsten mögen. Machen Sie Ihren Mann zu dem Liebhaber, den Sie sich wünschen.

Ihre empfindlichen Stellen
Frauen haben über den ganzen Körper verteilt erogene Zonen, und es ist höchst angenehm, wenn Ihr Partner möglichst viele davon streichelt – etwa den Nacken, die Schenkel oder die Brüste –, bevor er mit der Intimmassage beginnt. An Ihrer Atmung und daran, dass Sie feucht werden, wird er merken, wann er sich mit Ihrer Klitoris befassen kann.

Die Stimulation der Klitoris
Die indirekte Stimulation dieser erogenen Zone ist meistens am erregendsten, weil sie für direkte Berührungen oft zu empfindlich ist. Verhelfen Sie ihm zur Meisterschaft der indirekten Stimulation. Bringen Sie ihn dazu, dass er Ihre Klitoris durch den Slip hindurch mit dem Finger stimuliert oder mit der ganzen Hand über den Bereich der Vulva streicht. Vielleicht entdecken Sie dabei ganz neue Reize von Spitzenunterwäsche. Erforschen Sie die Besonderheiten verschiedener Materialien.

Die Zwei-Hände-Technik
Um noch intensiveren Genuss zu erleben, bitten Sie ihn doch, beide Hände gleichzeitig zu benutzen. Er kann so nämlich mehrere Lustpunkte auf einmal stimulieren: das Becken und die Schamlippen, den Damm und die Scheidenöffnung, die Klitoris und den G-Punkt – freuen Sie sich auf Wellen orgastischer Wonnen.
    Er wird auch beide Hände brauchen, wenn er gleichzeitig Ihre Analregion erkunden und Ihre Klitoris massieren will. (Wenn er einmal mit der Hand Ihre Analregion berührt hat, sollte er damit nicht mehr in die Nähe Ihres Scheideneingangs oder der Harnröhrenöffnung kommen.) Die gleichzeitige Stimulation von Anus und Klitoris kann für manche Frauen die Überholspur zum Orgasmus sein.

Zeigen Sie ihm, was Sie mögen
Setzen Sie Ihren Körper ein, um ihm zu zeigen, was Sie mögen. Kippen oder bewegen Sie beispielsweise Ihr Becken, um seine Hände an andere Stellen zu leiten. Er wird Ihre Körpersprache instinktiv übersetzen. Sie können ihm auch demonstrieren, welche Art der Stimulation Sie besonders mögen, oder selbst seine Hand führen.

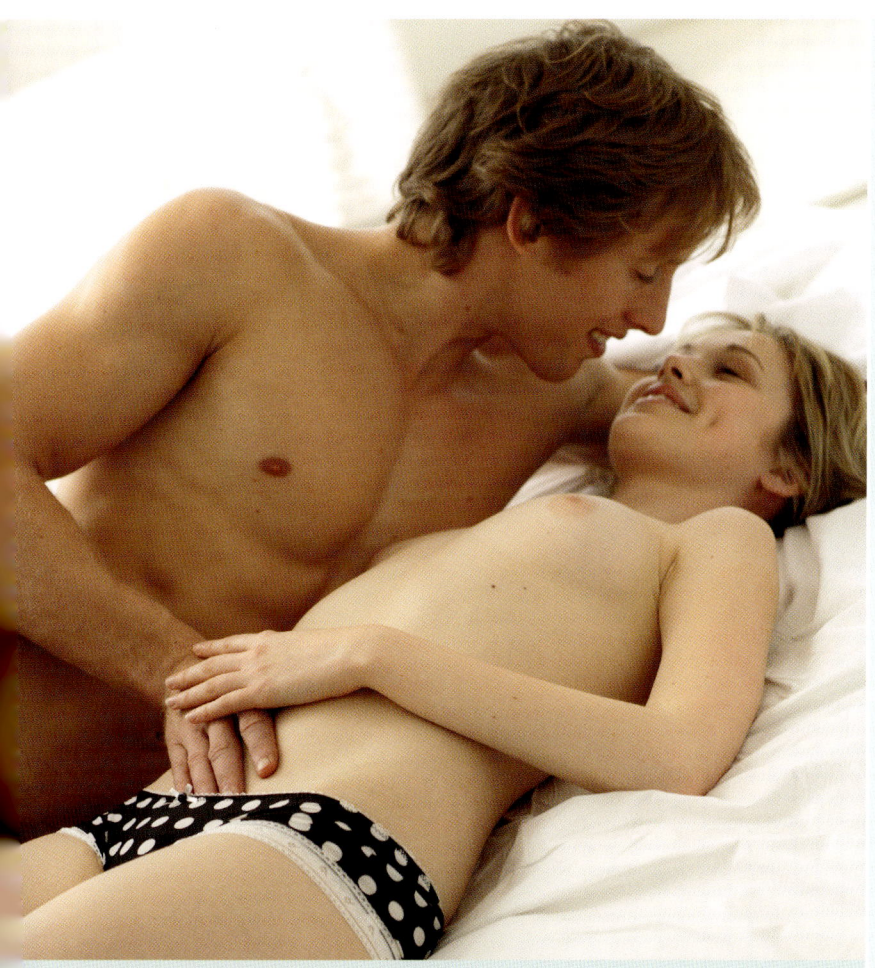

Stimulation der Klitoris

Lassen Sie sich Zeit, bevor Sie damit beginnen. Ihr Partner sollte Ihren Körper verwöhnen, ehe er sich Ihren Genitalien widmet. Lassen Sie ihn die Innenseiten Ihrer Oberschenkel streicheln und Ihre Schamlippen massieren. Sobald Sie feucht werden und sich voll erregt fühlen, führen Sie seine Hand zu Ihrer Klitoris. Mehr als Zeige- oder Mittelfinger braucht er nicht. Bestimmen Sie Druck und Rhythmus der Bewegung.

Die Massage der Vagina

Lassen Sie ihn Ihre Erregung spüren, führen Sie seine Hand zwischen Ihre Schenkel und lassen Sie Ihn Ihre Feuchtigkeit entdecken; es wird ihm ein Genuss sein. Während die Finger der einen Hand in Ihnen versinken, führen Sie seine andere Hand an Ihre Klitoris. Finden Sie heraus, was Sie am liebsten mögen – kreisende Bewegungen in der einen oder anderen Richtung, oder lieber vor und zurück.

Heiß werden

Geben Sie Ihrem Liebsten Nachhilfeunterricht in Sachen erogene Zonen. Nach ein oder zwei heißen Küssen zur Aufwärmung erlauben Sie ihm nur, die Hände zu benutzen. Führen Sie seine Hand zwischen Ihre Beine und lassen ihn Klitoris, Vagina und – für Fortgeschrittene – den G-Punkt erkunden. Hilfestellungen für Ortsunkundige finden Sie rechts.

Der G-Punkt

Erhöhen Sie den Lustfaktor um den G-Punkt. Demonstrieren Sie ihm in einer kleinen erotischen Showeinlage, wie er der G-Punkt finden und stimulieren kann: Spreizen Sie Ihre Schenkel und locken Sie Ihren Liebhaber mit einer einladenden Bewegung des Zeigefingers, führen Sie den Finger mit derselben Bewegung dann in die Scheide ein, um ihm so den Weg zum G-Punkt zu weisen. Hat er ihn dann selbst gefunden, bitten Sie ihn, dort leichten Druck auszuüben und gleichzeitig Ihre Klitoris zu massieren. Sensationelle Orgasmen erwarten Sie.

Handspiele für ihn

Es mag ein bisschen einschüchternd sein, bei einem Mann Hand anzulegen – schließlich sind die meisten Männer selbst Experten auf dem Gebiet der Selbststimulation. Natürlich stimmt es, dass Männer in der Regel in dieser Beziehung wahre Profis sind, das heißt aber noch lange nicht, dass Ihr Partner eine helfende Hand nicht zu schätzen wüsste. Das erlaubt ihm nämlich nicht nur, sich zurückzulehnen und einfach nur zu genießen, es bedeutet auch, dass er Sie dabei beobachten kann – was zusätzlich erotisch ist.

In Gang kommen
Wenn Ihnen die nötigen Handgriffe fehlen, um Ihren Mann sexuell in Gang zu bekommen, ist es an der Zeit, die richtige Handwerkskunst zu lernen. Das A und O sind wie und wo: Beginnen wir mit den erogenen Zonen.

Verwöhnprogramm
Auf den richtigen Zeitpunkt kommt es an. Gut geeignet ist der Moment, wenn Sie neben ihm auf dem Sofa sitzen. Umso besser, wenn gerade nichts im Fernsehen kommt. Dann können Sie sich zum Beispiel kokett an seinem Hosenschlitz zu schaffen machen. Lächeln Sie ihn an und schauen Sie ihm tief in die Augen. Er wird mit Spannung beobachten, was Sie wohl vorhaben. Sehr einladend ist es auch, wenn er ohnehin schon entspannt auf dem Bett liegt. Nutzen Sie die Gunst der Stunde und sorgen Sie dafür, dass er vollständig entspannt. Viel Vergnügen!

Seine heißen Punkte anheizen
Wenn Männer selbst Hand anlegen, machen sie es am liebsten kurz und bündig. Sie können ihm eine echte Alternative bieten, indem Sie die Dinge langsam angehen lassen und die Erregung allmählich aufbauen. Streicheln Sie seinen Bauch und die Innenseiten seiner Schenkel, nähern Sie sich aufreizend seinem Penis, jedoch zunächst ohne ihn zu berühren. Das wird ihm ziemlich einheizen.

Mit etwas Druck auf das Frenulum (der weichen Falte unterhalb der Eichel) kann man ihn noch mehr in Fahrt bringen. Die Öffnung oben auf der Eichel ist hochempfindlich – er wird es lieben, wenn Sie mit dem Daumen sanft darüberstreichen.

Anale Massage
Um Ihr Repertoire manueller Techniken zu erweitern, sollten Sie die Analregion mit einbeziehen (fragen Sie aber erst – nicht alle Männer mögen es). Wenn es für Ihren Liebsten neu ist, in der Analregion berührt zu werden, gehen Sie sanft und vorsichtig vor. Wenn Sie sich beide damit wohlfühlen, können Sie auch mit der einen Hand seinen Penis massieren und einen Finger der anderen Hand in den After einführen, um von dort seine Prostata zu stimulieren. Die Auswirkung ist sensationell.

Handspiele für ihn 135

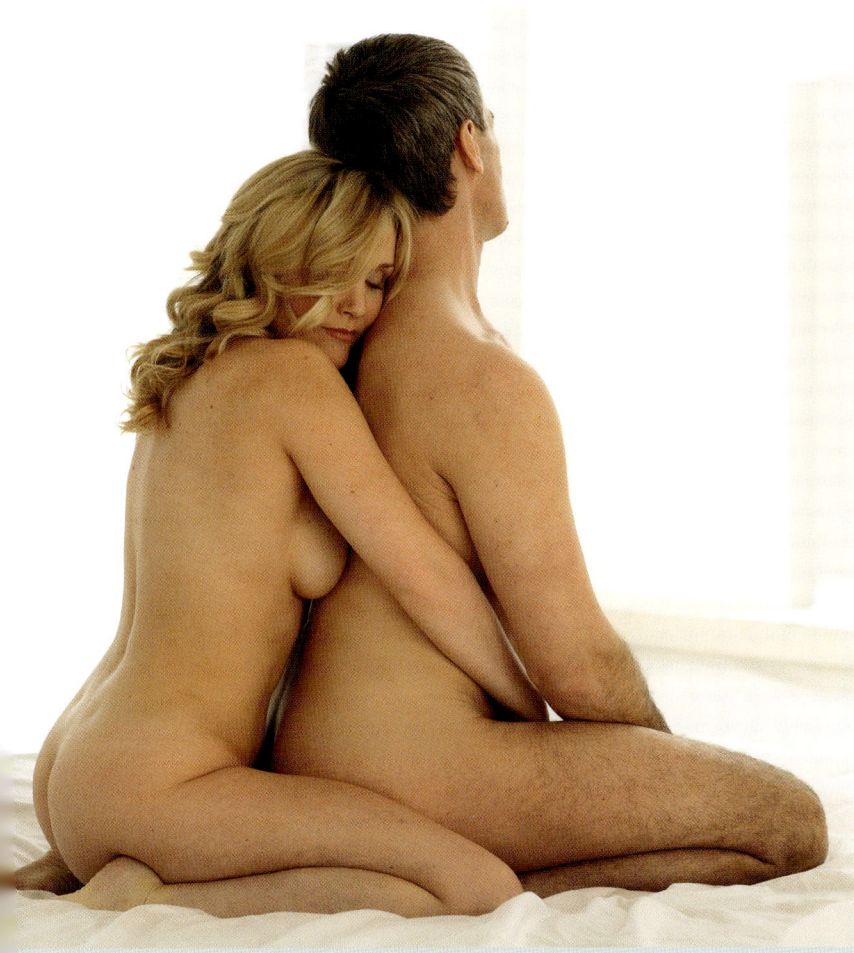

Für seine Lust

Wenn Sie in Bezug auf manuell erzeugte Freuden noch Jungfrau sind, ist es nützlich, sich nach und nach die ganze Bandbreite möglicher Massagetechniken anzueignen. Suchen Sie sich für den Anfang eine der drei beschriebenen aus und üben Sie! Rhythmus und Gleitmittel sind dabei die Garanten des Genusses.

Ausprobiert und für gut befunden

Sehr beliebt ist diese Technik: Legen Sie eine Hand an seine Peniswurzel. Gleiten Sie nun mit der Hand den Penisschaft hoch und massieren Sie dabei mit dem Daumen eine Seite des Penis. Wenn Sie oben angekommen sind, nehmen Sie schnell die andere Hand und massieren damit den Schaft nach oben. Setzen Sie das solange fort, bis ... na ja, Sie wissen schon.

Drehen

Führen Sie Ihre Hand den gesamten Penis auf und ab. Gleiten Sie sanft hinauf und hinunter, so, wie Sie es normalerweise tun, fügen dann aber gelegentlich eine Drehung hinzu, und zwar wenn Sie mit der Hand oben auf der Eichel angekommen sind. Achten Sie darauf, nicht zu heftig vorzugehen – stellen Sie sich einfach vor, Sie würden langsam einen Türknauf drehen. Lassen Sie dabei Ihre Finger über sein Frenulum gleiten.

Alle Mann an Deck

Packen Sie mit beiden Händen den Penis Ihres Partners, als würden Sie einen Schaltknüppel umfassen. Verschränken Sie die Finger miteinander – der Griff sollte angenehm, aber nicht zu locker sein. Drehen Sie mit der einen Hand sanft zur rechten Seite, mit der anderen zur linken. Bewegen Sie beide Hände leicht auf und ab und massieren Sie dabei den Penis. Arbeiten Sie sich zur Analregion vor und massieren Sie mit dem Zeigefinger sanft seinen Damm, während Sie zugleich seine Hoden in die Hand nehmen.

Oraler Sex

Oraler Sex ist für ein Paar ein intimer Akt des Vertrauens und der Hingabe. Das Küssen, Lecken, Lutschen und Liebkosen ist für beide Beteiligten höchst erregend und lustvoll. Oraler Sex hat zu allen Zeiten eine wichtige Rolle gespielt, viele historische Texte und bildliche Darstellungen zeugen davon. Unsere Körperflüssigkeiten gelten traditionell als Speicher der Vitalenergie, und die Tatsache, dass Orgasmen uns guttun, bedeutet, dass oraler Sex für uns rundum gesund ist.

Die Vorteile von oralem Sex

Den Genitalien des Geliebten sehr nahe zu kommen, bringt Sie auch seiner Sexualität sehr nahe. Das ist nicht nur hoch sinnlich, sondern auch eine zutiefst erregende Erfahrung für Sie beide. Sie baut auf den Vorzügen manueller Techniken auf, weil Sie Ihnen erlaubt, Druck und Bewegung sehr zielgerichtet einzusetzen, Ihnen aber zugleich einen noch intimeren Kontakt miteinander ermöglicht.

Männer brauchen normalerweise nicht zu oralem Sex überredet werden. Obwohl oraler Sex auf unübertroffene Weise Lust verschafft, steht er bei vielen Frauen weit unten auf der Liste ihrer sexuellen Vorlieben. Sehen Sie es, falls Sie selbst Vorbehalte haben, als Gelegenheit, mehr über die Vorlieben Ihres Partners zu erfahren. Haben Sie Mut, schalten Sie das Licht aus und lassen Sie sich freimütig darauf ein. Sie brauchen seinen Penis nicht à la »Deep throat« zu verschlingen, denn die Eichel des Penis ist am empfindlichsten.

Techniken zum Ausprobieren

Ob Sie nun die Gebende oder die Empfangende sind: Um den Genuss maximal zu steigern, ist es höchst wichtig, dass Sie eine Stellung finden, die für Sie beide angenehm ist. Wenn Sie empfangen, seien Sie offen für die Empfindungen, die Ihr Partner Ihnen mit Küssen, Lecken und Saugen Ihrer Schamlippen, der Klitoris und der Vagina bereitet. Sagen Sie ihm, wenn es besonders schön ist, und leiten Sie ihn sanft, wenn seine Stimulation zu intensiv wird.

Wenn Sie oralen Sex geben, nehmen Sie sich die Zeit, seinen Penis zu lutschen und seinen Damm und seine Hoden zu lecken. Variieren Sie Druck und Geschwindigkeit. Wenn Sie müde werden, können Sie ihn zwischenzeitlich mit der Hand weiter stimulieren. Achten Sie auf seine Reaktionen, um herauszufinden, was er wirklich gern mag.

Sex der süßen Art

Durch das was Sie zu sich nehmen, können Sie selbst geschmacklich noch unwiderstehlicher werden. Mit Lebensmitteln wie Kiwi, Sellerie und Ananas wird Ihr Sekret süßer.

Lebensmittel können auch erotisches Beiwerk beim oralen Sex sein. Schlecken Sie doch mal Schokolade oder Vanillesoße von seinem besten Stück. Wenn Sie sich wegen der Hygiene Sorgen machen, versuchen Sie es mit oralem Sex unter der Dusche, dann sind Sie beide schön frisch.

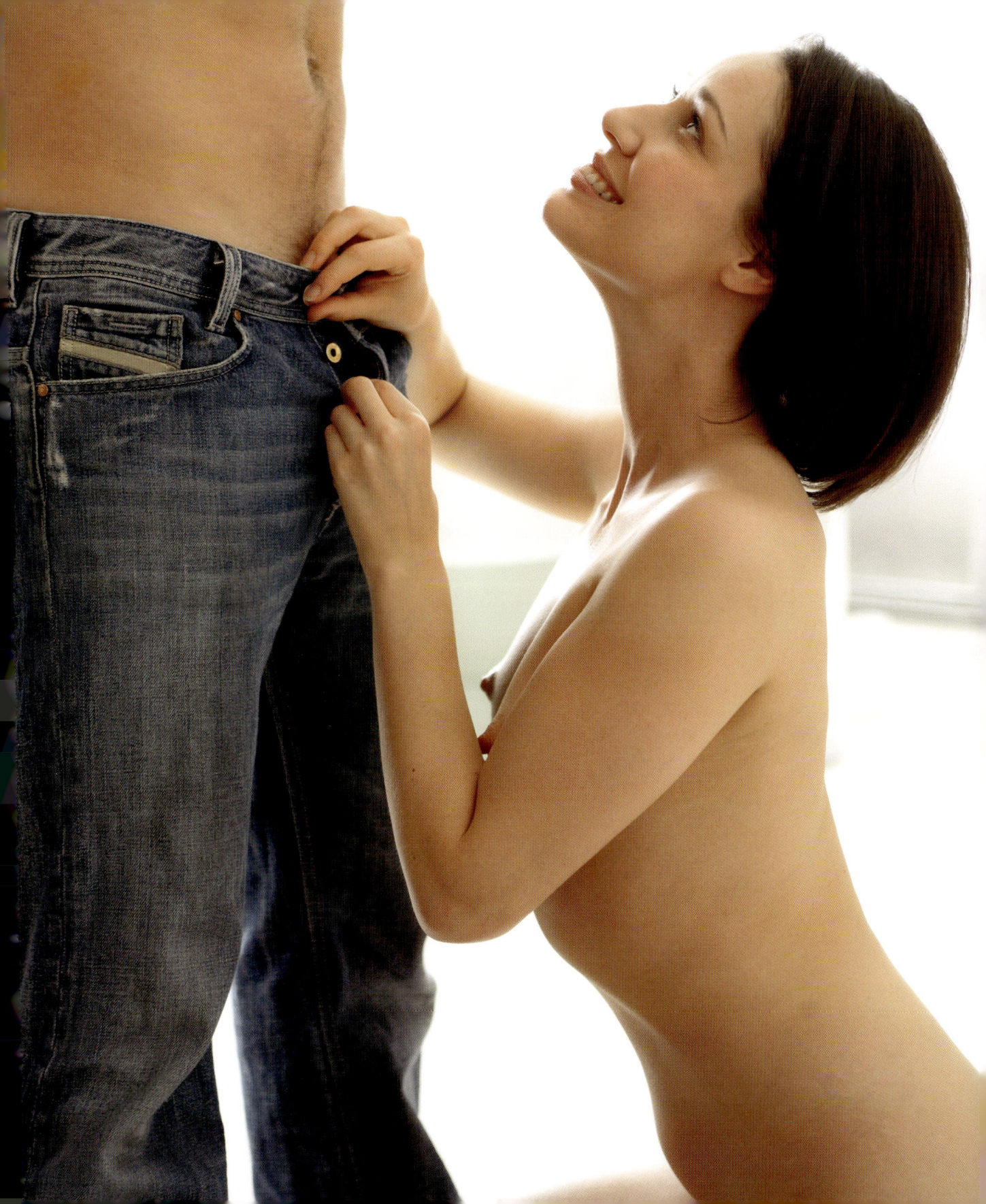

Cunnilingus

Cunnilingus ist eine Freude für beide. Lehnen Sie sich zurück und genießen Sie. Vielleicht sehen Sie sich eher als Lustspenderin und empfinden es als egoistisch, sich einfach nur verwöhnen zu lassen. Sie mögen diese Art von sogenanntem Egoismus als Herausforderung empfinden – es lohnt sich, sie anzunehmen! Sehen Sie den Cunnilingus als eine Gelegenheit, sich ganz auf sich zu konzentrieren. Es wird außerdem das Vertrauen zu Ihrem Partner stärken und die Intensität Ihrer Beziehung erhöhen.

Entspannen und sich akzeptieren

Sich in seinem Körper wohlzufühlen und mit seiner Sexualität im Einklang zu sein ist Grundvoraussetzung, um oralen Sex genießen zu können. Wenn oraler Sex bisher nicht zu Ihrem Repertoire gehörte, haben Sie Ihrem Partner vielleicht bewusst oder unbewusst signalisiert, dass Sie das nicht mögen. Vielleicht weil Sie unsicher sind, was Aussehen und Geruch Ihrer Genitalien betrifft. Was auch immer der Grund dafür ist: Tatsache ist, dass Sie beide etwas verpassen, wenn Sie es nicht ausprobieren. Und glauben Sie nicht, Duschgel sei geschmacklich angenehmer als Sie selbst, frisch geduscht zu sein ist also nicht nur von Vorteil. Erinnern Sie sich daran, dass Körpergeruch ein natürliches Aphrodisiakum sein kann.

Bevor Sie anfangen

Intimitäten wie Cunnilingus wirklich genießen zu können, setzt meist voraus, in der richtigen Stimmung dafür zu sein – wenn Sie sich angespannt fühlen oder den Tag noch nicht hinter sich gelassen haben, sind Sie nicht wirklich bereit, sich auf diese Erfahrung einzulassen. Tun Sie, was immer Sie brauchen, um in eine entspannte und erotische Stimmung zu kommen – lesen Sie eine erotische Geschichte oder flirten Sie mit Ihrem Liebsten. Vielleicht hilft es Ihnen auch, entspannende Atemübungen zu machen.

Position einnehmen

Beginnen Sie in einer Position, in der Sie am besten stimuliert werden und bei der Ihr Partner am wenigsten Probleme mit dem Nacken bekommt. Legen Sie sich zum Beispiel im Bett auf den Rücken, während Ihr Liebster zwischen Ihren Beinen kniet. Stopfen Sie sich ein paar Kissen unter Ihren Po, damit Ihre Genitalien gut zu erreichen sind. Sie können es auch im Stehen probieren, während Ihr Liebster Ihnen zu Füßen sitzt. Oder Sie setzen sich auf eine Ecke Ihres Bettes, eines Stuhls oder des Sofas und lassen Ihren Partner vor sich knien.

Den Lustpunkt treffen

Geben Sie körpersprachlich reichlich Bestätigung, wenn Ihr Partner die richtige Stelle erwischt; heben Sie das Becken oder kreisen Sie mit den Hüften. Und haben Sie keine Scheu vor Ihrer eigenen Stimme – Ihre Seufzer, Ihr Keuchen und Ihr Stöhnen sind für Ihren Liebsten eine wunderbare Belohnung dafür, am Ball zu bleiben.

Cunnilingus

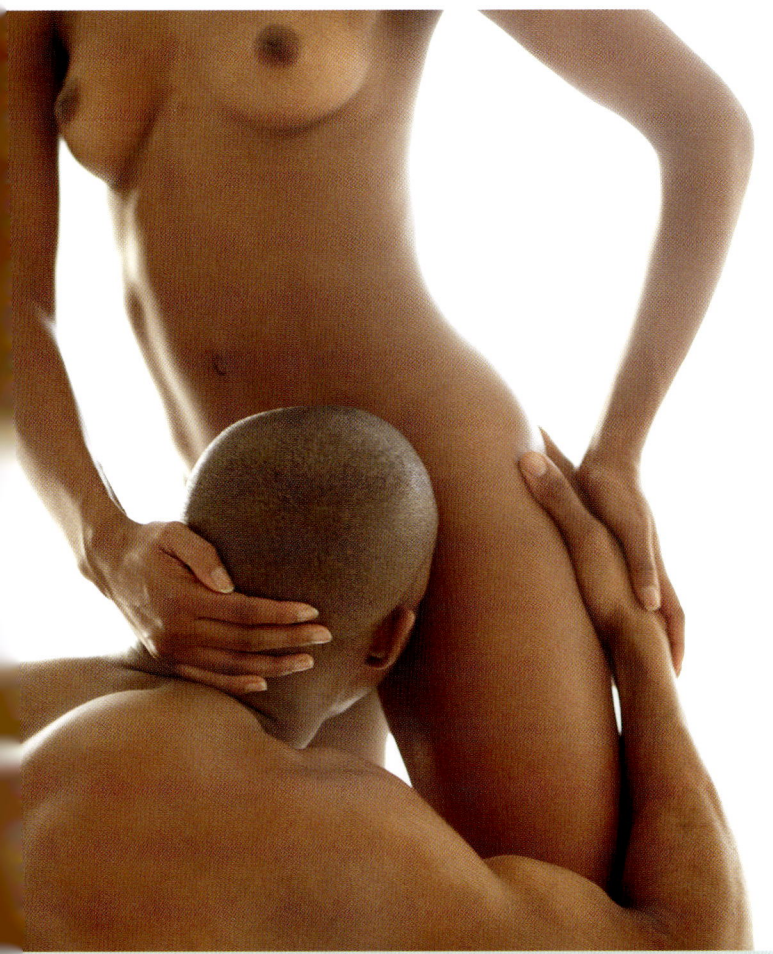

Orale Lust

Legen Sie sich zurück, entspannen Sie, und öffnen Sie den intimsten Teil Ihres Körpers für die köstliche Erfahrung besonderer Liebkosung. Die folgenden Techniken werden Ihren Liebsten zum wahren Freudenspender machen.

Lassen Sie sich Zeit

Bitten Sie Ihren Partner, behutsam zu beginnen und zunächst schmeichelnd die Innenseiten Ihrer Oberschenkel und den Bauch zu küssen. Lassen Sie ihn im Wechsel Ihre Genitalien stimulieren und Ihre Brüste streicheln – das steigert Ihre Erregung und Sie werden Lust auf mehr bekommen. Lassen Sie ihn Ihre Genitalien küssen und sanft um Ihre Schamlippen und die Vagina lecken. Wenn Sie merken, dass Sie nass werden, bitten Sie ihn, Ihre Schamlippen mit den Fingern zu öffnen. Lassen Sie ihn mit seiner Zunge Ihre Klitoris umspielen und mit dem Finger den G-Punkt stimulieren. Auch mit dem Damm darf er sich gern befassen.

Die Geschwindigkeit ändern

Bitten Sie Ihren Partner, Tempo und Druck zu variieren. Auch Einfallsreichtum ist gefragt. Manche Männer mögen es, ihre Zunge in Achterbahnen zu bewegen, andere finden das Buchstabieren mit der Zunge genauso interessant. Finden Sie heraus, welche Bewegungen Sie beide am meisten mögen, und lassen Sie sich dann ein bisschen von ihm kitzeln, bevor er Ihnen den Rest gibt.

Der Freudenspender

Bringen Sie Ihren Liebsten dazu, seine Lippen um Ihre Klitoris zu schließen und einen Sog auf den ganzen Bereich auszuüben. Lassen Sie ihn auch die Zunge benutzen. Die unterschiedlichen Empfindungen beim Saugen und Lecken werden Ihnen intensive Lustgefühle bereiten und Sie in die richtige Stimmung für weitere Spielereien versetzen.

Fellatio

Männer lieben oralen Sex. Ihre Zunge und Ihre warmen, feuchten Lippen an seinen intimsten Stellen zu spüren, kann ihn schon völlig wild machen. Trotzdem bleibt oraler Sex für den Mann bei den meisten Paaren im Laufe der Jahre auf der Strecke und ist bestenfalls besonderen Gelegenheiten vorbehalten. Und das nicht, weil die Frauen der Ansicht sind, dass sie irgendwann aus dem Alter raus seien. Aber wenn normalerweise nicht mal genug Zeit für einen Quickie bleibt, ist oraler Sex schon purer Luxus.

Vertraut oral

Oraler Sex bleibt gern besonderen Gelegenheiten vorbehalten, dabei sorgt er bestens dafür, dass Ihre Beziehung prickelnd und frisch bleibt. Ihren Mann oral zu befriedigen zeugt von Liebe, gegenseitigem Vertrauen und Ihrer Verführungskunst und stellt dadurch eine sehr intime Bindung zwischen Ihnen her. Fellatio vermittelt Ihrem Mann, dass Sie ihn heiß und seine Genitalien sexy finden – das stärkt sein Selbstvertrauen. Es geht das Gerücht, dass Männer Fellatio sogar besser finden als »normalen« Sex.

Machen Sie sich keine Gedanken wegen der richtigen Technik, es ist wirklich leicht, Ihrem Mann einen zu blasen. Eigentlich können Sie nämlich gar nichts falsch machen, denn Männer sind verrückt nach oralem Sex. Bestimmt würde Ihnen daher jeder versichern, dass es von vorneherein gar keinen schlechten Oralsex geben kann. Sie brauchen auch keine Hilfsmittel, nicht mal ausziehen müssen Sie sich. Deshalb ist die Fellatio sogar ideal für einen Quickie.

Gern geben

Die innere Einstellung, mit der Sie Fellatio praktizieren, ist ebenso wichtig wie die Technik, die Sie einsetzen – sogar wichtiger. Wenn Sie Fellatio widerwillig oder halbherzig betreiben, ist es für beide kein Genuss. Warten Sie also nicht erst auf seine Aufforderung, werden Sie aktiv und öffnen Sie mit eindeutigen Absichten seinen Gürtel. Und dann nur keine Hemmungen mehr! Wenn Sie Vorbehalte haben, weil Sie glauben, Fellatio sei »schmutzig«, konzentrieren Sie sich auf die Lust, Ihrem Partner so viel Genuss verschaffen zu können.

Machen Sie es sich gemütlich

Fellatio ist in vielen Stellungen möglich, finden Sie heraus, welche für Sie die bequemste ist. Die klassische Position ist die, bei der Ihr Partner auf dem Bett liegt und Sie über ihn gebeugt knien und ihn befriedigen. Vielleicht finden Sie es aber auch bequemer, auf einem Kissen zwischen den Beinen Ihres Partners zu knien, während er auf der Ecke von einem Stuhl, dem Bett oder dem Sofa sitzt. Alle diese Stellungen erlauben Ihnen, die Sache zu kontrollieren. Wenn Sie etwas forscher sind, machen Sie es ihm im Stehen, während Sie vor ihm knien. In dieser Position hat er mehr Bewegungsfreiheit und könnte Ihnen vielleicht einen unerwarteten Stoß geben. Sie ist also eher etwas für Fortgeschrittene mit Erfahrung.

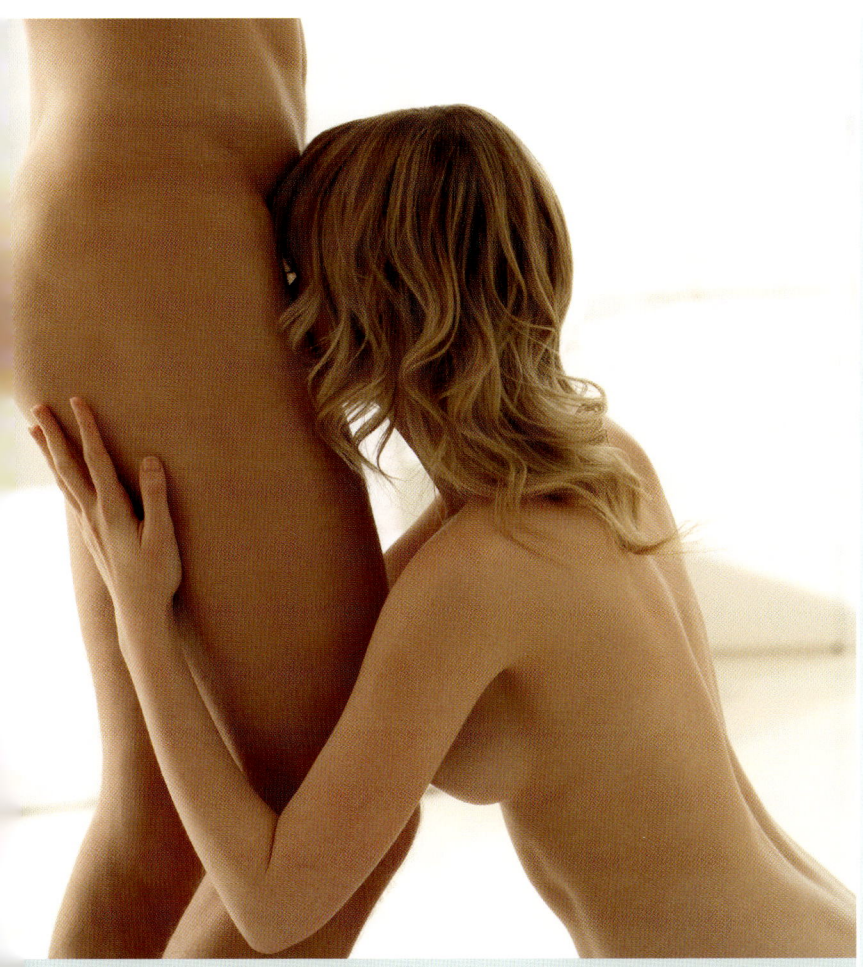

Orale Wonnen

Die grundlegenden Bewegungen beim oralen Sex sind einfach, und nur wenige Empfindungen kommen der gleich, wenn Ihre Lippen seinen Penisschaft hinuntergleiten. Wenn Sie aber Ihre Bewegungen variieren wollen, probieren Sie diese drei Vorschläge aus. Eine zusätzliche helfende Hand ist vielleicht genau das, was er braucht, um zu kommen.

Das große »O«

Platzieren Sie Ihre Hand in Form eines »O« vor Ihrem Mund. Nehmen Sie seinen Penis in den Mund, während Sie Ihre Hand weiterhin vor Ihren Lippen haben. Während Sie den Penisschaft auf und ab gleiten, nutzen Sie Ihre Hand, um Druck auf den Penis auszuüben. Sie können auch versuchen, Ihre Hand vorsichtig zu drehen und dabei weiterhin mit den Lippen auf und ab zu gleiten. Das Ergebnis haut ihn garantiert um.

Feuer und Eis

Wenn Sie aus Fellatio eine Show machen wollen, machen Sie das Licht an und packen Sie Ihren roten Lippenstift aus. Sollte ihm danach noch nicht heiß genug sein, nehmen Sie einen Schluck warmes Wasser oder Tee, um ihm einzuheizen. Lutschen Sie dann einen starken Pfefferminzbonbon, bevor Sie damit beginnen, seinen Penis zu lutschen. Zu sehen, wie sein Penis zwischen Ihren heißen, roten Lippen vor und zurück gleitet, wird ihm äußerste orgastischen Erfahrungen bereiten.

Gute Vibrationen

Versuchen Sie, zu summen, während Sie ihn oral befriedigen. Die Schwingungen, die so entstehen, erzeugen wundervolle Vibrationen im Penis Ihres Liebsten – eine witzige Variante, mit der Sie Ihre üblichen oralen Praktiken aufpeppen können. Sie müssen nicht die ganze Zeit denselben Ton summen – variieren Sie einfach verschieden Tonhöhen und -längen, während Sie seinen Penis im Mund haben. Er kann diese Technik auch bei Ihnen ausprobieren.

Die Liebes-Akte: Blockaden lösen

Sexuelle Blockaden können uns daran hindern, sexuelle Lust frei zu geben und zu empfangen. Wenn Sie bei Nacktheit oder Sex in bestimmten Stellungen Hemmungen haben, wird Ihr Sexualleben eintönig und eingefahren sein. Hier das Beispiel einer Frau, die erfolgreich ihre tief sitzende Abneigung gegen oralen Sex überwand.

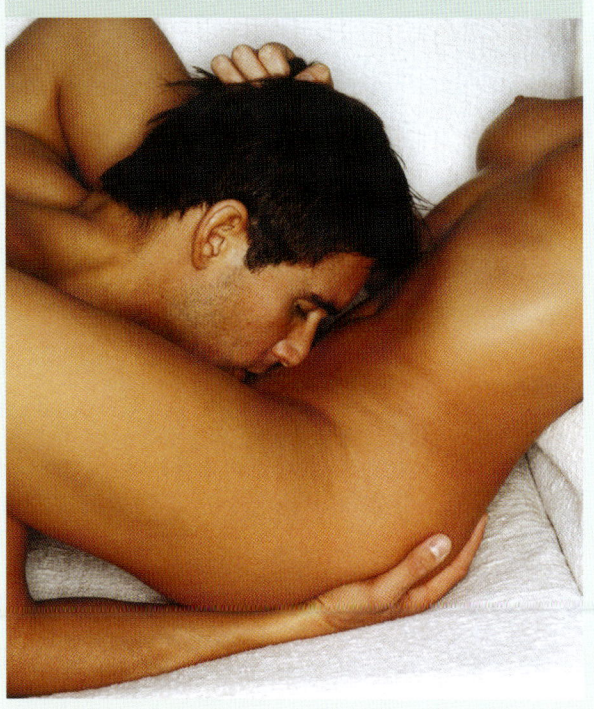

Hintergrund
Als Mark, 28, Jasmine, 25, einen Antrag machte, waren sie bereits seit 10 Monaten glücklich liiert. Sie freuen sich auf ihre Hochzeit, und ihre Beziehung ist eng, liebevoll und verbindlich.

Das Problem
Mark machte ein Aspekt ihres Liebeslebens Schwierigkeiten – sie mochte keinen oralen Sex. Sie ließ sich zwar darauf ein, wenn Mark sie darum bat, ihn zu befriedigen, aber sie ließ nie zu, dass er sie oral befriedigte. Mark machte nicht nur der fehlende Genuss zu schaffen, sondern der Mangel an Vertrauen und Intimität.

Jasmine sagte, dass ihr oraler Sex einfach nicht gefiele: »Es ist eine Frage der Vorlieben, so, wie lieber Schokoladeneis als Vanilleeis zu mögen.«

Lösungen finden
Ohne sie unter Druck zu setzen, fragte ich sie, was ihr daran denn nicht gefiele: »Alles. Der Geruch, der Geschmack ... ich mag niemanden da unten so nah an mich ranlassen und umgekehrt mag ich es auch nicht. Oraler Sex gibt mir das Gefühl, schmutzig zu sein.«

Nachdem ich Jasmine versichert hatte, dass diese Gefühle normal seien, sprachen wir über Jasmines Pubertät. Obwohl sie in einer streng religiösen Familie aufgewachsen war, war Jasmine, wie sie sagte, als Teenager ein »böses« Mädchen. Sie hatte mit 13 zum ersten Mal Sex und stand im Ruf, es mit vielen Jungs zu treiben.

Während des Studiums setzte sie alles daran, ein »gutes Mädchen« zu werden, und war ihrer Meinung nach auch erfolgreich dabei. Trotzdem hatte sie Schuldgefühle wegen der Vergangenheit und versuchte allem »Schmutzigen« aus dem Weg zu gehen. Jasmine gestand auch, dass sie sich wegen ihrer Genitalien schämte, von denen sie immer nur von »da unten« sprach. Ich bat sie, eine Liste mit allem zu schreiben, was sie am Sex mit Mark mochte. Wir sprachen auch über die Prägung durch ihr Elternhaus und die daraus resultierenden Schuld- und Schamgefühle. »Ich dachte, nette Mädchen haben keinen Sex«, gab sie zu. Diese Auffassung wollte sie jedoch hinter sich lassen.

Jasmine bekam die Hausaufgabe, sich mit der Anatomie ihrer Genitalien zu befassen und sie dafür auch im Spiegel zu betrachten.

Mark gab ich den Rat, das Thema oraler Sex zunächst einmal außen vor zu lassen. Anstatt es jedes Mal wenn sie intim miteinander waren, wieder zum Thema zu machen, riet ich ihm, Jasmine die Führung zu übergeben. Damit wurde sichergestellt, dass es nur dann zu oralem Sex kam, wenn beide es wollten. Ich war sicher, dass Jasmines Hemmungen sich so von selbst verlieren würden.

Ich bat Mark auch, Jasmine Schmeichelhaftes über ihre Genitalien zu sagen, außerdem sollte er ihre sexuellen Praktiken loben, um ihr Selbstvertrauen zu stärken.

Wie ging es weiter?

Innerhalb weniger Monate wurde Jasmine experimentierfreudiger und zugänglicher für oralen Sex, obwohl es noch immer nicht ihre Lieblingspraktik ist. Mark ist zufriedener mit ihrem Sexualleben. Er mag es, wenn Jasmine die Führung übernimmt, weil er sieht, dass sie dann viel abenteuerlustiger wird.

Kompromisse machen

Sprechen Sie kein Verbot für eine bestimmte Technik oder Position aus. Versuchen Sie lieber, mit Ihrem Partner eine Kompromisslösung zu finden. Hemmungen fallen erst dann, wenn Sie beide daran arbeiten. Daran kann auch Ihre Beziehung wachsen – ob im Bett oder außerhalb.

Stellungen: Gutes und Bewährtes

Einige der besten Stellungen sind die, die auch am häufigsten praktiziert werden. Sie sind bequem und befriedigend für beide Partner und für die meisten Paare auch machbar. Was macht diese Stellungen so beliebt? Sie erlauben Intimität, fantastische sinnliche Erfahrungen und zuverlässig befriedigenden Sex – perfekt immer dann, wenn Sie das wollen, was funktioniert. Mit einigen Variationen (und ein paar Kissen) können Sie aus den bewährten Klassikern ein regelrechtes Feuerwerk machen.

Klassiker, die immer funktionieren
Die Missionarsstellung ist aus gutem Grund so berühmt. Sie fühlt sich für den Mann toll an, weil er die Kontrolle hat, und sie verlangt von Ihnen den geringsten Einsatz – ideal, wenn Sie keine Lust auf ein Workout haben. Die Reiterstellung ist ein weiterer Klassiker und für Paare aus ähnlichen, aber gegensätzlichen Gründen angenehm. Sie kommen oben ganz schön ins Schwitzen, haben dafür aber die Kontrolle über die Stöße und die Tiefe der Penetration.

Beide Stellungen versprechen Sex, der der Beziehung guttut. Sie können einander ansehen und sich mit intensiven Küssen dem perfekten Orgasmus nähern. Versuchen Sie, einmal seitlich auf ihm zu sitzen, um Rhythmus und Penetrationswinkel zu variieren. Oder Sie haben Sex im Stehen, beispielsweise mit Ihrem Partner hinter Ihnen.

Die Technik verfeinern
Wovon haben Sie am meisten bei diesen Stellungen? Das kommt ganz auf die jeweiligen Prioritäten an – mehr oder weniger Kontrolle, tiefe Penetration, sanfte Stöße oder eine Stimulation des G-Punktes zum Beispiel. Nur das erste Drittel der Vagina ist wirklich sensibel, weswegen Sie von den tiefen Stößen in der Missionarsstellung eventuell nicht besonders profitieren. Wenn das der Fall ist, bitten Sie Ihren Partner, zwischen flachen Stößen, bei denen er fast aus der Vagina hinausgleitet, und tiefen Stößen abzuwechseln, um Ihren Genuss zu erhöhen (und ihn davon abzuhalten, zu schnell zum Höhepunkt zu kommen).

Das Alltägliche aufpeppen
Selbst wenn Sie eigentlich schon ganz zufrieden sind, hat es seinen besonderen Reiz, die gewohnten Stellungen mit ein paar Requisiten aufzupeppen. Handschellen oder andere leichte Fesseln eignen sich perfekt für spielerisches Austesten von Dominanz und Unterwerfung.

Lassen Sie auch die Fantasie spielen. Bitten Sie ihn, Ihre Arme mit einem Seidenschal locker zu fesseln, und stellen sich vor, er würde Sie gegen Ihren Willen nehmen. Oder lassen Sie sich die Augen verbinden und lassen Sie sich von den sinnlichen Wahrnehmungen überraschen, die er für Sie bereithält.

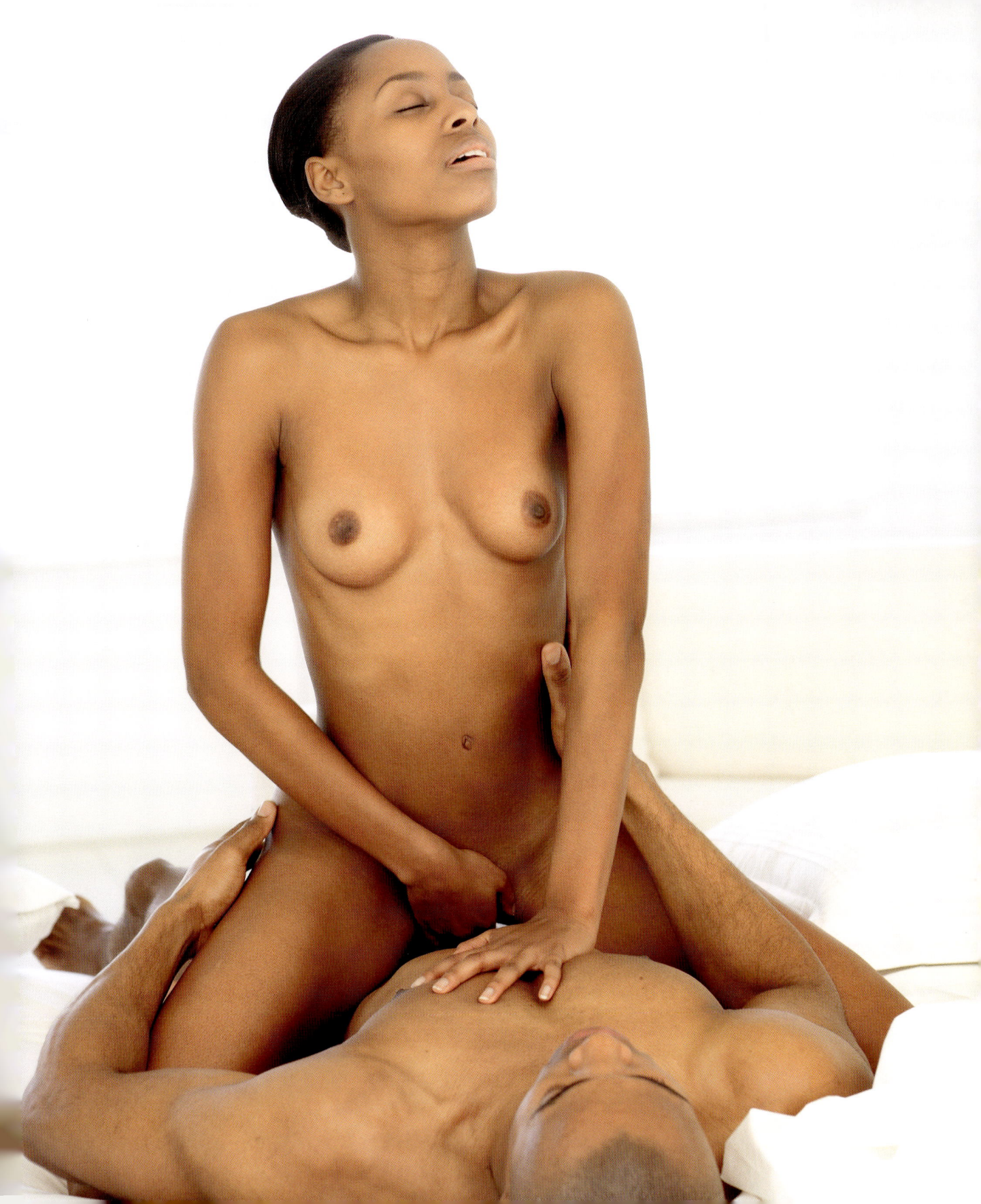

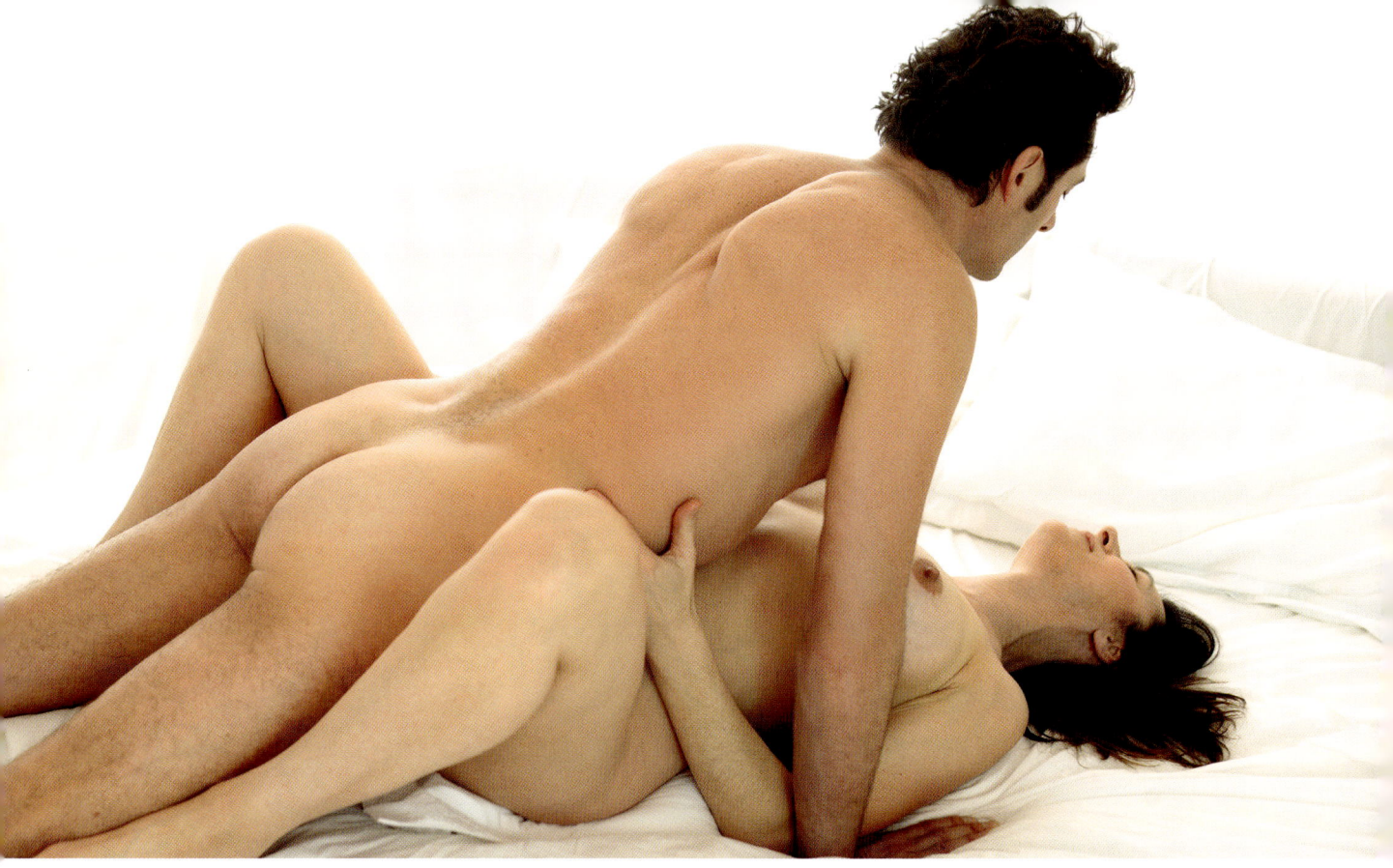

Die Missionarsstellung

Sehr zugewandte Stellungen wie die Missionarsstellung erlauben eine hohe Intimität. Nutzen Sie sie, um einander zu küssen, aneinander zu knabbern, sich aufreizende Dinge zuzuflüstern. Sie werden es genießen, seine tiefen Stöße zu spüren, während er dabei jede Ihrer Regungen beobachten kann. So können Sie auch den Orgasmus des anderen am besten mitverfolgen. Und haben Sie keine Angst, Sie könnten dabei seltsam aussehen. Gerade sich so zu offenbaren verstärkt das gegenseitige Vertrauen und ermöglicht Ihnen, in größtmöglicher Intimität zu schwelgen.

Die klassische Missionarsstellung

◀ In Sachen maximaler Intimität ist die Missionarsposition nicht zu schlagen. Einander dabei anzusehen eröffnet spezielle erotische Einsichten.

Beinarbeit

▶ Ein bisschen Beinarbeit kann der Missionarsstellung einen außergewöhnlichen Dreh geben. Legen Sie sich auf den Rücken und heben die Beine in die Luft, während Ihr Partner vor Ihnen kniet und Ihre Beine an seine Schultern lehnt. In dieser Haltung kann er ganz besonders tief in Sie eindringen. Wenn Sie Ihre Beine auf ihm ablegen, kann sich Ihr Becken auf seinem Penis auf und nieder bewegen. Alternativ lehnt er seine Brust auf Ihre hochgeklappten Oberschenkel. Das ermöglicht eine stärkere Stimulation von Klitoris und Gebärmutterhals. Er kann tiefe Stöße mit flachen abwechseln, um auch Ihren G-Punkt zu stimulieren.

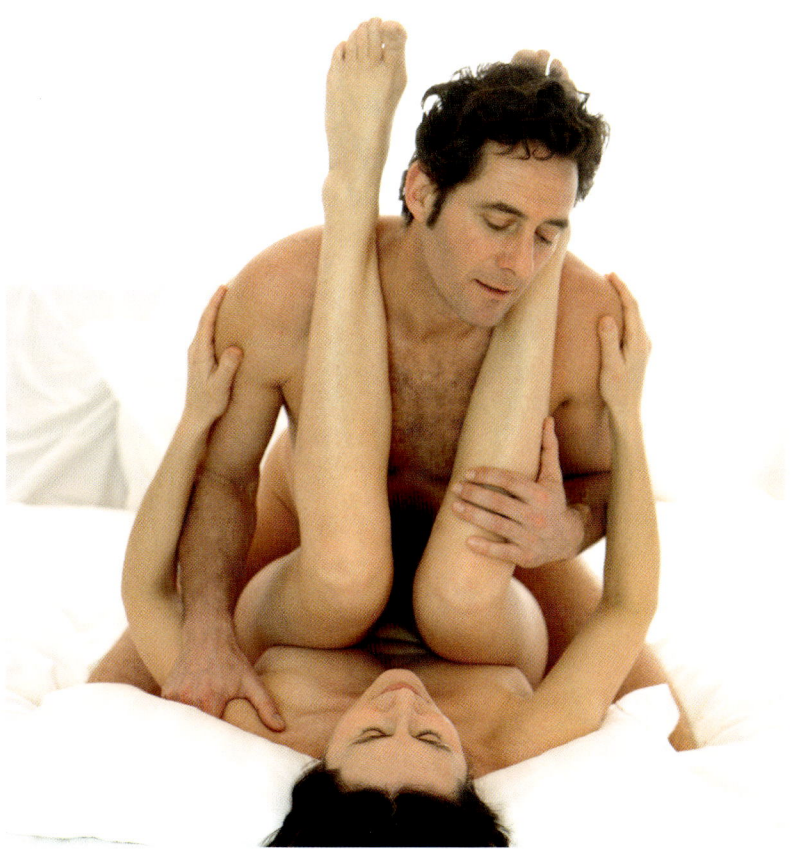

Käferbeine

▶ So geht es auch: Legen Sie sich auf den Rücken, ein Fußgelenk auf seiner Schulter, das Knie des anderen Beins gebeugt. Bitten Sie Ihren Partner, eine halb liegende, halb kniende Position über Ihnen einzunehmen. Nutzen Sie Ihre Schenkel als Hebel, während Sie sich zusammen vor- und zurückwiegen. Während er sich in Ihnen bewegt, können Sie mit der Hand Ihre Klitoris stimulieren.

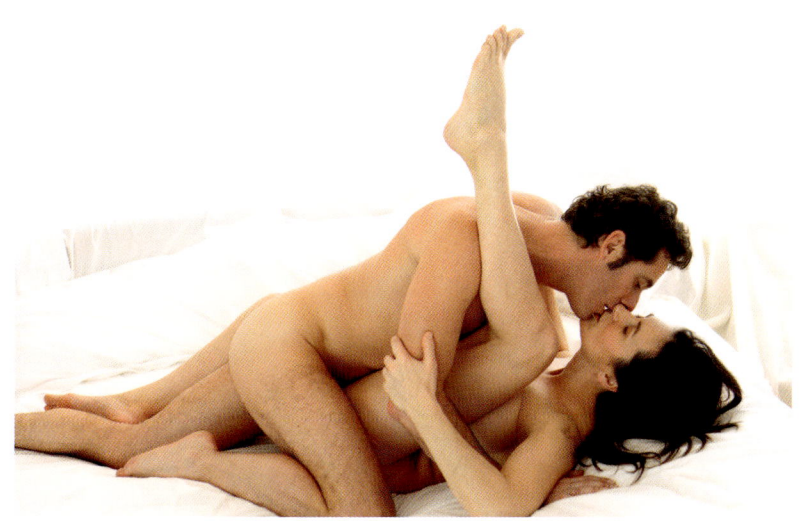

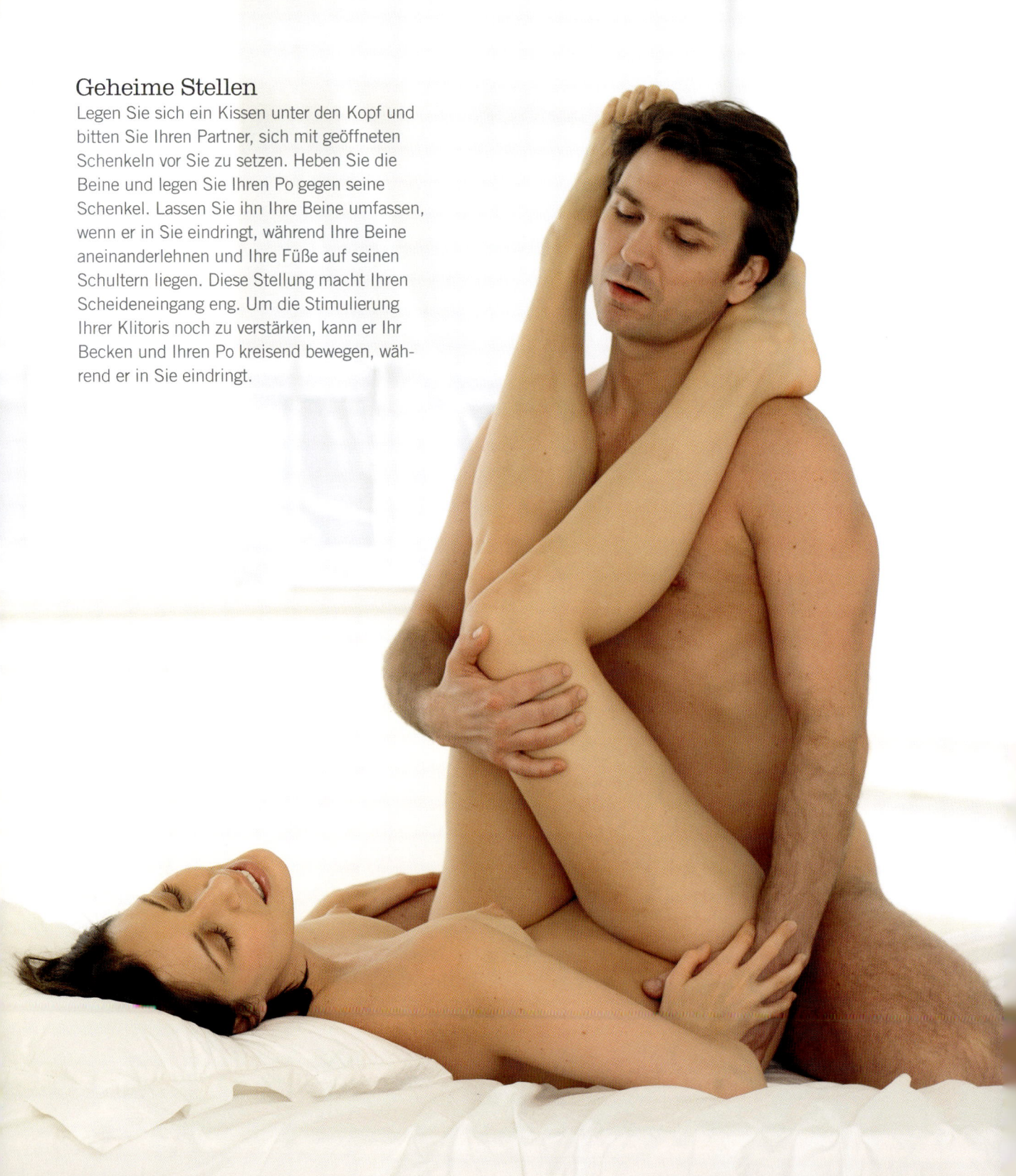

Geheime Stellen

Legen Sie sich ein Kissen unter den Kopf und bitten Sie Ihren Partner, sich mit geöffneten Schenkeln vor Sie zu setzen. Heben Sie die Beine und legen Sie Ihren Po gegen seine Schenkel. Lassen Sie ihn Ihre Beine umfassen, wenn er in Sie eindringt, während Ihre Beine aneinanderlehnen und Ihre Füße auf seinen Schultern liegen. Diese Stellung macht Ihren Scheideneingang eng. Um die Stimulierung Ihrer Klitoris noch zu verstärken, kann er Ihr Becken und Ihren Po kreisend bewegen, während er in Sie eindringt.

Die V-Form

▶ Legen Sie sich mit hochgehobenen und zum »V« gespreizten Beinen auf den Rücken und schauen Sie einander tief in die Augen. Ihr Partner sollte zwischen Ihren Beinen knien und kann so tief in Sie eindringen. Genießen Sie seine Penetration, während Sie das Becken synchron auf- und abbewegen. Ihr G-Punkt wird durch seinen Penis zusätzlich massiert. Gönnen Sie sich zusätzliche Streicheleinheiten an den Genitalien.

Kissen-Partner

▼ Entspannen Sie sich auf dem Bett und lagern Sie Ihr Becken mit ein paar Kissen höher. Beugen Sie leicht die Beine, die Füße stehen flach auf dem Bett oder dem Boden. Ihr Mann sollte zwischen Ihren Beinen liegen und sich mit den Armen aufstützen. Auf diese Weise kann er tief in Sie eindringen, während Sie sich dabei synchron mit seinen Stößen wiegen. Machen Sie den Rücken rund, um ihm zu ermöglichen, tief in Sie einzudringen.

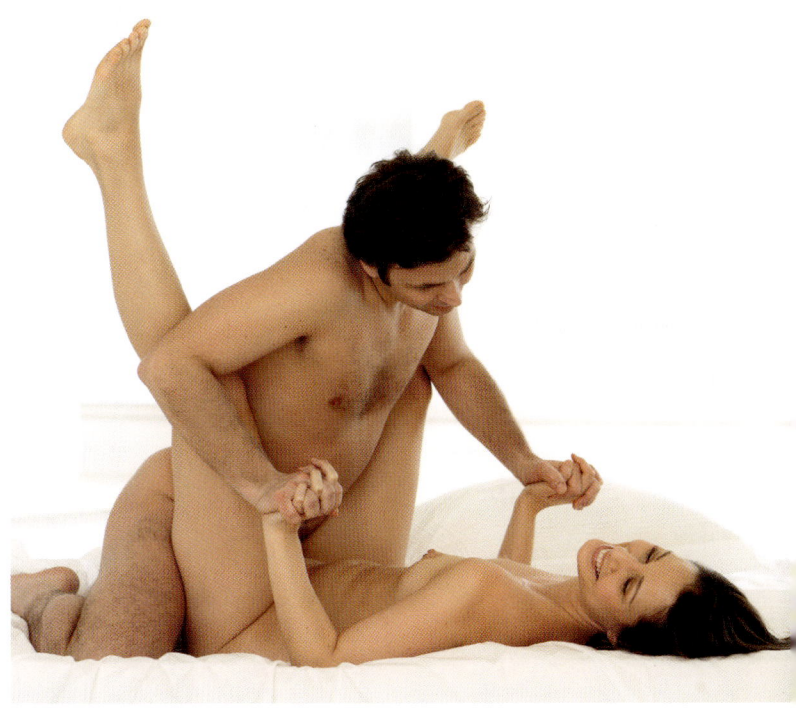

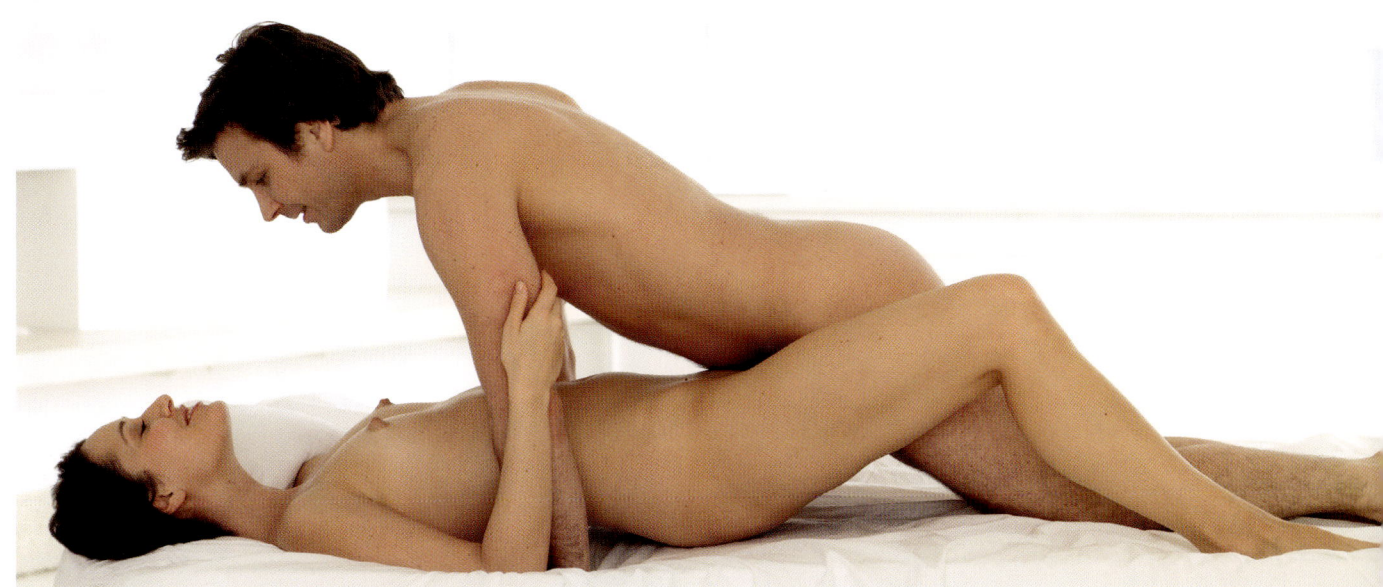

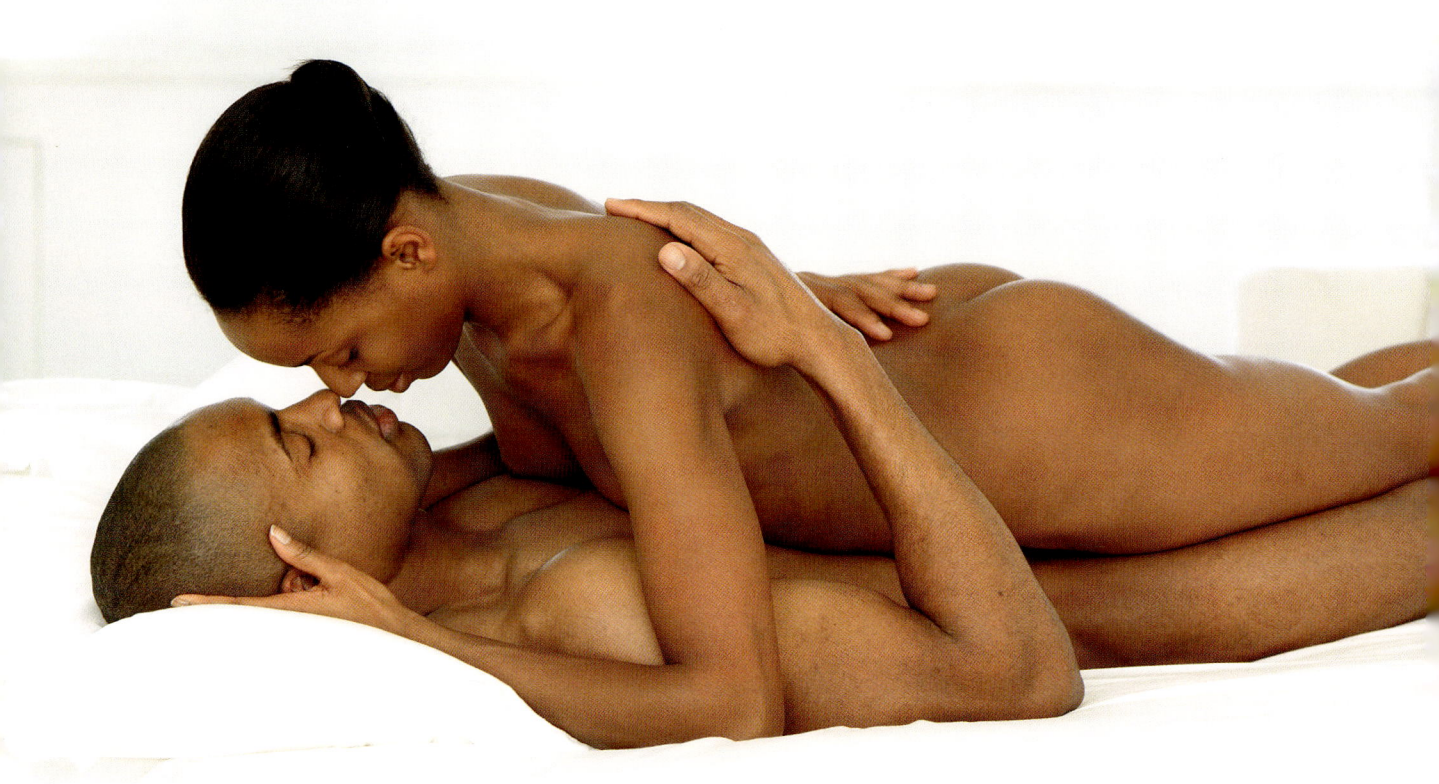

Die Reiterstellung

Die Stellung, in der die Frau verwegen obenauf thront, beschäftigt die Fantasie fast aller Männer – aber auch der Frauen. In der Reiterstellung sitzt die Frau auf ihrem Partner und bestimmt Tiefe und Rhythmus des Geschlechtsaktes. Sie können einander bis zum Orgasmus küssen und streicheln. Wenn es Sie verunsichert, dass diese Stellung Sie vollständig seinen Blicken aussetzt, seien Sie unbesorgt – dieser Anblick ist genau das, was Männer absolut lieben. Genießen Sie derweil, die ganze Kontrolle über Rhythmus und Tiefe beim Sex zu haben. Sie bestimmen, was passiert, und er kann Ihre Brüste, Ihren Rücken und Ihren Po streicheln und liebkosen.

Von Angesicht zu Angesicht

◀ Diese intime Stellung erlaubt Ihnen, sich tief in die Augen zu schauen, einander zärtlich zu umarmen und mit ausgestreckten Beinen und der Länge lang maximalen Körperkontakt zu genießen.

Tief hinein

▶ In dieser sitzenden Position genießen Sie die volle Kontrolle und erleben eine tiefe Penetration. Vielleicht spüren Sie, wie die Eichel seines Penis Ihren Gebärmutterhals berührt oder stimuliert, achten Sie also darauf, dass Sie voll erregt sind, bevor Sie diese Stellung ausprobieren. Setzen Sie sich mit gebeugten Knien und den Füßen unter oder in der Nähe seiner Arme auf seinen Penis. Stellen Sie Ihre Arme hinter sich auf und fassen Sie seine Beine, um das Gleichgewicht zu halten. Sie werden beim Vor- und Zurückbewegen beide das Gefühl intensiven Drucks auf Ihre Genitalien genießen. Achtung: Lehnen Sie sich nicht zu weit zurück, sonst könnten Sie ihm wehtun.

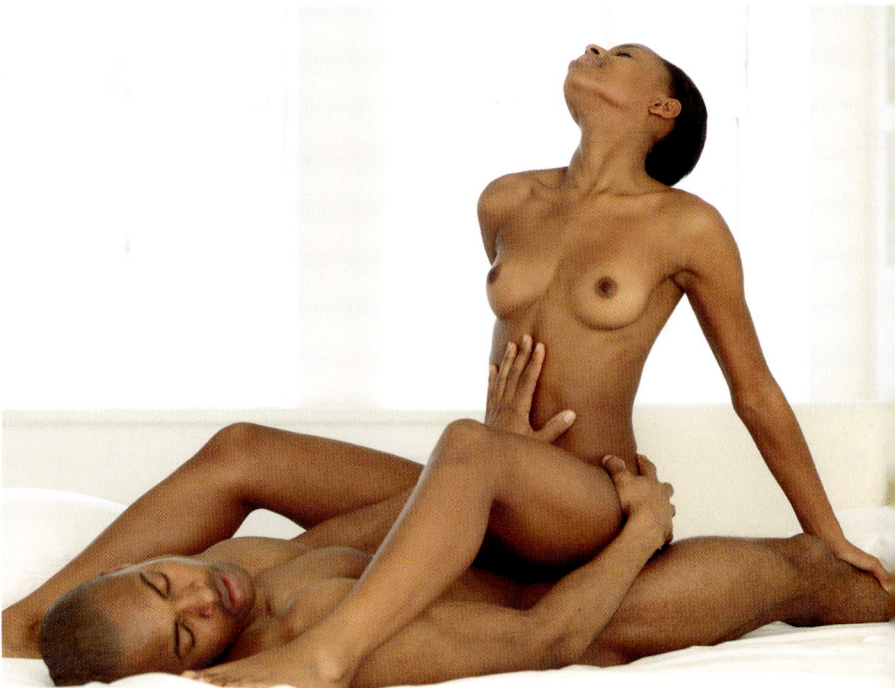

Gegrätschte Hocke

▶ Ein schöner Rücken kann auch entzücken. Diese Stellung gibt Ihnen Bequemlichkeit und Kontrolle und bietet Ihrem Mann den Genuss Ihrer Rückansicht. Bitten Sie ihn, sich, ein Knie gebeugt, auf den Rücken zu legen, dann knien Sie sich in Richtung seiner Füße auf ihn. Durch Reiben an seinem Oberschenkel können Sie Ihre Klitoris stimulieren. Stützen Sie sich mit der Hand auf seine Brust und halten Sie sich wenn nötig an seinem aufgestellten Knie fest, während Sie sich auf seinem Penis auf- und abbewegen.

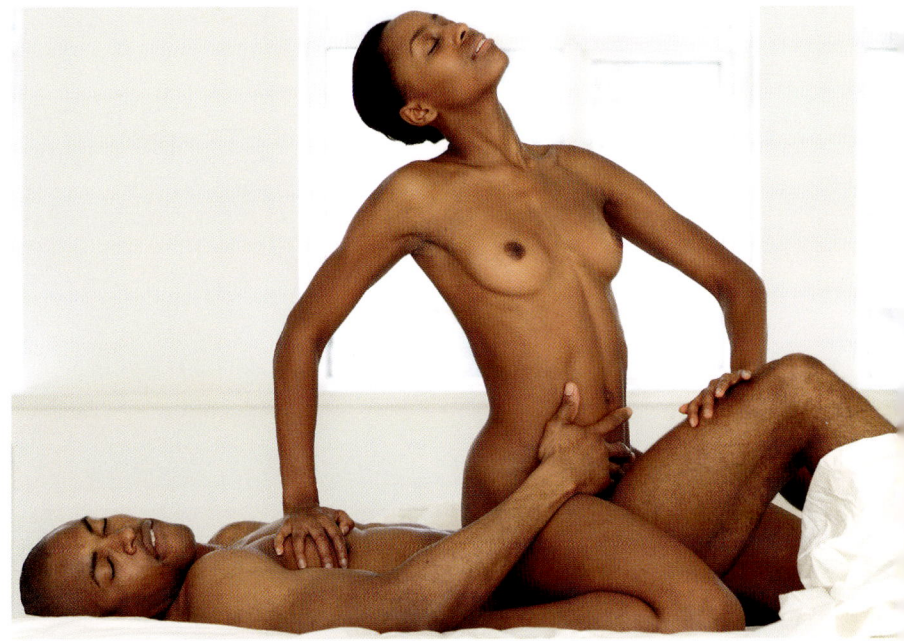

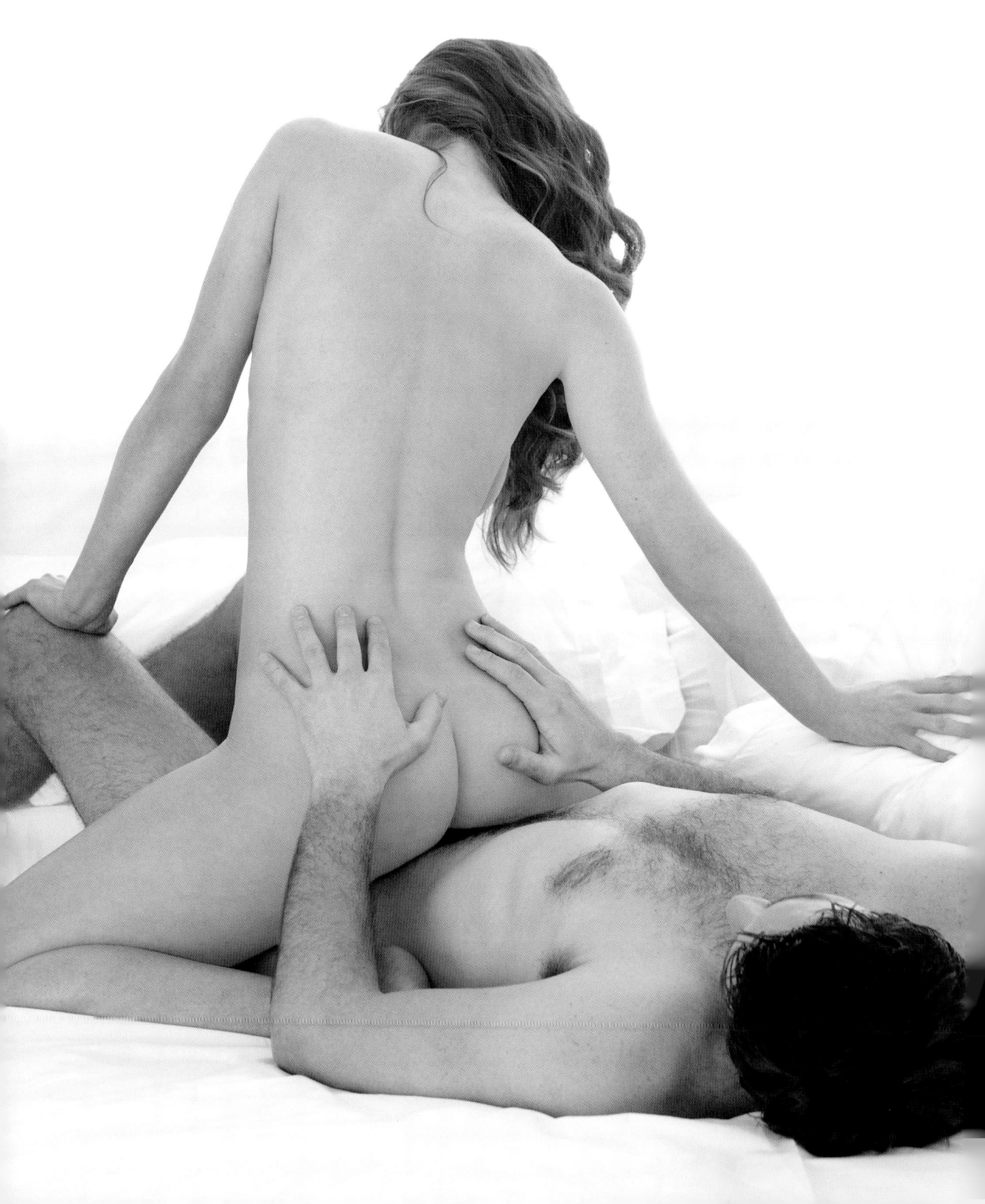

Rückenansichten

◀ Ihr Partner hat die Beine gespreizt und die Knie gebeugt, Sie knien sich rücklings über ihn und lassen sich auf seinen Penis sinken. Verlagern Sie nicht Ihr ganzes Gewicht auf ihn. Um es für ihn und für Sie selbst besonderes bequem zu machen, behalten Sie Ihre Knie etwas gebeugt und die Beinmuskeln angespannt, damit etwas Gewicht auf Ihre Beine verlagert wird.

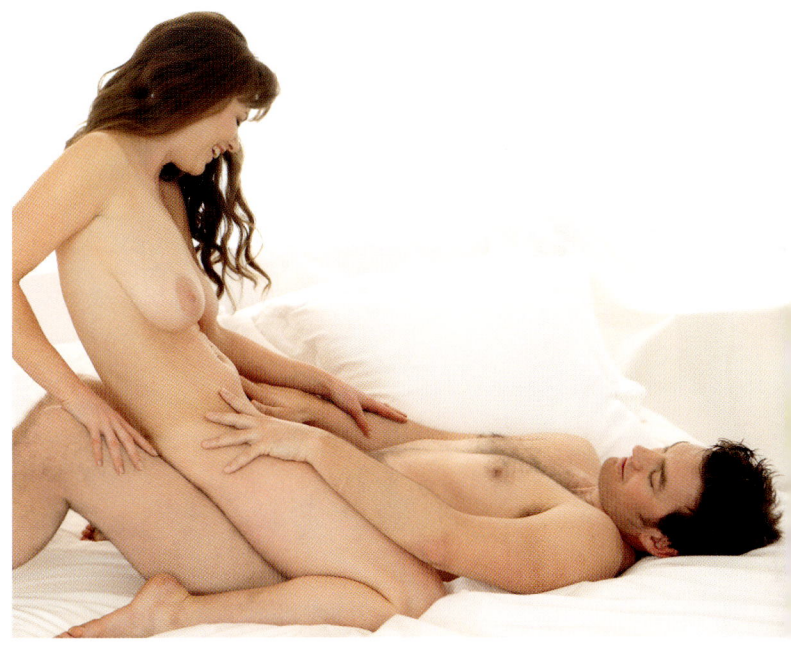

Die anregende Acht

▶ Diese Stellung ist atemberaubend und orgastisch, weil Sie damit die ganze Kontrolle über seine Stöße und den Penetrationswinkel haben. Ihr Mann liegt mit angewinkelten Beinen flach auf dem Rücken, während Sie mit gespreizten Beinen auf ihm sitzen und sich auf seinen Schenkeln zurücklehnen. Machen Sie es sich auf seinem Penis bequem, kreisen Sie die Hüften, lehnen Sie sich vor und zurück oder schwingen Sie Ihr Becken in einer sexy Achter-Bewegung. Das gibt Ihrem Liebesspiel etwas Ausgelassenes.

Auge in Auge

▶ Stützen Sie sich entspannt auf Ihre Arme und geben Sie sich einem intimen Liebesspiel hin, bei dem Sie Ihrem Partner tief in die Augen schauen. Ihr Partner sollte mit etwas gebeugten Knien sitzen und sich mit einem Arm leicht hinter sich abstützen. Setzen Sie sich bequem zwischen seine Beine, die Füße seitlich hinter ihm aufgestellt. Ihr Partner kann seine freie Hand dazu benutzen, um Ihre Schenkel und Brüste zu streicheln oder Ihre Klitoris zu stimulieren. Im Gegenzug können Sie sich auf Ihrem Liebhaber wiegen und ihn dabei bis zu einem geradezu göttlichen Höhepunkt bringen.

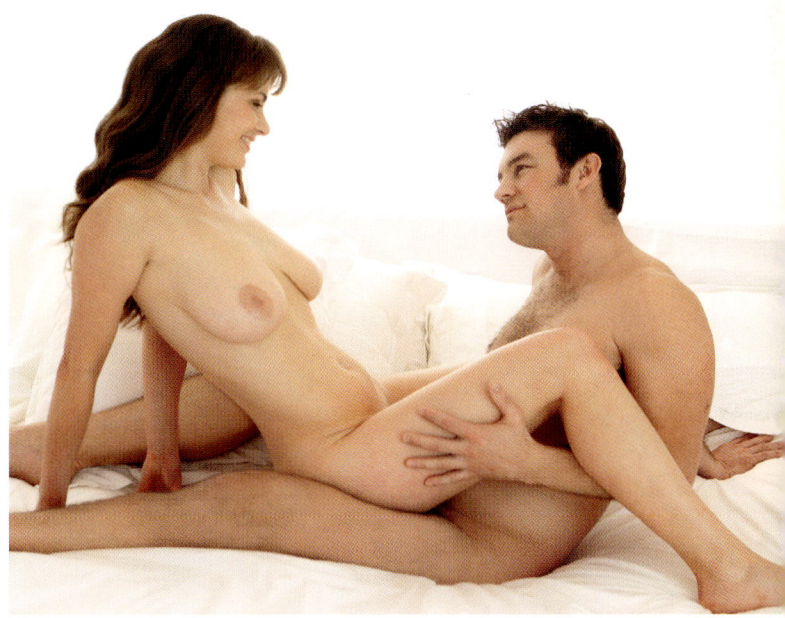

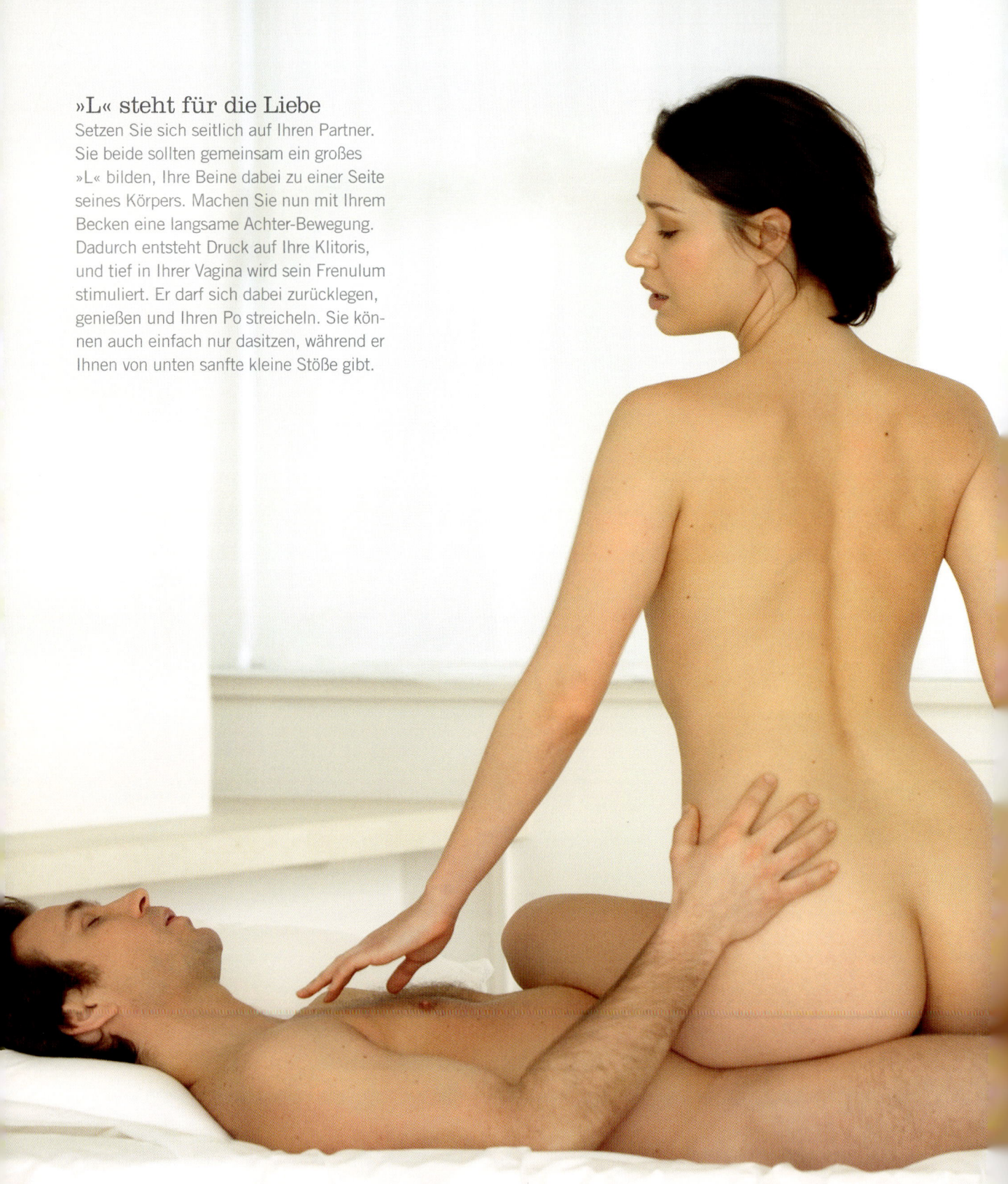

»L« steht für die Liebe

Setzen Sie sich seitlich auf Ihren Partner. Sie beide sollten gemeinsam ein großes »L« bilden, Ihre Beine dabei zu einer Seite seines Körpers. Machen Sie nun mit Ihrem Becken eine langsame Achter-Bewegung. Dadurch entsteht Druck auf Ihre Klitoris, und tief in Ihrer Vagina wird sein Frenulum stimuliert. Er darf sich dabei zurücklegen, genießen und Ihren Po streicheln. Sie können auch einfach nur dasitzen, während er Ihnen von unten sanfte kleine Stöße gibt.

Karussell

▶ Geben Sie der Reiterstellung einen Dreh um 180 Grad. Legen Sie sich auf Ihren Partner. Sein Kopf sollte bei Ihren Füßen sein und Ihr Kopf bei seinen. Möglicherweise müssen Sie sich mit gespreizten Beinen auf ihn setzen und dann langsam nach vorn klappen. In dieser Stellung wird sich sein Penis überraschend anders anfühlen. Pressen Sie Ihre Muskeln um seinen Penis zusammen und schlängeln Sie Ihr Becken, um den Rhythmus zu steuern.

Oben bleiben

▼ Genießen Sie die Kontrolle, die Sie haben, wenn Sie oben sind, gepaart mit der Bequemlichkeit der Missionarsstellung. Bitten Sie Ihren Partner, sich auf seinen Armen zurückzulehnen, die Beine sind geöffnet. Setzen Sie sich auf ihn, lehnen sich dann zurück, sodass Ihre Beine vor Ihnen und hinter seinem Rücken sind. Mit einem Kissen unter den Schultern ist es besonders bequem.

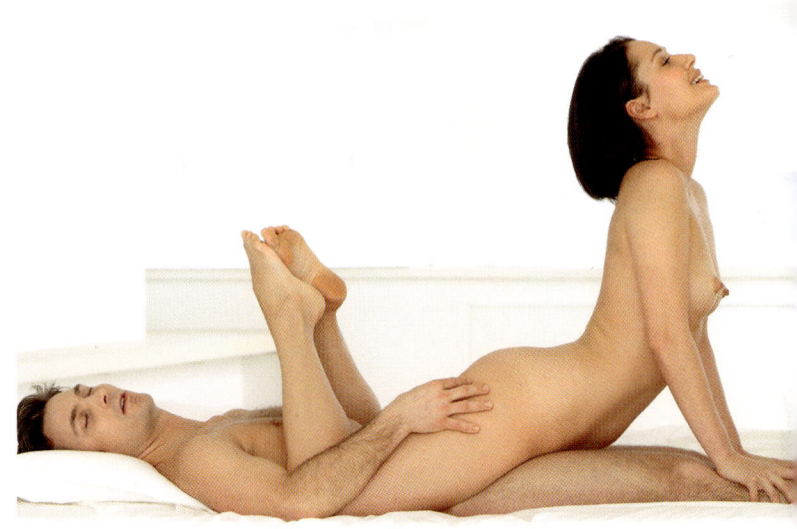

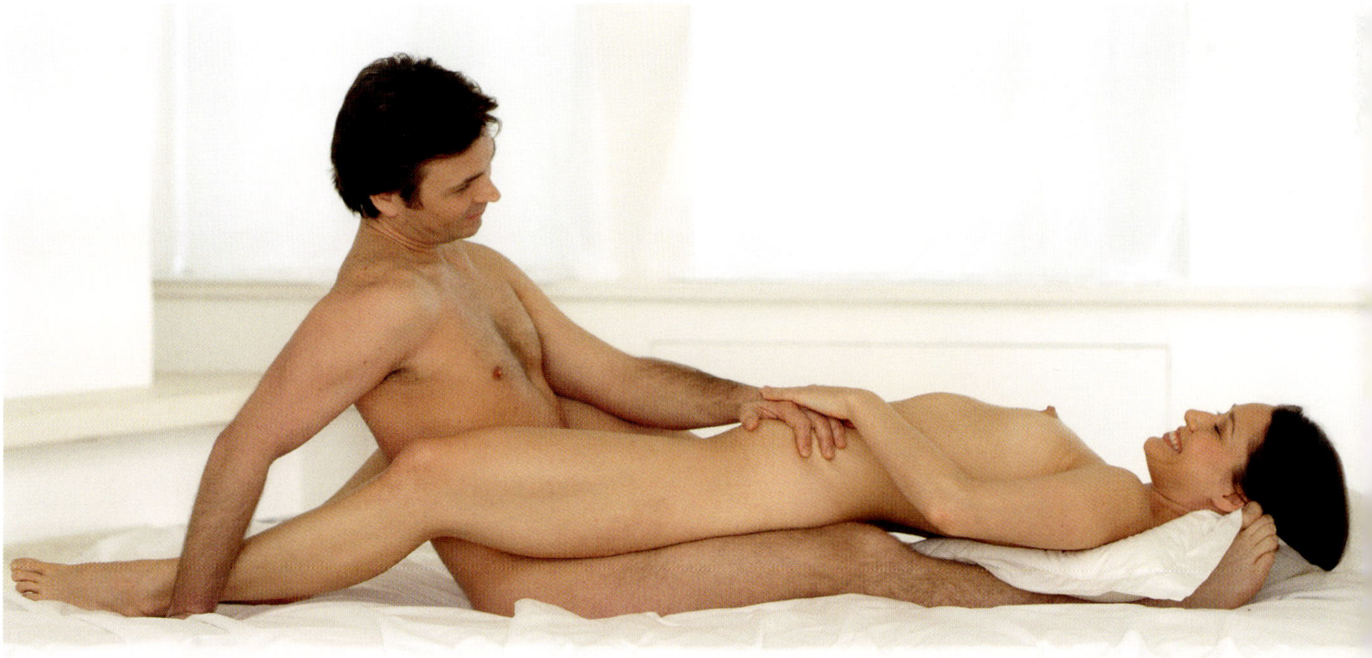

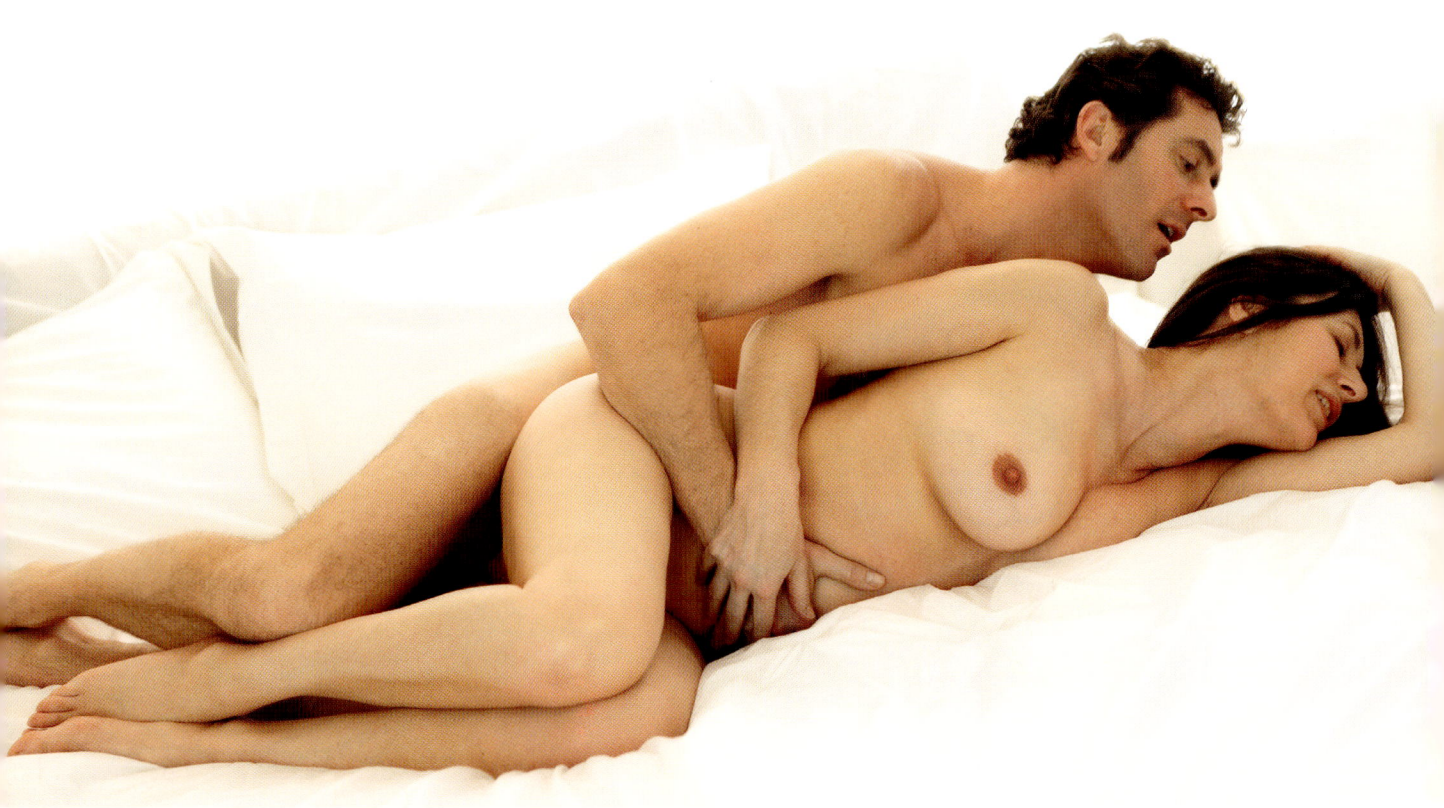

Von der Seite

Das Kamasutra empfiehlt diese Stellung frisch Vermählten, die die Kunst der körperlichen Liebe noch lernen müssen. Vielleicht weil die seitliche Position eine romantisch enge, schützende Verbindung darstellt. Sie eignet sich auch wunderbar für die Momente, in denen man auf der Schwelle zum Einschlafen oder Aufwachen Sex haben möchte. Die klassische Löffelchenstellung – das Gesicht von Ihrem Partner abgewendet – ist auch ideal, um die Klitoris zu stimulieren. Drehen Sie sich dann zueinander, so halten Sie Augenkontakt mit Ihrem Partner, während Sie durch die Reibung Ihrer Körper die Stimulation der Klitoris fortsetzen können.

Sanftes Kuscheln

◄ Perfekt, wenn Sie vor dem Einschlafen oder nach dem Aufwachen ein bisschen träge sind: alles, was Sie für Löffelchen-Sex tun müssen, ist den Rücken für ein paar sanfte Stöße seinerseits durchzudrücken.

Rudelführer

► Er ist obenauf und Sie genießen zurückgelehnt. Spreizen Sie Ihre Beine ein wenig, damit Ihr Partner in Sie eindringen kann. Ihre Vagina fühlt sich dann sehr eng an. Ihr Liebster kniet oder lehnt sich über Sie, damit durch die Reibung seines Penis auch Ihre Klitoris stimuliert wird. Er kann Sie dabei noch unterstützen, indem er Ihren Körper und Ihre Brüste streichelt. Geben Sie sich ganz den Freuden der Intimität und Vertrautheit hin, die Sie in dieser Stellung erleben.

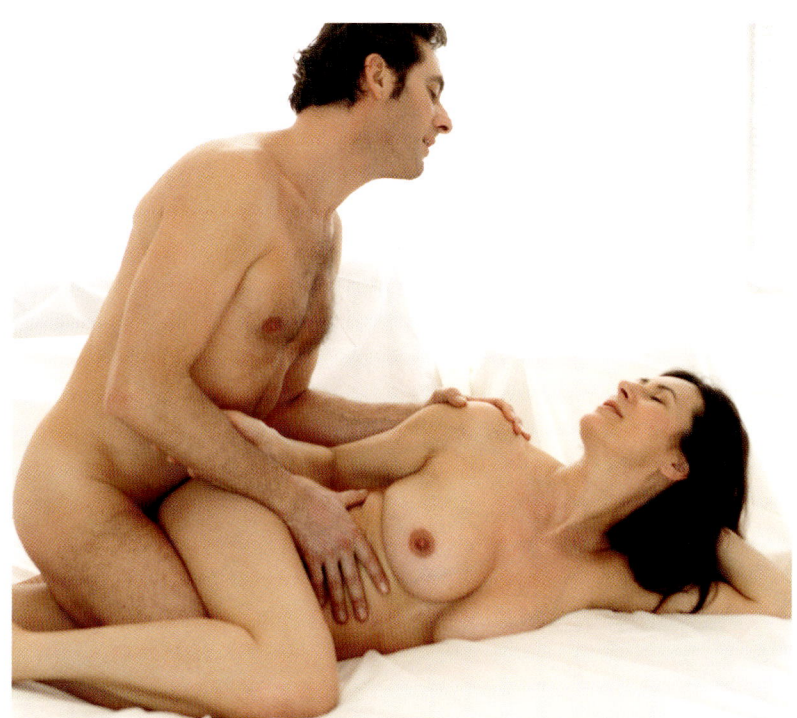

Tiefseetaucher

► Trotz dieser gemütlichen Stellung ist auch eine tiefe Penetration möglich. Legen Sie sich auf die Seite, der Kopf ruht auf Ihrem Arm. Ihr Partner liegt quer zu Ihnen und setzt sein Becken ein, um von der Seite tief in Sie einzudringen. Er kann so Ihren Gebärmutterhals stimulieren. Bei flacheren Stößen wird Druck auf den G-Punkt ausgeübt. Er kann dabei seinen Arm aufs Bett oder Ihren Rücken legen, um das Gleichgewicht zu halten. Sie können dabei Ihre Klitoris stimulieren oder zwischen Ihren Beinen hindurch die Innenseiten der Oberschenkel Ihres Partners streicheln und sanft seine Hoden und den Damm massieren – wahrhaft orgastisch!

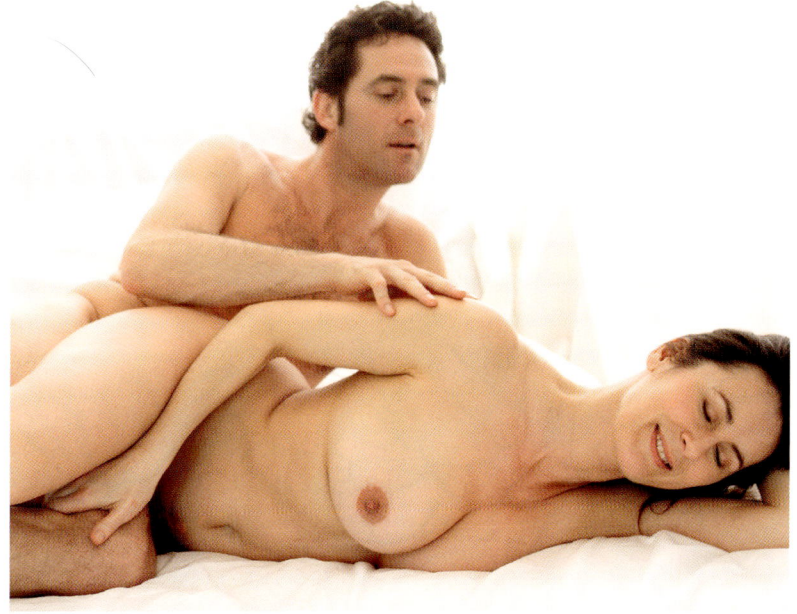

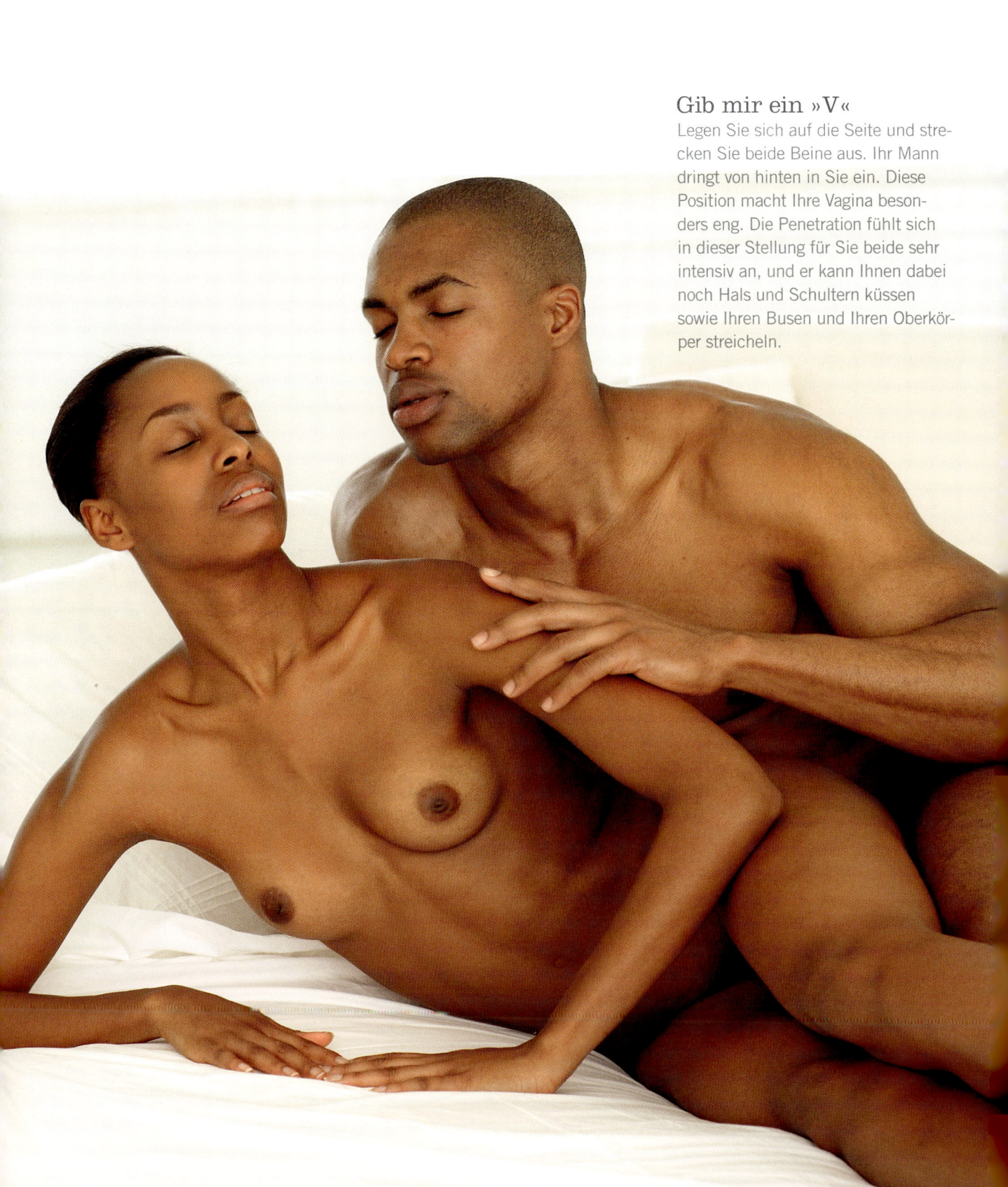

Gib mir ein »V«

Legen Sie sich auf die Seite und strecken Sie beide Beine aus. Ihr Mann dringt von hinten in Sie ein. Diese Position macht Ihre Vagina besonders eng. Die Penetration fühlt sich in dieser Stellung für Sie beide sehr intensiv an, und er kann Ihnen dabei noch Hals und Schultern küssen sowie Ihren Busen und Ihren Oberkörper streicheln.

Umschlingung

▶ Diese Stellung eignet sich besonders zum Kuscheln, für intensive Küsse und um das nahe Beieinandersein zu genießen. Legen Sie sich beide auf die Seite und schauen Sie sich an. Schlingen Sie Ihre Arme und Beine um seinen Körper und gleiten Sie langsam mit Ihrer Vagina auf seinen Penis. Schmiegen Sie sich mit dem Becken eng an ihn, um eine tiefe Penetration zu ermöglichen. Die Nähe Ihrer Körper wird Reibung Ihrer Klitoris erzeugen.

Freier Vogel

▼ In dieser scharfen Löffelhaltung liegt Ihr Partner hinter Ihnen und Sie öffnen die Beine, damit er in Sie eindringen kann. Lassen Sie ihn Ihr oben liegendes Bein fassen und es sanft zu sich heranziehen (oder in der Luft halten). So wird Ihre Vaginalmuskulatur enger und der Druck auf Penis und G-Punkt erhöht. Es sieht vielleicht ein bisschen kompliziert aus, ist aber eine leichte und bequeme Haltung.

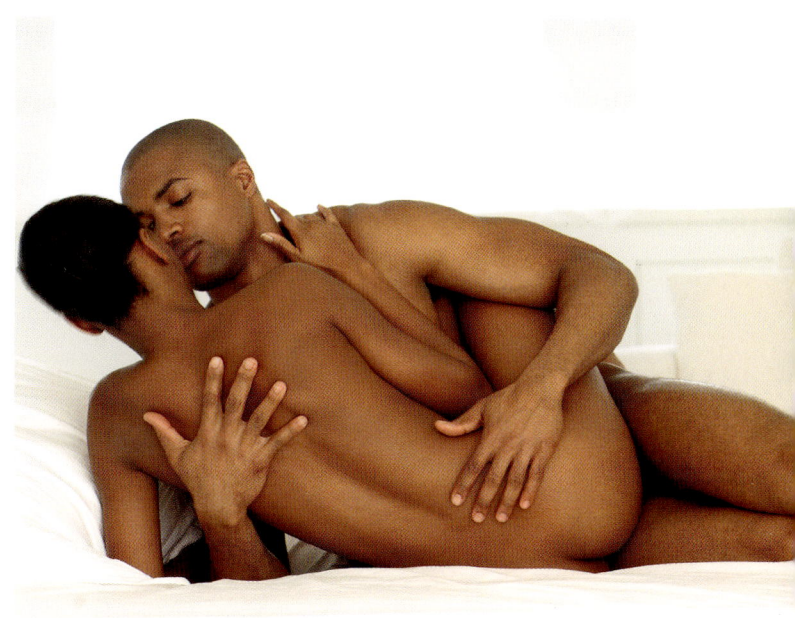

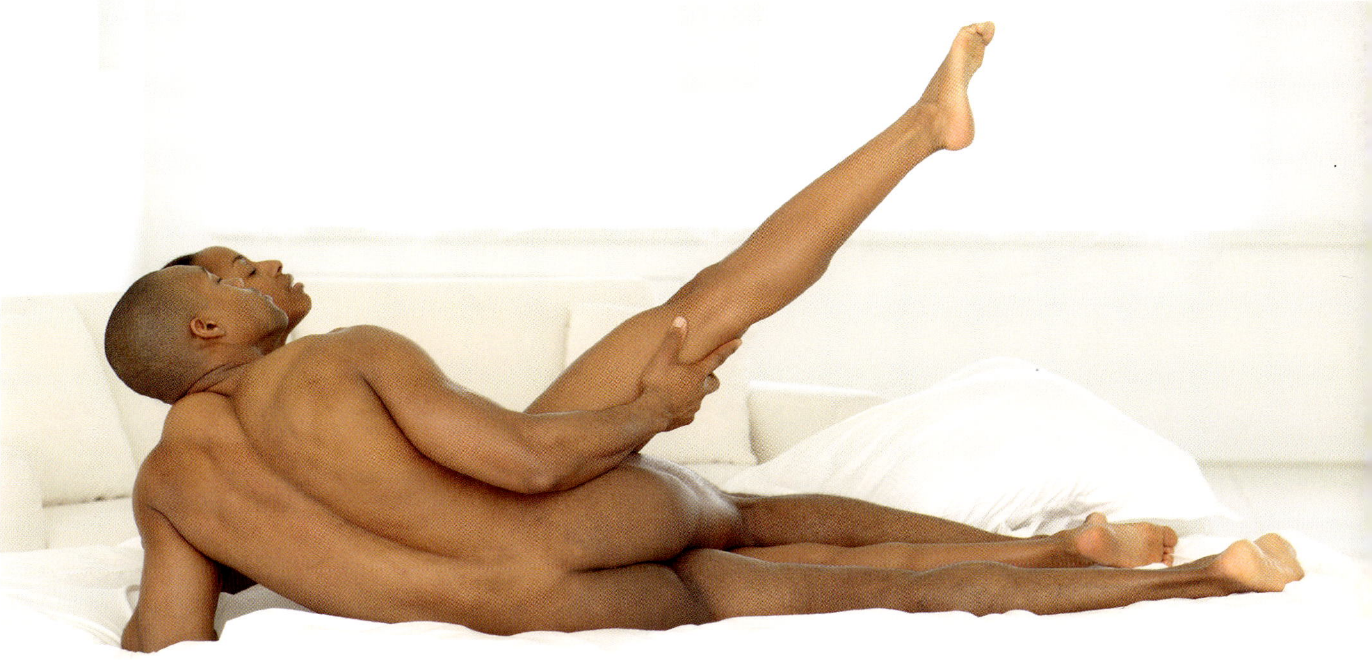

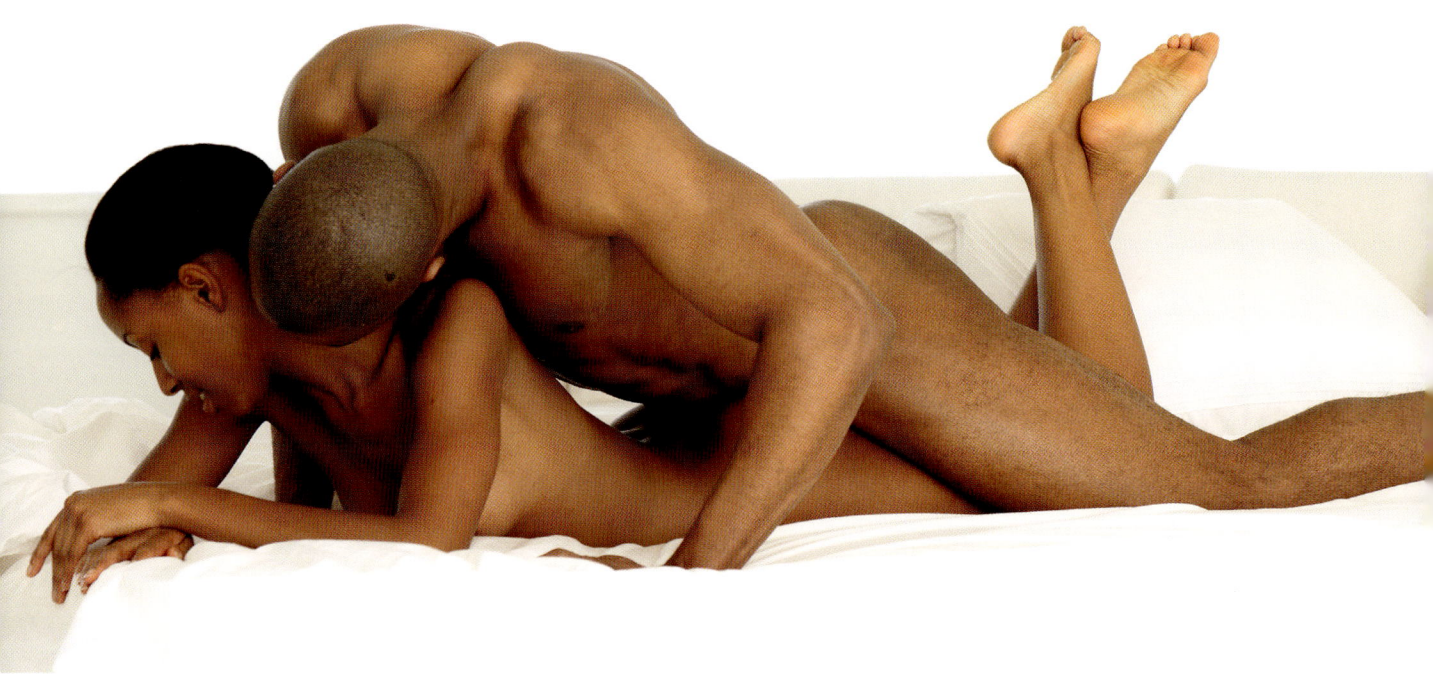

Die Hundestellung

Die Penetration von hinten ist die animalischste aller Stellungen. Die Hundestellung erlaubt beiden Geschlechtern, mit ihren ursprünglichen Trieben in Kontakt zu kommen und ihrer Sexualität Ausdruck zu geben. Stützen Sie sich auf die Ellbogen, damit Ihr G-Punkt maximal stimuliert werden kann; oder versuchen Sie, auf dem Bauch zu liegen. Verdoppeln Sie noch Ihrer beider Genuss und nehmen Sie Ihren Finger, um sich selbst zu stimulieren, während Ihr Liebster in Sie eindringt, oder reiben Sie Ihre Klitoris an den Laken. Die Möglichkeiten sind unbegrenzt. Winden und schlängeln Sie sich dabei, bewegen Sie Ihre Hüften, um zu einem Orgasmus zu kommen, der Ihnen die Sinne raubt.

Der liegende Hund

◀ Legen Sie sich flach auf den Bauch, sodass Ihr Mann sich wie im Liegestütz über Sie legen kann. Da Sie Ihre Beine fest geschlossen haben, wird es ihm köstlichen Genuss bereiten, wie sich Ihre Vagina um seinen Penis schließt. Genießen Sie die tiefe Penetration, die diese Stellung ermöglicht – und seine zärtlichen Bisse in Ihren Nacken.

Sitzende Löffel

▶ Bitten Sie Ihren Partner, sich im Bett hinzuknien. Während Sie von ihm wegschauen, setzen Sie sich langsam auf seinen Penis. In dieser Position kann er Sie sanft auf und ab schubsen, während Sie vor und zurück wiegen.

Der hockende Tiger

▼ Dies ist eine Stellung für das lustvolle Spiel von Unterwerfung und Beherrschung. Legen Sie ein Kissen unter Ihre Hüften und stützen sich auf die Ellbogen. Ihr Partner kann sich, mit seinen Füßen rechts und links von Ihnen, hinter Ihnen zurücklehnen und sich aufstützen. Von hier aus kann er sich auf ein Teil des Kissens setzen und sanft in Sie eindringen.

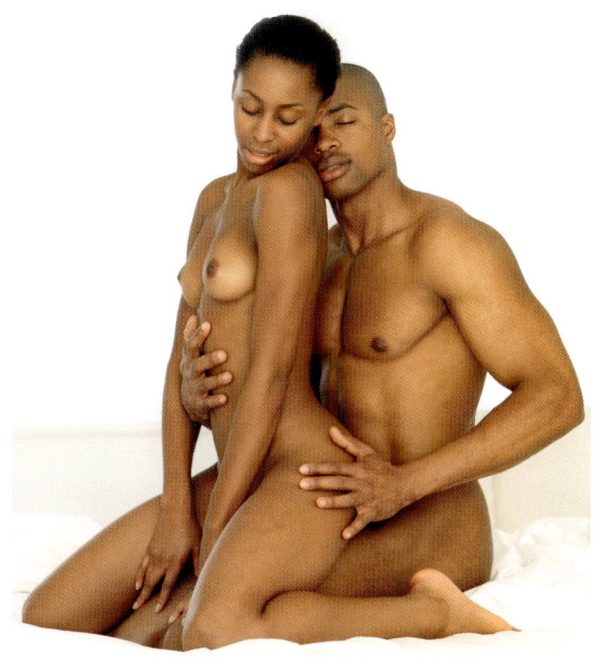

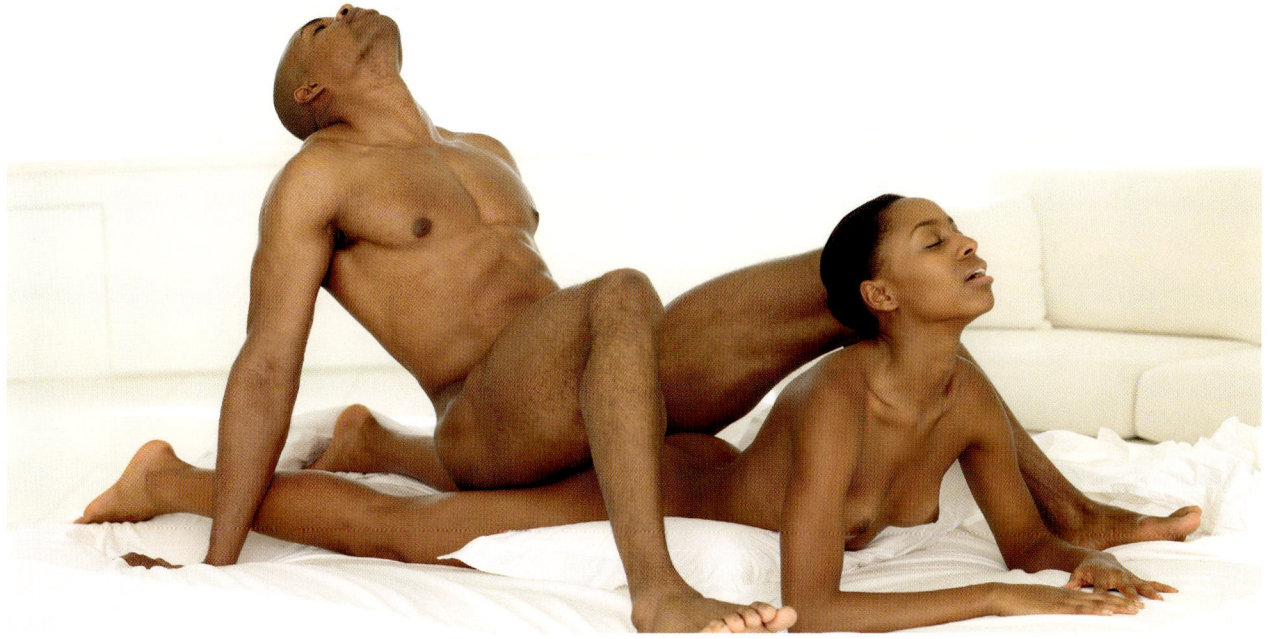

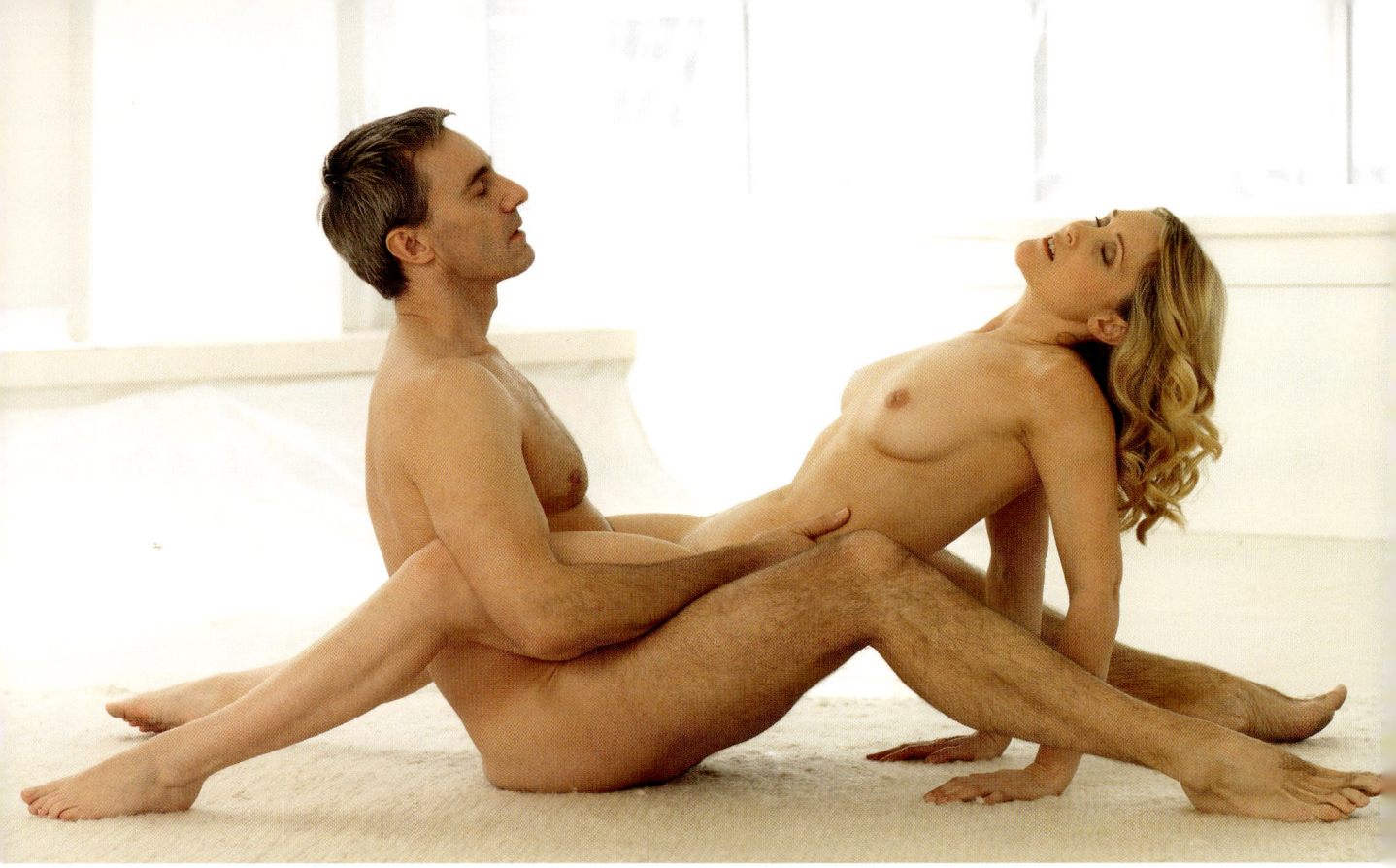

Sitzend, kniend, stehend

All diese Positionen sind perfekt für unkonventionellen Sex – ein oder zwei miteinander zu kombinieren macht daraus sogar eine besonders erotische Erfahrung. Wenn Kuscheln und Küssen vor dem Fernseher in pure Leidenschaft mündet, vergeuden Sie sie nicht. Geben Sie sich ihr hin, genau da, wo Sie gerade sind, sitzend oder kniend auf dem Wohnzimmerteppich. Im Schlafzimmer wiederum kann das Federn der Matratze bei sitzenden Positionen einen Extra-Kick geben. Sie sind oben – die Gelegenheit, das innere Raubtier von der Kette zu lassen. Liebe im Stehen ist für die Momente, die keinen Aufschub dulden. Auf der Treppe, in einer Toreinfahrt, auf der Arbeitsfläche in der Küche – lassen Sie sich von Ihrer Lust leiten.

Freitagnacht-Sex

◄ Diese Stellung eignet sich wunderbar für Abende, in denen nichts im Fernsehen kommt. Ihr Partner sitzt auf dem Boden, die Beine angewinkelt und die Füße flach auf dem Boden. Setzen Sie sich auf seinen Schoß und stützen sich mit den Armen auf, während er Ihr Gewicht mitträgt. Sie können die Füße auf den Boden stellen oder sie anheben, um die Empfindungen Ihrer Klitoris zu variieren. Präsentieren Sie sich dabei in Ihrer ganzen Schönheit!

Artig sitzen

► Weichen Sie vom traditionellen Rein-Raus-Spiel ab. Setzen Sie sich Ihrem Mann auf den Schoß und sehen Sie ihn an. Schlingen Sie die Arme umeinander und genießen Sie es, sich zu küssen und sich dabei in die Augen zu sehen. Währenddessen kreisen Sie auf seinem Penis und wiegen sich vor und zurück.

Sexy Rücken

► Diese klassische Stellung ist sehr entspannend. Der Mann kann dabei auf einem Stuhl sitzen oder, wenn ihm das lieber ist, sich auf das Bett oder das Sofa zurücklegen. Lassen Sie sich nun mit abgewendetem Gesicht provokativ auf seinem Penis nieder. In dieser Position können Sie rechts und links von ihm die Arme aufstützen, um mehr Halt zu haben, oder sich nach vorne beugen und seine Knie umfassen. Ihr Mann kann Ihre Brüste streicheln oder Ihre Klitoris stimulieren. Sie haben die Kontrolle über Tempo und Tiefe der Penetration und Ihr Partner wird die verschiedenartigen Empfindungen lieben, die Sie durch Ihre Bewegungen hervorrufen.

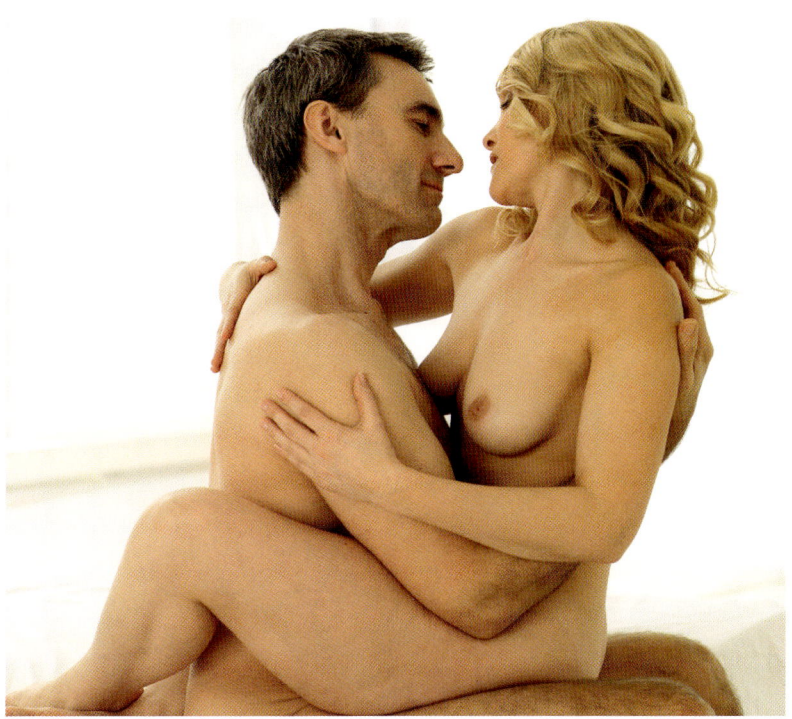

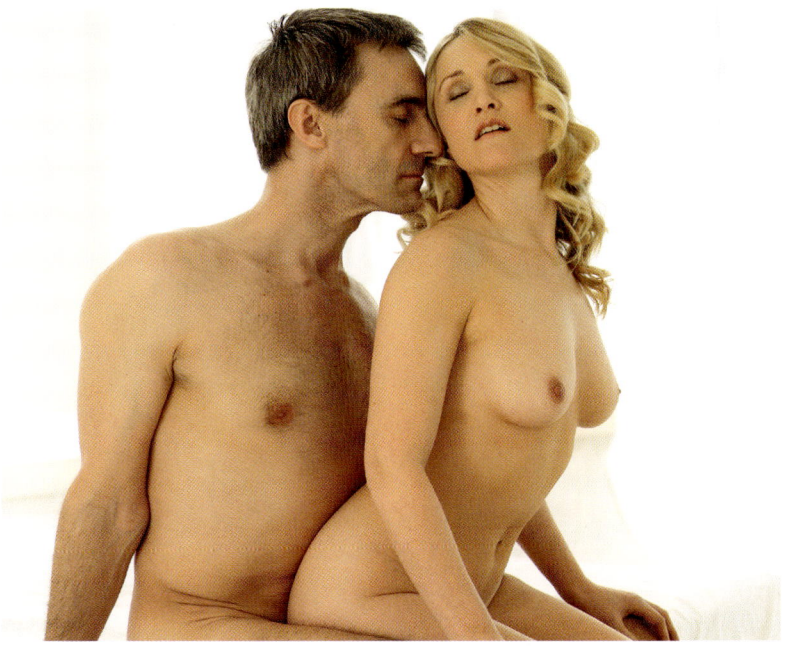

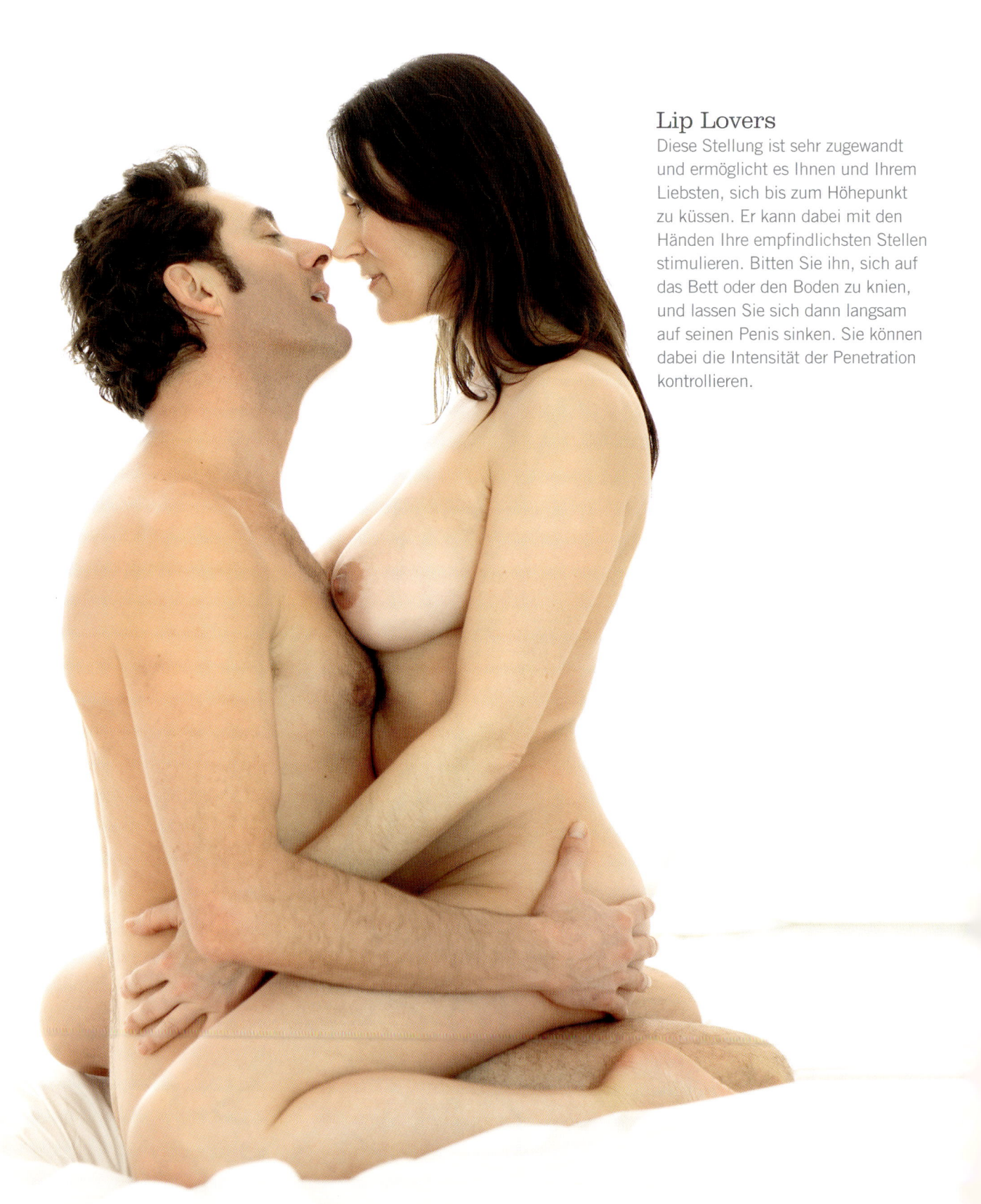

Lip Lovers

Diese Stellung ist sehr zugewandt und ermöglicht es Ihnen und Ihrem Liebsten, sich bis zum Höhepunkt zu küssen. Er kann dabei mit den Händen Ihre empfindlichsten Stellen stimulieren. Bitten Sie ihn, sich auf das Bett oder den Boden zu knien, und lassen Sie sich dann langsam auf seinen Penis sinken. Sie können dabei die Intensität der Penetration kontrollieren.

Hintern hoch

▶ Diese Stellung ist gut, wenn Sie müde sind und er Lust auf einen Quickie hat – Sie brauchen dabei noch nicht einmal alle Kleider auszuziehen. Knien Sie sich auf den Boden, legen Sie Ihren Kopf auf die Hände und strecken Sie Ihren Hintern hoch. In dieser Position kann er sich hinter Sie knien und in Sie eindringen. Beugen Sie den Rücken, um eine tiefere Penetration zu ermöglichen. Um die Sache noch ein bisschen schwungvoller zu machen, knien Sie sich aufs Bett – die Federung erleichtert Ihnen die Arbeit.

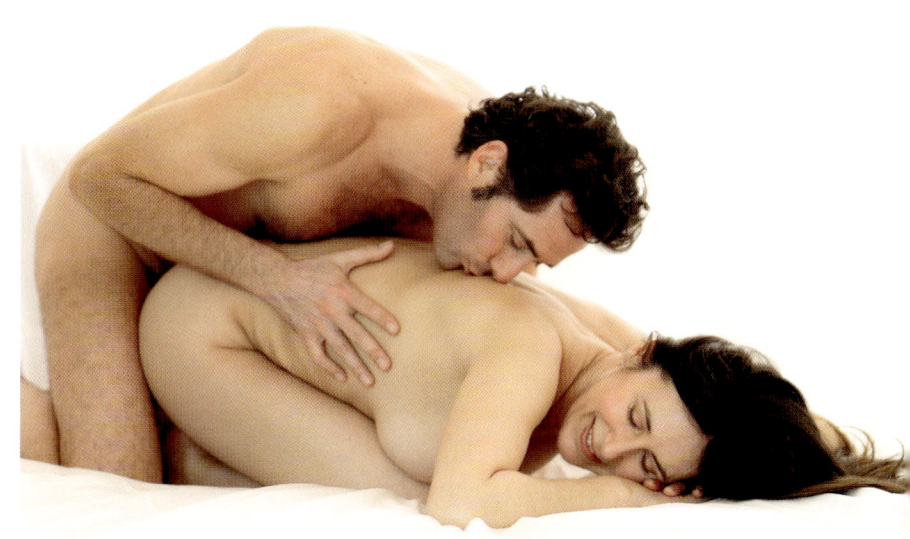

Liebes-Achter

▶ Ihr Partner sitzt dazu im Schneidersitz auf dem Boden, lehnt sich leicht zurück und stützt sich hinten mit den Armen ab. Lassen Sie sich sanft auf seinen Penis sinken, sodass Sie im Reitersitz auf ihm knien. Diese Position stimuliert die Klitoris bei tiefer Penetration. Stützen Sie sich auf seinen Schultern ab und bewegen Sie Ihr Becken in einer Achter-Schleife. Einfach großartig für hemmungslosen Sex, da werden Sie nicht lange an sich halten können! Wenn Ihr Partner ein Faible für Ihren Po hat und Sie möchten, dass Ihr G-Punkt stimuliert wird, drehen Sie sich einfach anders herum.

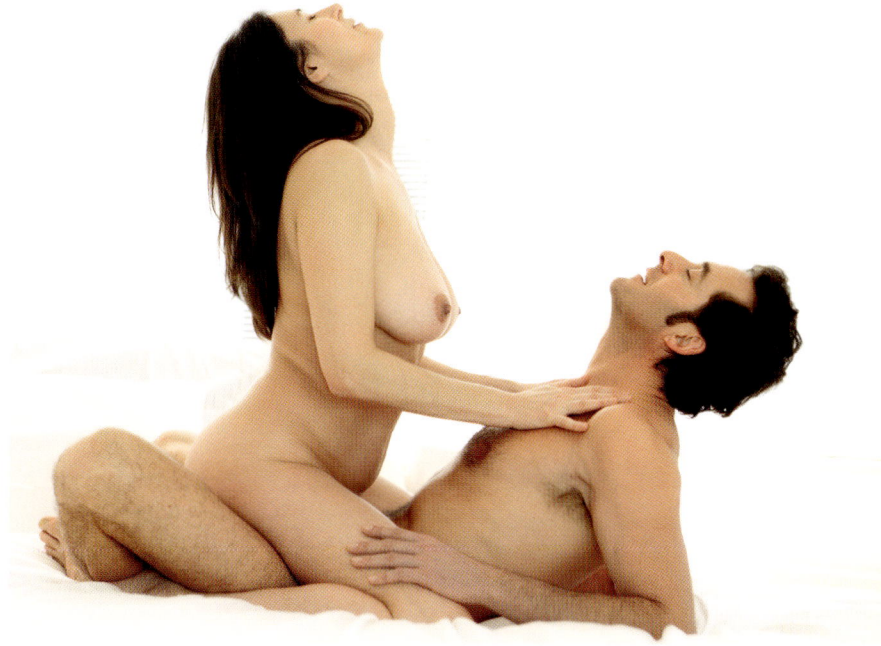

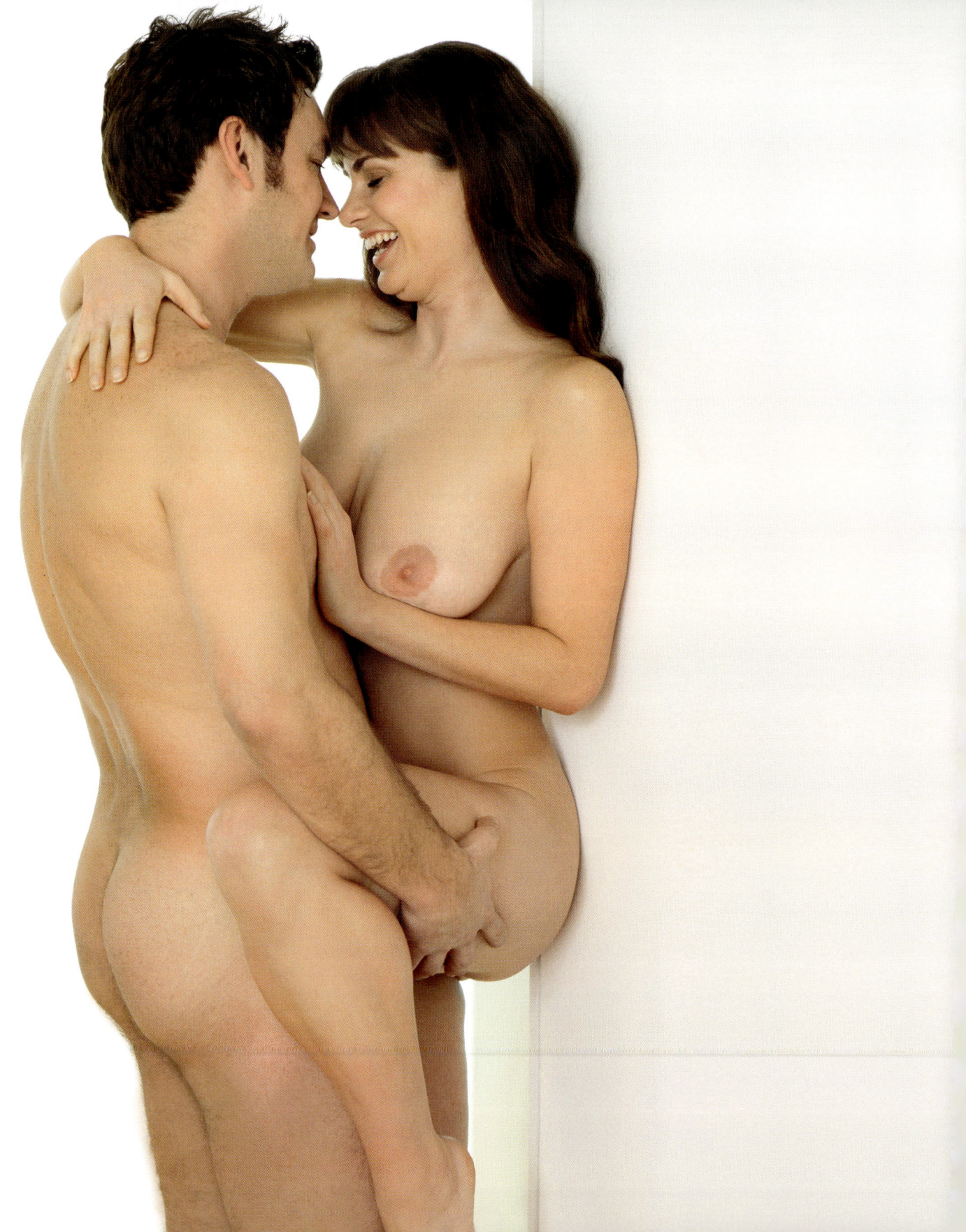

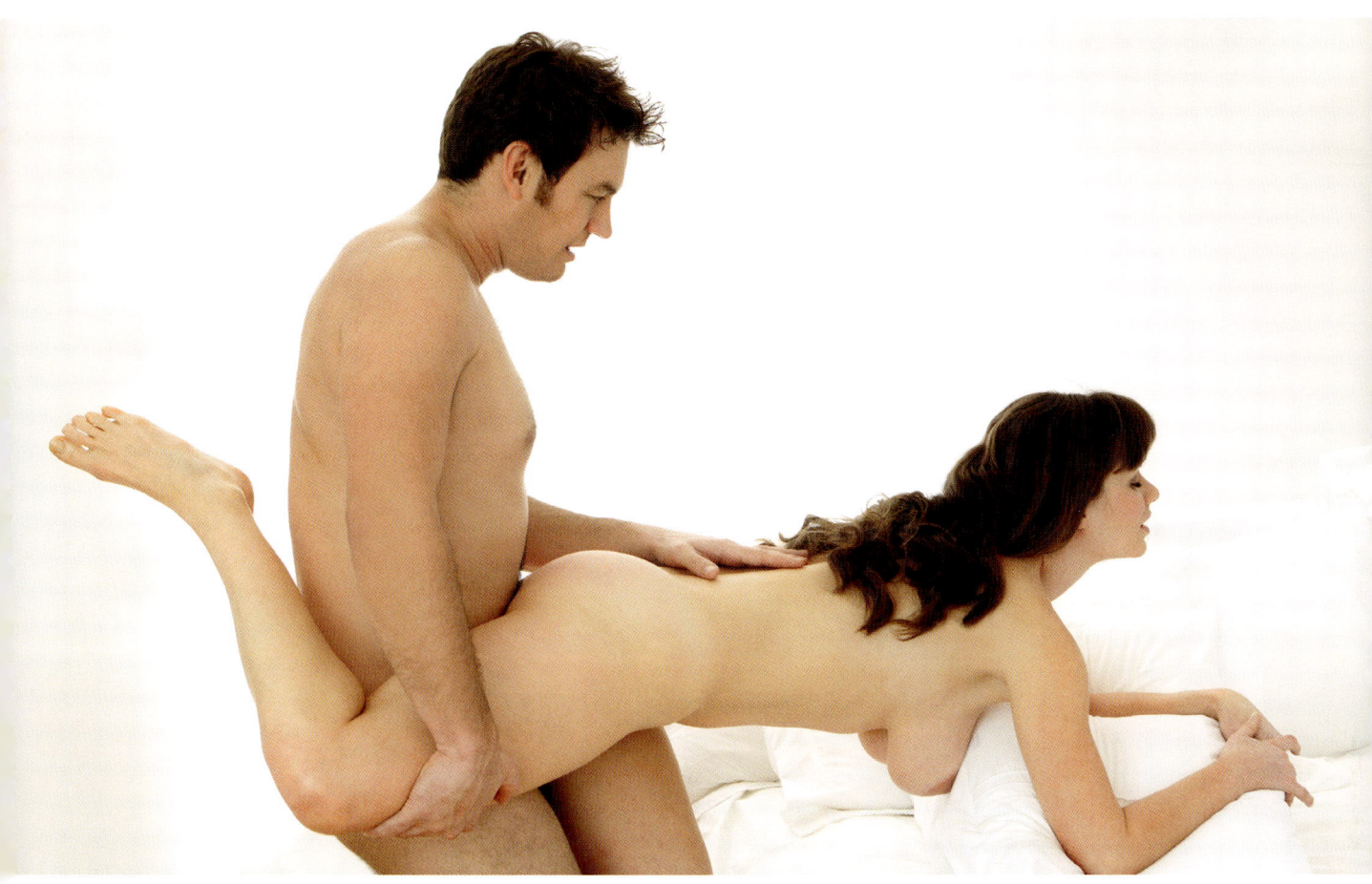

Gegen die Wand

◀ Diese aufregend intime Stellung ist ideal, wenn Sie exquisiten Genuss wollen. Während Ihr Partner Sie gegen die Wand drückt, schlingen Sie Ihre Arme und ein Bein eng um ihn. Mit den Händen unter Ihrem Po kann er dafür sorgen, dass Sie stabil stehen, während er in Sie eindringt. Er kann dabei auch mit der Hand Ihre Schamlippen streicheln und Ihre Klitoris stimulieren. Wenn er kurz vor dem Orgasmus ist, umfassen Sie sanft seine Hoden oder massieren und stimulieren ihm von hinten den Analbereich.

Schubkarre

▲ Diese Stellung sieht ziemlich eindrucksvoll aus, ist tatsächlich aber ziemlich einfach, weil Sie mit Ihren Händen helfen, die Balance zu halten. Sie lässt ihm reichlich Platz, um einzudringen, und es wird ihm Spaß machen, den Rhythmus zu bestimmen. Lehnen Sie sich für diese verwegene kleine Nummer über das Bett. Er steht hinter Ihnen und hebt eines Ihrer Beine hoch, während Sie auf den Ellbogen und Handflächen balancieren. Um noch eins draufzusetzen, kann er beide Beine hochheben, als würde er einen Schubkarren schieben.

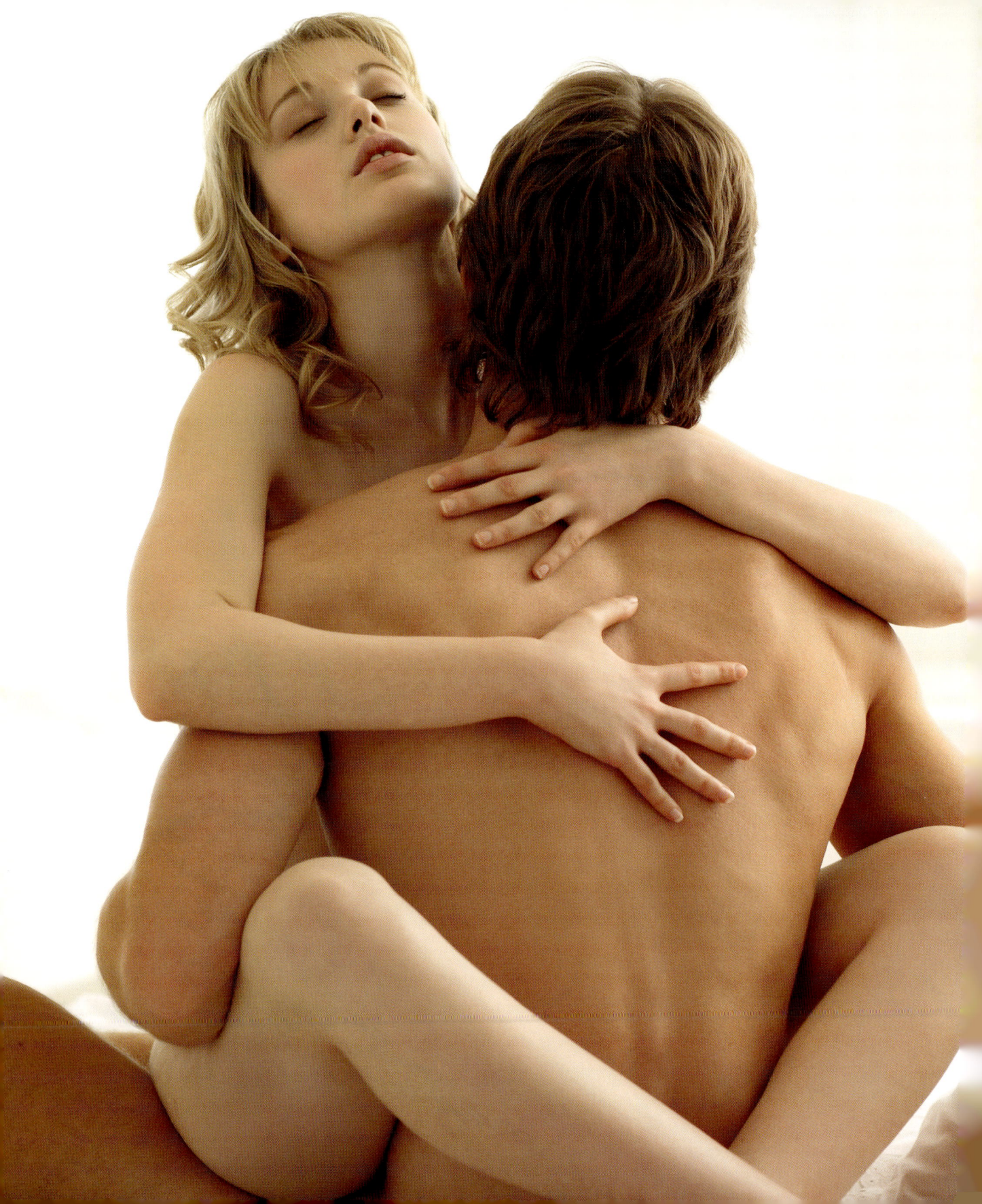

Sex neu erfinden

Lassen Sie uns jetzt kreativ werden! Es ist ganz einfach, Ihre innere Sexgöttin zu entfesseln. Erweitern Sie Ihre Grenzen mit Sexspielzeugen oder erleben Sie ein Adrenalin ausschüttendes Abenteuer an neuen Schauplätzen. Experimentieren Sie mit der Koitalen Ausrichtungstechnik, kurz KAT genannt, um eine orgastische Nacht zu erleben, oder treten Sie mit Tantra-Liebesspielen in Verbindung mit der spirituellen Seite von Sex.
Kurz: Sie werden neue, aufregende Arten der Intimität und der Erregung erleben – vor allem aber atemberaubende Orgasmen.

Etwas Neues ausprobieren

Neuerungen im Schlafzimmer sind ein Wagnis, dafür braucht es ein bisschen Mut. Schließlich sind ganz neue Selbsterkenntnisse möglich, etwa eine veränderte Körperwahrnehmung durch tiefen Atem und Konzentration. Sich dem zu stellen kann herausfordernd sein, aber auch unglaublich erotisch. Das Abenteuer, gemeinsam in Stellungen, Techniken und Schauplätzen Neuland zu betreten, stärkt das gegenseitige Vertrauen und wird dafür sorgen, dass Ihr Liebesleben leidenschaftlich bleibt.

Ein neu erfundenes Liebesleben
Warum nicht einfach nur mit dem Immergleichen weitermachen? Weil wir alte Gewohnheiten ablegen und bereit sein müssen, Sex mit all unseren Sinnen zu erleben, wenn wir ihn in seiner ganzen Fülle und Schönheit genießen wollen.

Sex zu lernen ist ein lebenslanger Prozess, von dem manche glauben, er sei eine Frage der Spiritualität. Im Kamasutra wird Sex als Teil der Schönheit des Lebens betrachtet. Meditativ oder spirituell begegnet uns Sex in der traditionellen Kunst der tantrischen Liebesspiele. Durch die Praxis der tantrischen Atmung, Berührung und des einander Anschauens können Sie mit Ihrem Liebsten spirituell und emotional in Verbindung treten.

Neue Stellungen
Ungewohnte Stellungen beim Sex ermöglichen Ihnen ganz neue Empfindungen. Die Koitale Ausrichtungstechnik (KAT), bei der Sie und Ihr Partner sich zu einem unglaublichen Orgasmus hin wiegen, oder der V-Ausschnitt, bei dem Ihr Partner seinen Penis dazu benutzt, Ihre Klitoris zu stimulieren, können neue Intensität erzeugen. Analsex kommt Ihnen vielleicht unanständig vor, kann aber die Intimität Ihrer Beziehung steigern und lehrt Sie, die Grenzen Ihrer Sexualität auszuweiten.

Neue Techniken
Sie können nahezu alle Stellungen durch ein paar erotische Spielereien verbessern. Suchen Sie sich etwas aus – die Augen verbinden, Sexspielzeuge oder Federn. Stopfen Sie sich Kissen unter die Hüften, polstern Sie Ihren Po oder Ihre Knie ab und verändern Sie für ein völlig neues Sex-Erlebnis den Penetrationswinkel. Nutzen Sie Stühle, um Stellungen wie die Hundestellung zu vereinfachen. Vibratoren oder ein Penis-Ring können die orgastischen Wonnen für beide steigern. Wenn Sie Lust auf Abenteuer haben, verwenden Sie Requisiten, Accessoires und Spielzeuge.

Neue Schauplätze
Verlassen Sie das Schlafzimmer und versuchen Sie es einmal unter der Dusche, in der Küche oder unter dem Sternenhimmel, um Ihrem Liebesleben einen zusätzlichen Adrenalinstoß zu verleihen. Neue Schauplätze bringen meist neue Stellungen mit sich. Versuchen Sie es also einmal gegen die Wand gelehnt oder auf dem Bürotisch.

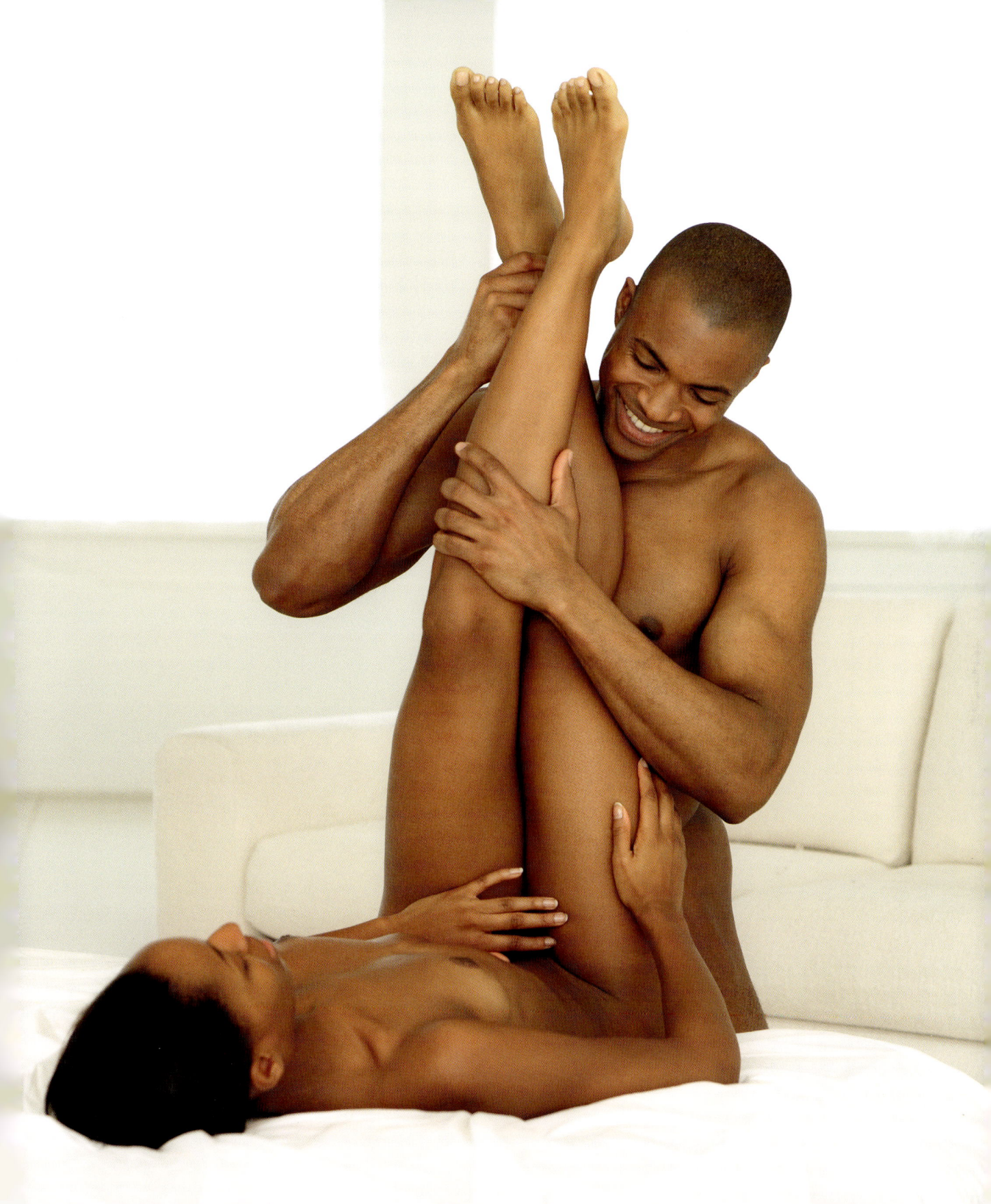

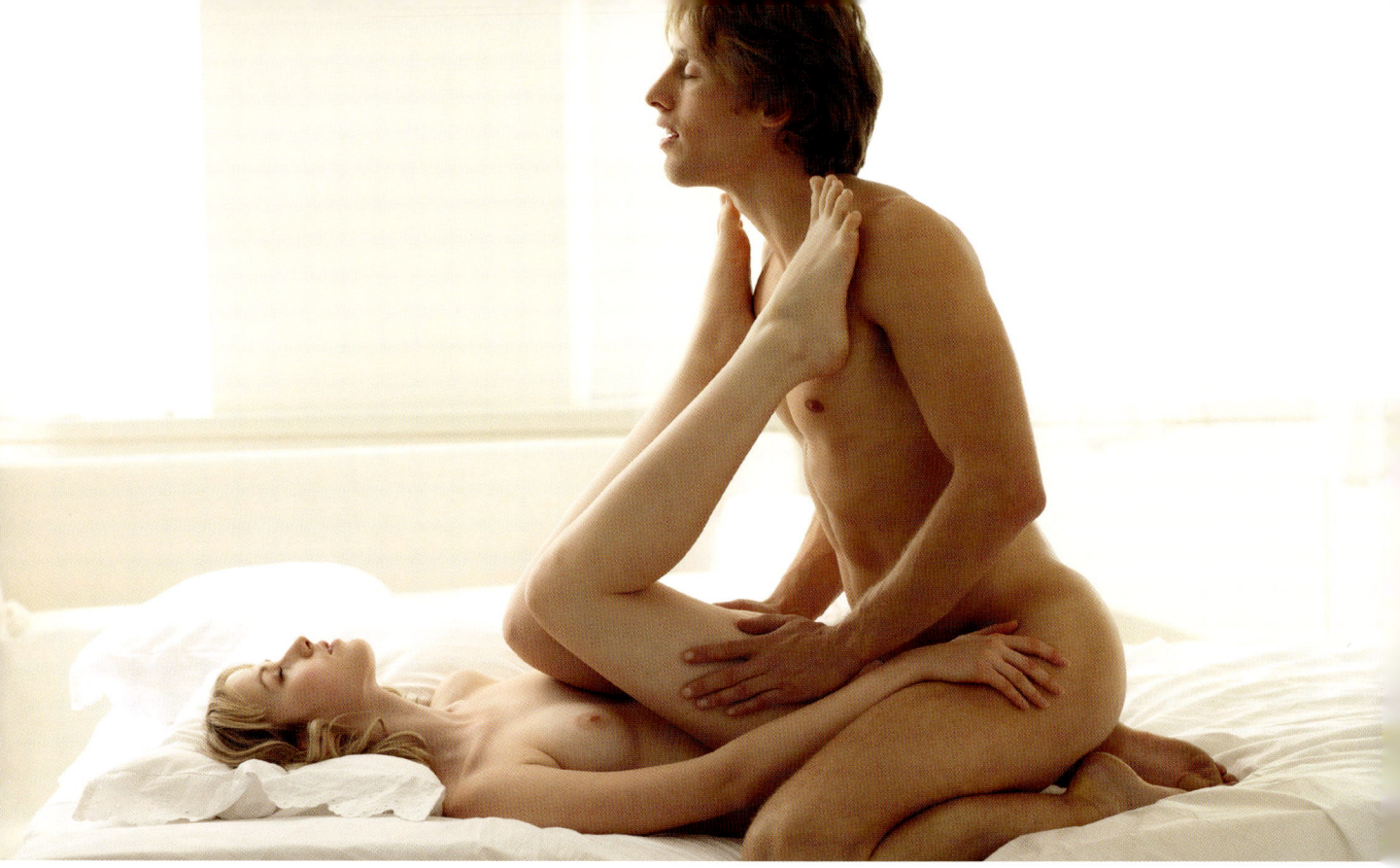

Stellungen für intensivere Orgasmen

Viele Paare vertiefen sich auf der Suche nach orgastischen Sex-Stellungen in das Kamasutra. Darin geht es weniger um »korrekte« Haltungen als um die Bereitschaft, sich neuen Empfindungen zu öffnen und alle Sinne zu nutzen. Dann können Ihnen diese Stellungen zu Orgasmen verhelfen, an die Sie sich noch Wochen, Monate und vielleicht Jahre erinnern werden. Besonders orgasmusfreundlich sind die Stellungen, bei denen es möglich ist, die Klitoris manuell zu stimulieren und Druck auf den G-Punkt auszuüben. Einige dieser Stellungen können sogar zur weiblichen Ejakulation führen – was für Ihren Partner ein Grund sein könnte, diese Stellungen öfter praktizieren zu wollen.

Die aufsteigende Missionarstellung

◀ Das ist die perfekte Stellung, um mehr Verbundenheit zu erzeugen und Sie beide gemeinsam zum Orgasmus zu bringen. Legen Sie sich auf den Rücken und stellen Sie Ihre Füße auf die Schultern Ihres Partners. Lassen Sie ihn vor sich knien, damit er tief in Sie eindringen kann. Diese sehr intime Stellung erlaubt Ihrem Partner, Ihr Gesicht zu sehen, während er Ihre Schenkel streichelt, Ihre Klitoris massiert und Ihre Analregion stimuliert. Er kann die Tiefe und Geschwindigkeit seiner Stöße kontrollieren, während Sie genügend Spielraum haben, um Ihr Becken auf und ab oder in einer Achter-Schleife zu bewegen. Er kann den Rhythmus ändern und Sie rasend machen, wenn er seinen Penis fast ganz herauszieht und dann wieder tief zustößt. Dadurch entsteht auch Druck auf Ihren G-Punkt, während Sie bloß zurücklehnen und sich darauf konzentrieren, wie alle Ihre empfindlichen Stellen im Genitalbereich stimuliert werden.

Neue Anstöße

▶ Diese Position eignet sich für all die Momente, in denen Sie einfach nur übereinander herfallen wollen. Ideal ist ein hoher Barhocker oder Stuhl, die Arbeitsfläche in der Küche geht aber auch. Setzen Sie sich so, dass Sie fast auf der Kante des Hockers oder Stuhls sitzen, dann lassen Sie Ihren Partner eines Ihrer Beine halten. Seine Peniswurzel kommt dabei ganz dicht an Ihre Klitoris und er kann tief in Sie eindringen. Das wird Ihrem Sexualleben neue Anstöße geben.

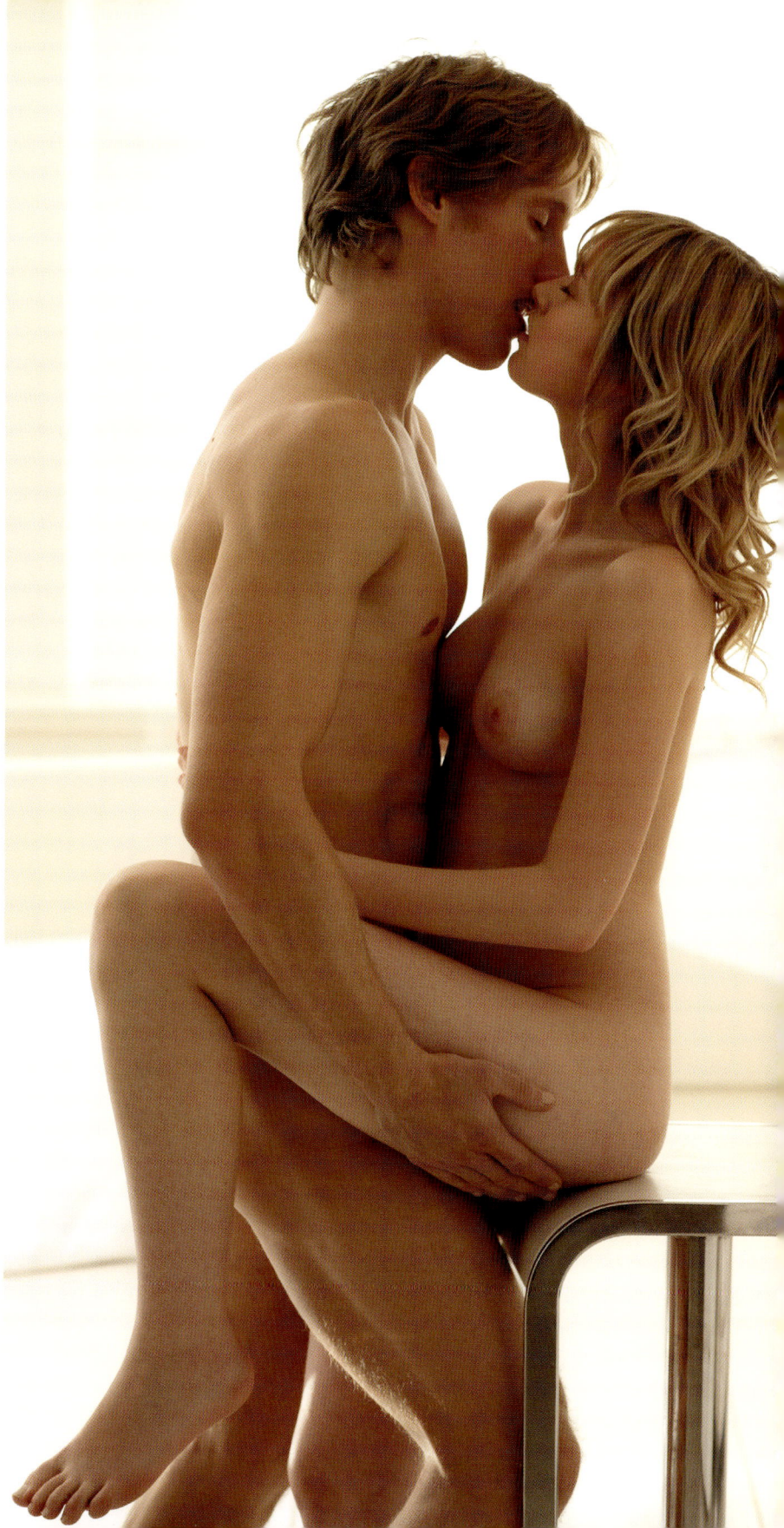

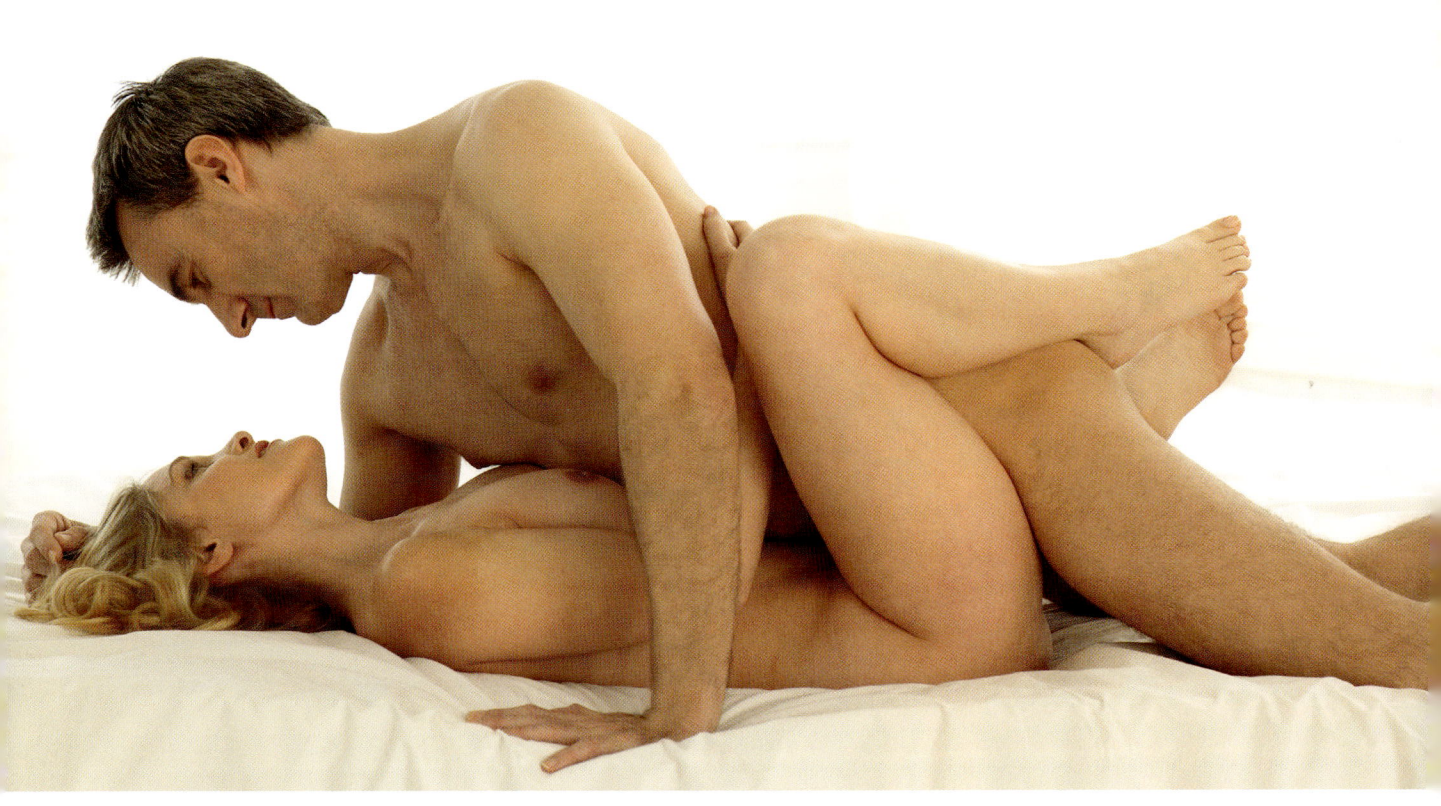

Die Koitale Ausrichtungstechnik (KAT)

Für Frauen ist die Koitale Ausrichtungstechnik wahrscheinlich die beste Errungenschaft seit der Erfindung der Missionarsstellung, denn sie widerlegt die Annahme, dass Sex vor allem aus dampfmaschinenartiger Bewegung besteht. KAT erfordert viel Geduld und praktische Erfahrung. Sie verlangt eine geradezu philosophische Neuausrichtung und einen langsameren, entspannteren und vielleicht »weiblicheren« Zugang zu Sex. Durch kleine, subtile Bewegungen übt der Mann mit Peniswurzel und Beckenknochen konstanten Druck auf Klitoris und Venushügel aus. Die Partner haben dabei die ganze Zeit vollen Körperkontakt. KAT ist auch gut für Männer: Durch die gemeinsamen Beckenbewegungen entsteht Druck auf sein Frenulum.

Bleiben Sie in Beckenkontakt

◀ Begeben Sie sich in die traditionelle Missionarsstellung, aber bitten Sie Ihren Partner, sein Becken über Ihren Körper anzuheben, um in Sie einzudringen. Die Wurzel seines Penis und sein Beckenknochen sollten sich eng an Ihre Klitoris schmiegen, und sein Penis sollte tief in Sie eindringen. Bleiben Sie, statt mit stoßartigen, mit sanft wiegenden Bewegungen in konstantem Kontakt. Um in einen bequemen Bewegungsrhythmus zu kommen, legen Sie Ihre Beine um ihn, damit Sie sich beide in vollkommener Harmonie bewegen können.

Druck aufrechterhalten

▶ Hauptziel sollte für Ihren Partner sein, den stetigen Druck beizubehalten und den Bereich von Ihrem Venushügel bis hinab zum Scheideneingang zu stimulieren. Mit ein bisschen Übung werden Sie schnell in den richtigen Rhythmus kommen, in dem sie sich wie zu einer Einheit verschmolzen fühlen.

Vervollkommnen Sie die Stellung

▶ Sie können diese Stellung vervollkommnen, indem Sie die Beckenbodenmuskulatur anspannen, um die Reibung an Ihrem G-Punkt noch zu verstärken und Ihre Vagina fester um den Penis Ihres Partners zu schließen. Wiegen Sie sich nicht nur vor und zurück, sondern auch seitwärts, um diese sexuelle Erfahrung noch mehr auszukosten.

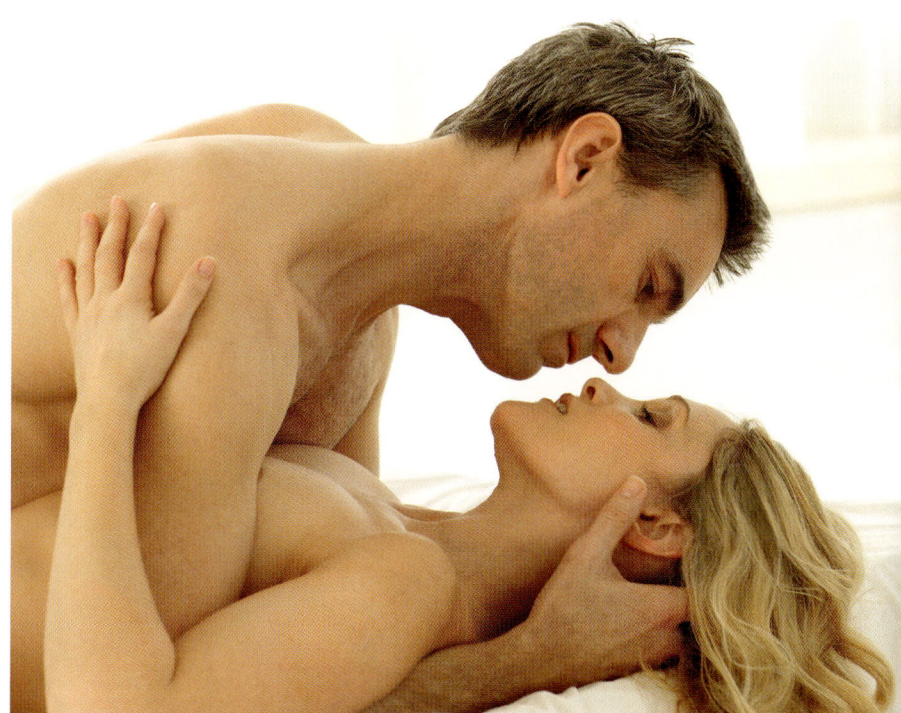

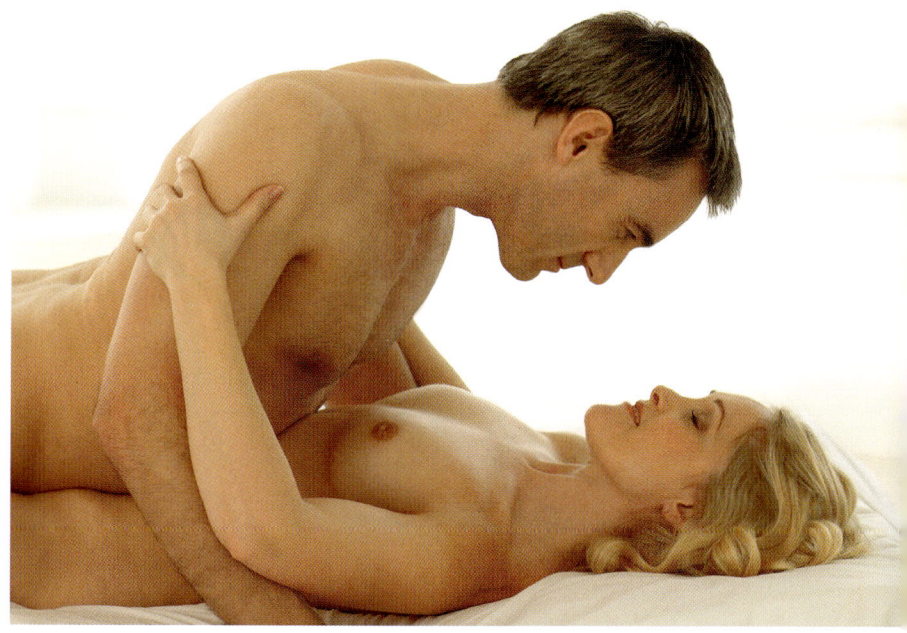

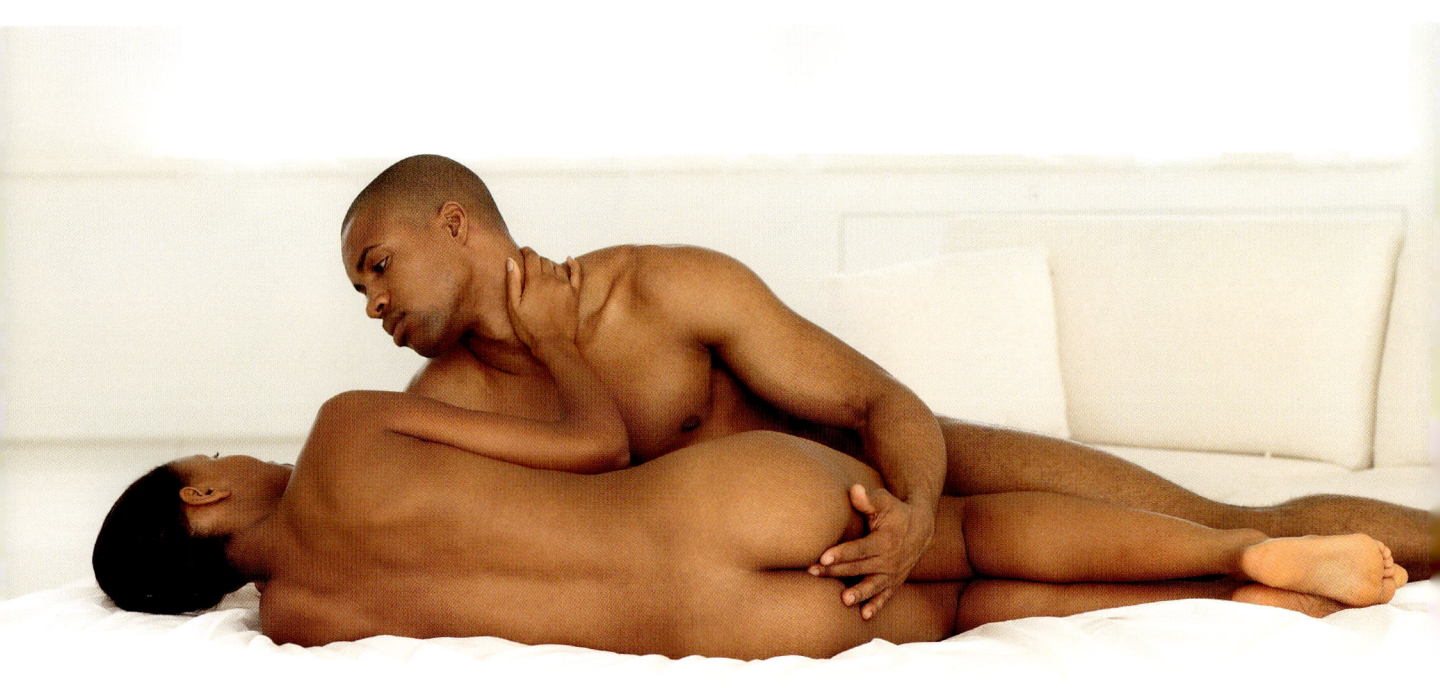

Analsex

Analsex kann ein gesunder und aufregender Teil des Liebeslebens sein. Es ist kein Wunder, dass die meisten Paare diese wenig diskutierte Praxis schon einmal ausprobiert haben. Analsex erlaubt uns, die Grenzen unserer sexuellen Erfahrung auszuweiten. Und er fühlt sich richtig gut an, weil es toll ist, wenn das nervenreiche Dammgewebe am Anus stimuliert wird – so großartig, dass manche Leute es als »G-Punkt des Anus« bezeichnen. Um in den Genuss von gutem Analsex zu kommen, müssen Sie wirklich sehr erregt sein und viel Gleitmittel benutzen. Besonders wichtig: Vertrauen Sie Ihrem Liebsten, lassen Sie alle Hemmungen fallen und erlauben Sie Ihrem Körper, sich dieser neuen Praktik ganz und gar zu öffnen.

Beim ersten Mal

◀ Wenn Sie noch nie Analsex ausprobiert haben, beginnen Sie sachte und zurückhaltend. Legen Sie sich mit angezogenen Beinen bequem auf die Seite. Bitten Sie Ihren Partner, Ihnen das Gesicht zuzuwenden, damit er Ihre Reaktionen sehen kann. Er soll ruhig erst damit anfangen, Ihre Schamlippen und die Klitoris zu stimulieren, damit Sie voll erregt und feucht werden. Er kann dann beginnen, Ihren Damm und den empfindlichen Bereich rund um Ihren Anus zu massieren. Anschließend kann er einen oder zwei Finger einführen, damit Sie sich an das Gefühl gewöhnen können. Möglicherweise sind Sie zunächst unsicher, aber haben Sie keine Scheu davor, diese neue Art von Sex zu erkunden. Setzen Sie anale Fingerspiele auch beim normalen Sex ein, um Ihrer beider Lust zu steigern. Während er in Ihre Scheide eindringt, kann Ihr Liebhaber mit den Fingern den Bereich um und in Ihrem Anus stimulieren. Dadurch werden Sie zu einem intensiven Orgasmus kommen, weil alle Ihre genitalen Lustpunkte miteinbezogen sind.

Von hinten

▼ Eine der besten Stellungen für Analsex ist die Atergo- oder Löffelchenstellung. Dazu bitten Sie ihn, behutsam vorzugehen und Ihnen ein Zeichen zu geben, bevor er beginnt, damit Sie sich darauf einstellen können. So können Sie ihm rechtzeitig Bescheid geben, wenn er vorsichtiger sein oder aufhören soll. Ein Gleitmittel ist ein Muss, denn der Anus wird nicht von selbst befeuchtet. Ein guter Auftakt ist orale Befriedigung. Wenn Sie erregt genug sind, tragen Sie großzügig Gleitmittel auf. Zunächst sollte Ihr Partner Ihren Anus nur mit der Eichel seines Penis penetrieren. Er sollte sich Zeit nehmen, und Sie sollten entspannt sein – ihm zu vertrauen ist jetzt ganz wichtig. Er kann dann langsam und sanft in Ihren Anus hinein- und hinausgleiten, bis er eine Tiefe und einen Rhythmus erreicht, den Sie angenehm und aufregend empfinden. Vorsicht: Praktizieren Sie niemals vaginalen nach analem Sex, weil sonst Bakterien übertragen werden können, die zu Infektionen führen. Dasselbe gilt auch für den Gebrauch der Hände oder von Spielzeug in diesem Bereich.

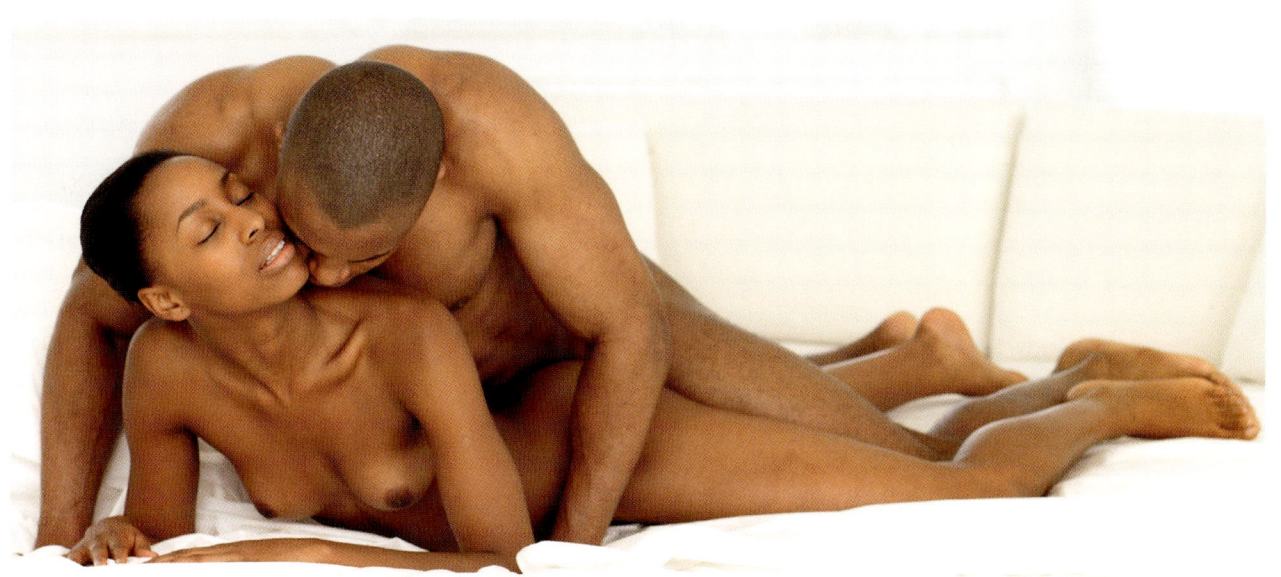

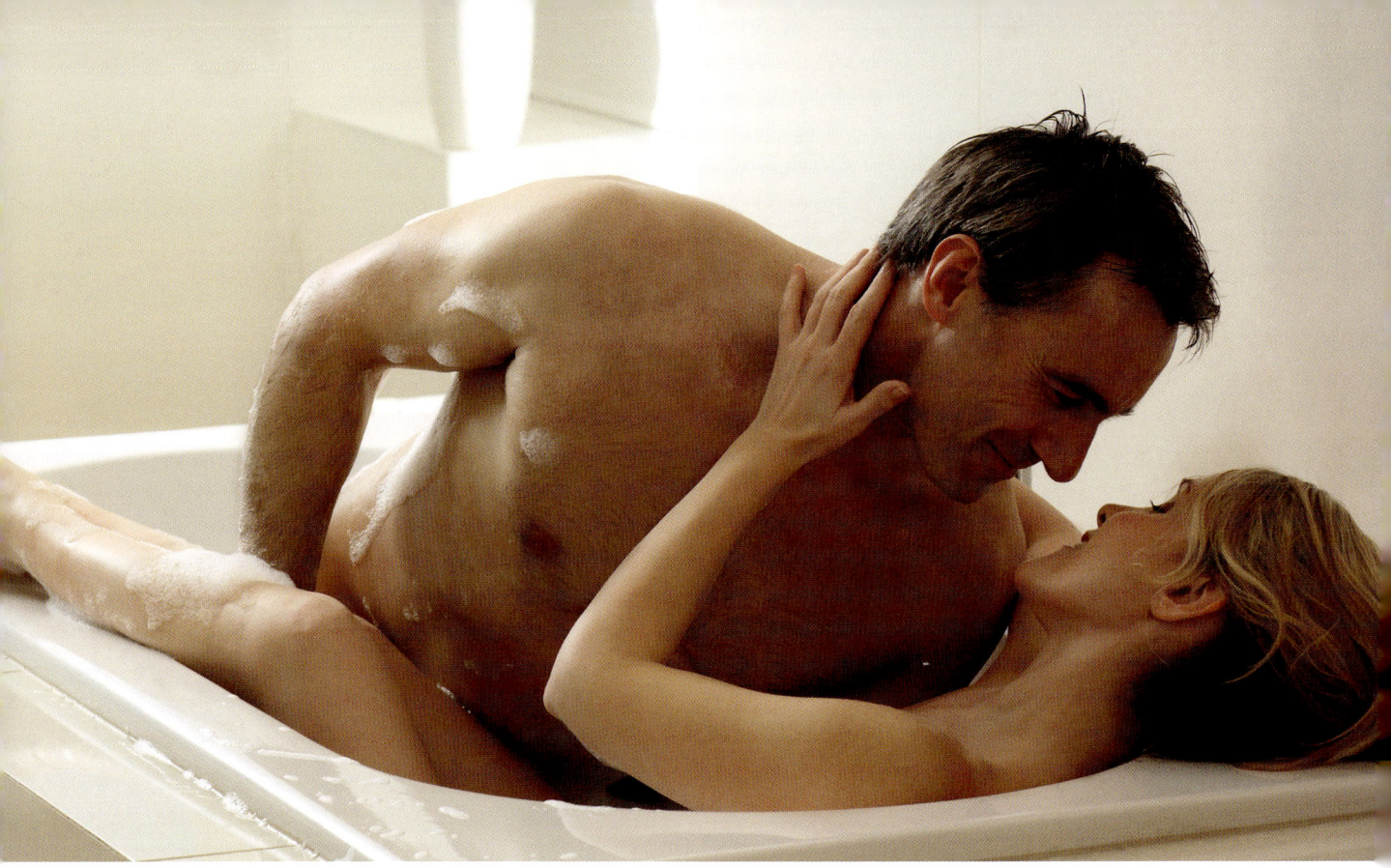

Außerhalb des Schlafzimmers

Wenn Sie etwas Würze in Ihr Liebesspiel bringen wollen, genügt es manchmal schon, es woanders zu tun. Sex auf Ihrem Esstisch, der Arbeitsfläche in der Küche oder im Bad bedeutet Herausforderung und Nervenkitzel. Sie können sich nicht einfach nur entspannt zurücklehnen. Sex im Freien zu haben – oder irgendwo, wo man Sie dabei überraschen könnte –, bringt Ihr Adrenalin auf Hochtouren. Dafür brauchen Sie nicht gleich die Nachbarn einzuladen – es reicht der Gedanke, vielleicht gesehen zu werden, und Ihr Liebesspiel wird sich verwegen verschwörerisch anfühlen. Machen Sie's im Garten unter dem Sternenhimmel, oder locken Sie Ihren Partner ins Bad. Wagen Sie etwas – schließlich soll Sex atemberaubend sein.

Im Badezimmer

◀ Im Badezimmer intim zu werden, erlaubt Ihnen viel Privatheit – und in das warme Badewasser zu steigen, schafft vielleicht genau die Entspannung, nach der Sie sich sehnen. Ihre Haut wird sich einladend supersauber fühlen. Badewannen gibt es in den unterschiedlichsten Formen und Größen, achten Sie also darauf, dass Sie Ihr Badezimmer nicht unter Wasser setzen, wenn Sie beide in die volle Wanne steigen. Dann kann es noch die Diskussion geben, wer dort sitzt, wo der Wasserhahn ist. Wenn Sie das Glück haben, eine runde oder eine Übergrößen-Wanne zu besitzen, haben Sie dieses Problem vielleicht nicht. Lassen Sie das Wasser schön warm einlaufen, und geben Sie etwas von Ihrem Lieblingsschaumbad hinein. Sorgen Sie mit Kerzen für verführerisches Licht im Bad und zünden Sie dann für eine rundum sinnliche Erfahrung die Duftlampe an.

Nur Stehplätze

▶ Dieser Vorschlag eignet sich, wenn Sie den Abwasch etwas aufpeppen wollen, aber keine Lust auf ein Workout haben. Lehnen Sie sich an die Spüle, während Ihr Partner hinter Ihnen steht und in Sie eindringt. So entsteht das Gefühl, als würde er Sie festhalten. Strecken Sie ihm den Hintern entgegen und drehen und kreisen Sie Ihre Hüften an seinem Becken. Wenn Sie mehr Energie haben, können Sie sich herumdrehen und sich auf die Arbeitsfläche setzen. Sie müssen sich nicht mal ganz ausziehen, ideal also für einen Quickie, bevor die Gäste kommen.

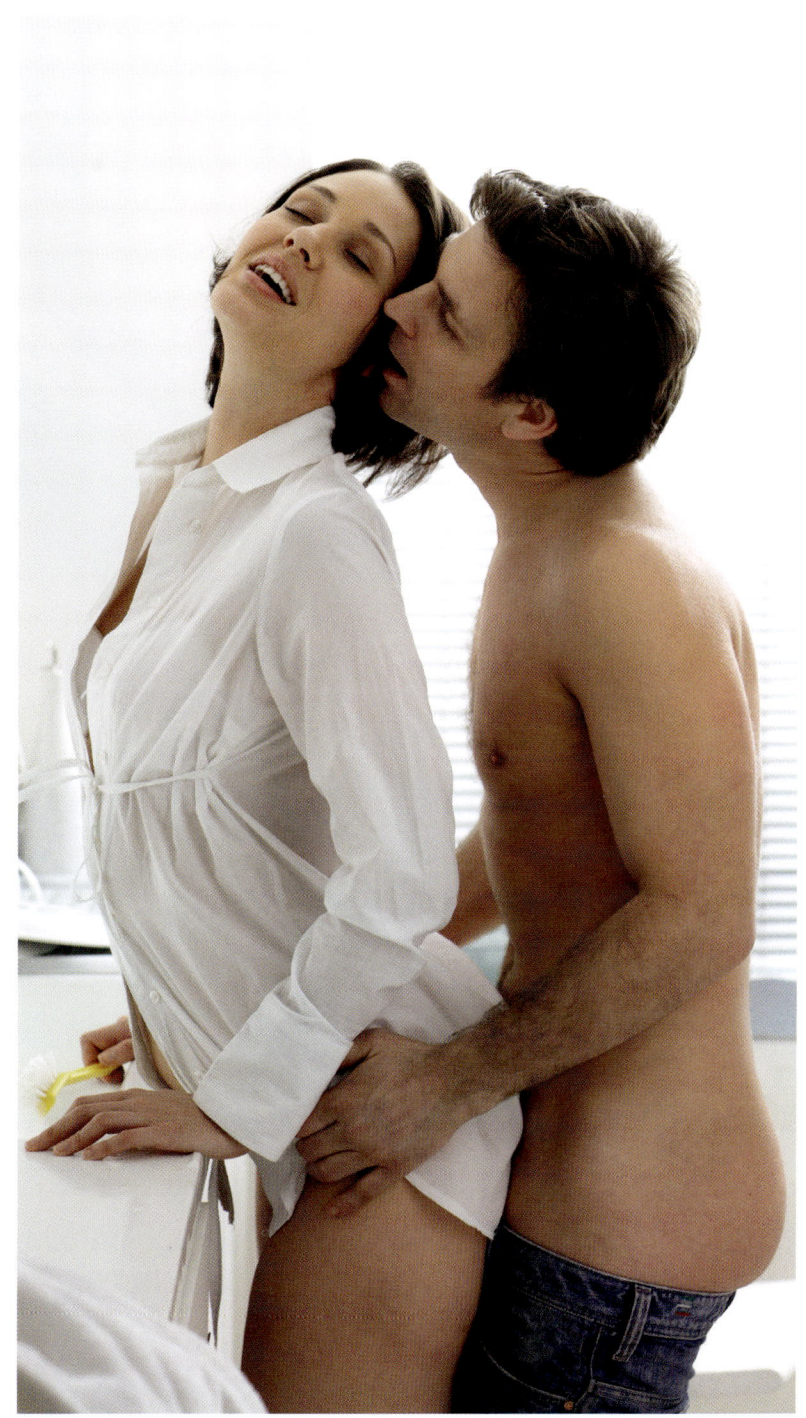

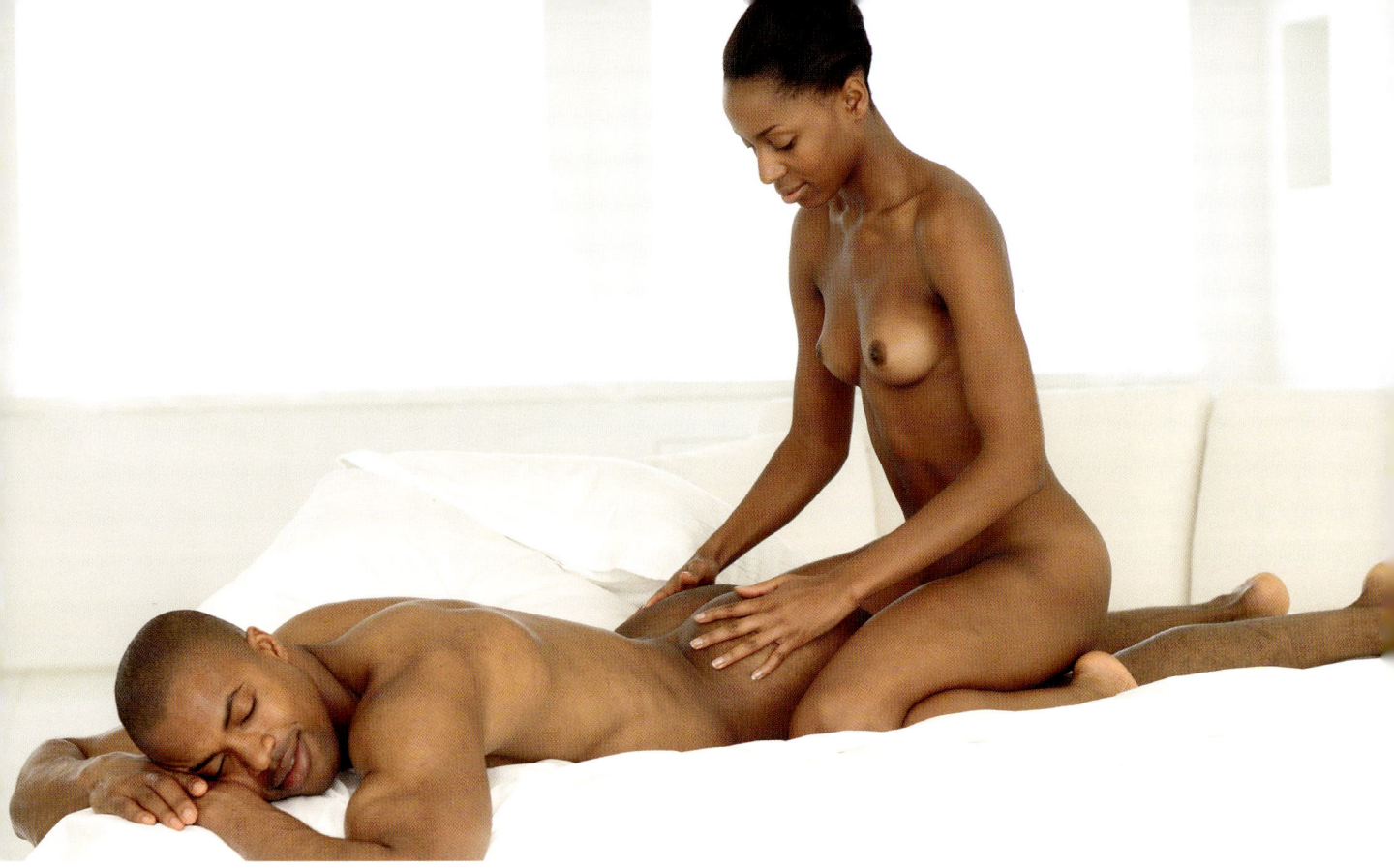

Hocherotisch: Sex ohne Penetration

Es gibt nichts, was intimer wäre als eine hocherotische Liebesnacht ohne Penetration. Voraussetzung dafür ist, dass Sie und Ihr Liebster kreativ werden und die Penetration durch andere erotische Aktivitäten ersetzen. Massieren Sie sich – nackt – gegenseitig den Rücken, veranstalten Sie Ringkämpfe, baden Sie zusammen. Naschen Sie Leckereien von Ihren Körpern oder schildern Sie sich gegenseitig Ihre Fantasien. Lassen Sie auch oralen und manuellen Sex nicht außen vor. Werden Sie zum Nimmersatt, und probieren Sie alles aus – in einer Nacht, an einem Wochenende. Sex ohne Penetration soll uns daran erinnern, dass Sex auch aus Spiel und Spaß und Vertrautheit besteht. Es muss dabei nicht zum Orgasmus kommen.

Nackt-Massagen

◀ Drehen Sie die Heizung auf, ziehen Sie sich aus und setzen Sie sich im Schneidersitz auf ihn. Nehmen Sie etwas warmes Öl und massieren Sie damit seinen Rücken und seinen Po – er wird es genießen, von Ihnen massiert zu werden und dabei Ihre nackten Genitalien auf der Rückseite seiner Schenkel zu spüren.

Jetzt wird ausgezählt!

▶ Ein erotischer Ringkampf ist ein besonders prickelndes, rasches Vergnügen. Die meisten Männer lieben es, sich körperlich messen zu können, besonders wenn Sie wissen, dass der Preis Ihr Körper ist. Ölen Sie sich gegenseitig mit Massageöl ein und glitschen Sie bis zu orgastischen Wonnen übereinander weg. Der Kontakt zwischen Ihren eingeölten Körpern erzeugt erotische Glut und erhöht Ihre Empfindsamkeit für Berührungen. Sie können das Ganze noch sexier machen, indem Sie ihm sagen, dass er Handschellen tragen muss, damit Sie beide die gleichen Chancen haben. Ihren nackten, schimmernden Körper nicht mit den Händen berühren zu können, wird seine Erwartung und sexuelle Erregung noch steigern.

Erotisches Bankett

▶ Schlagsahne, Honig und Schokoladensirup eignen sich gut dafür, abgeleckt und vom Körper gelutscht zu werden. Oder füttern Sie sich mit Trauben, Erdbeeren oder Blaubeeren. Oder bieten Sie ihm ein Festmahl auf Ihren Genitalien an, das wird seine wildesten Träume übertreffen. Es gibt übrigens auch eine ganze Reihe essbarer Produkte wie Körperfarbe, Massageöle oder Slips.

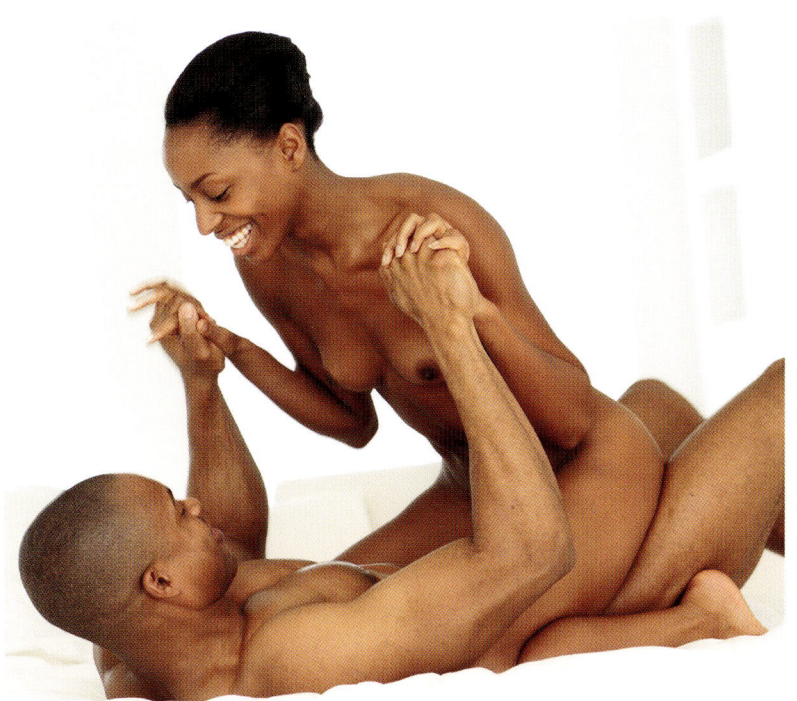

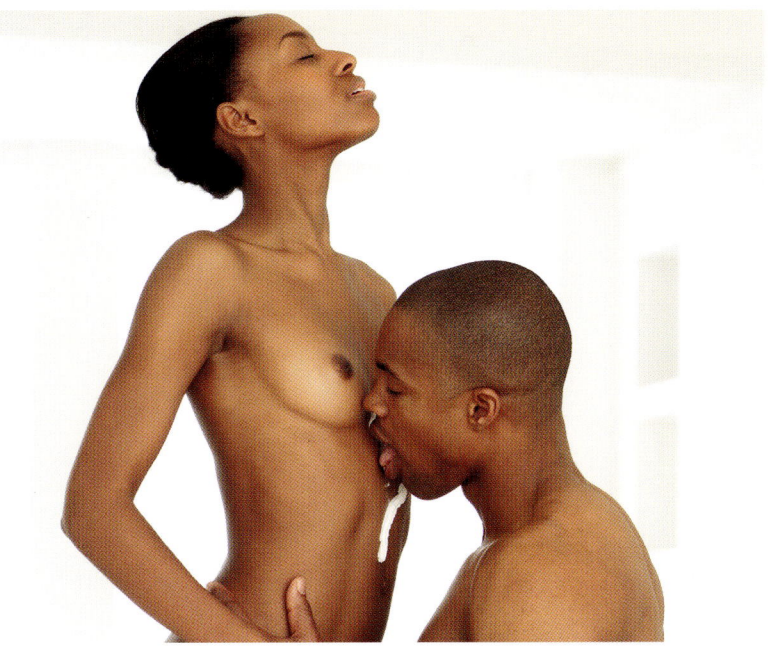

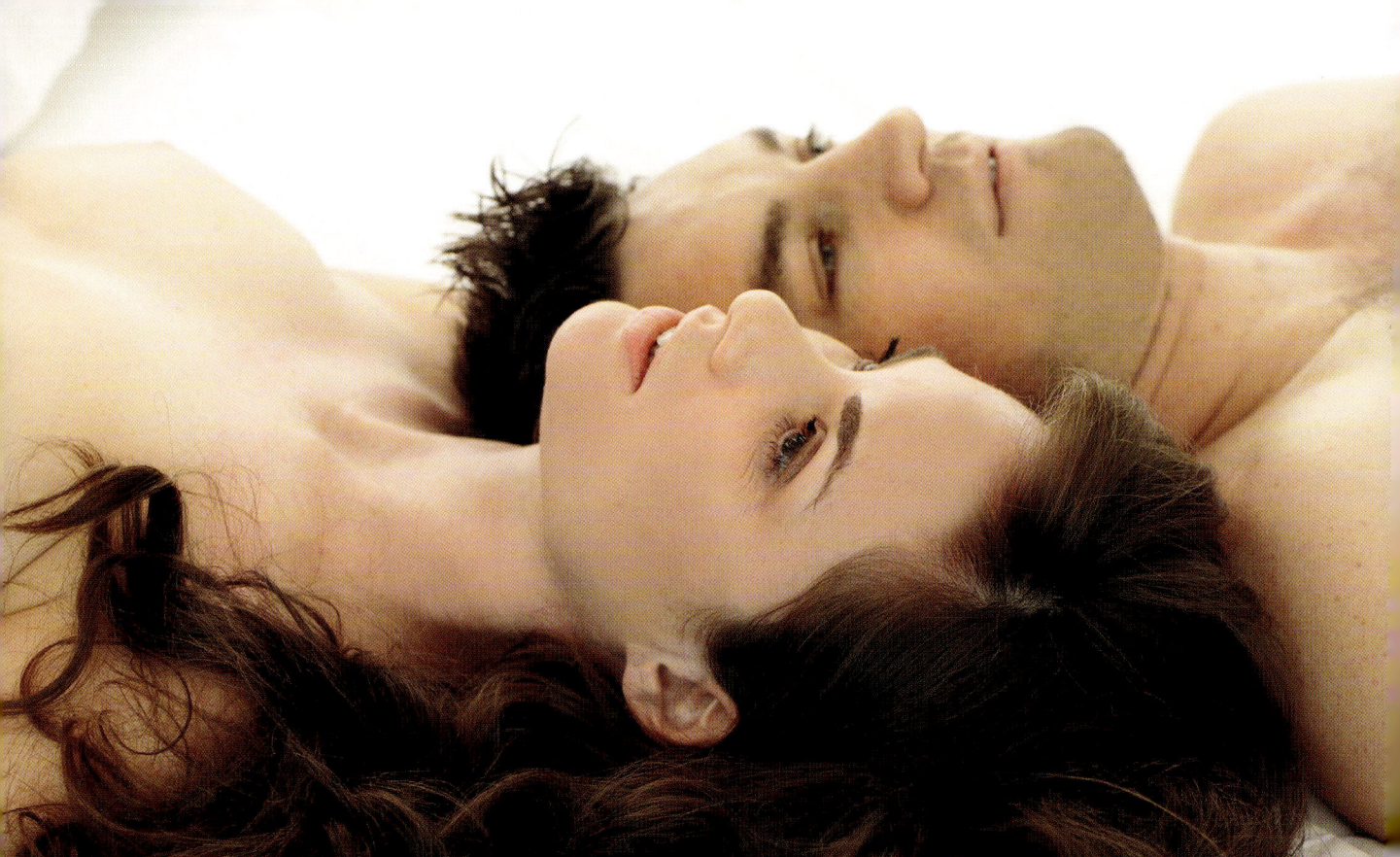

Tantrische Liebesspiele

Tantra ist eine Sammlung spiritueller Praktiken, gedacht dazu, die Sinne zu stimulieren, um zu verbesserter Selbstwahrnehmung zu kommen. Basierend auf der Vorstellung, dass Sex heilig ist, geht es beim Tantra darum, auf eine tiefere Ebene der Sexualität zu gelangen. Atem, Berührung und das In-die-Seele-Schauen sind Schlüsselelemente. Die tantrische Atmung bringt Sie in Einklang mit Ihrem Körper, das Streicheln verbindet Sie mit der sexuellen Energie und das In-die-Seele-Schauen mit dem Geist Ihres Geliebten. Bestimmte Körperteile, etwa die Hoden oder die Brüste, sollen dem Tantra zufolge mit Energie und Lebenskraft gefüllt sein – sie zu massieren soll die sexuelle Energie aktivieren.

Reinigende Atmung

◀ Der Atem ist eine kraftvolle Quelle der Energie, und gemeinsam zu atmen kann das Liebesspiel bereichern. Atmen Sie mit geschlossenem Mund durch die Nase ein. Inhalieren Sie langsam, damit erst das Zwerchfell und dann Ihre Rippen und Ihr Brustkorb sich heben. Atmen Sie mit leicht geöffnetem Mund vollständig aus. Stellen Sie sich Ihren Atem als reinigende Kraft vor, die Ihren Körper mit jeder Einatmung reinigt und mit jeder Ausatmung Gifte aus Ihnen entfernt.

In die Seele schauen

▶ Bei dieser Praktik schauen Sie Ihrem Partner tief in die Augen und verbinden sich visuell mit ihm. Um das In-die-Seele-Schauen zu praktizieren, sitzen Sie sich gegenüber und sehen einander für eine längere Zeit in die Augen – zu Beginn zwei bis drei Minuten, und länger, wenn Sie damit Erfahrungen haben. Wenn Ihnen das albern vorkommt, kichern Sie ruhig, um die Spannung zu lösen, aber machen Sie weiter. Sie werden sich sehr bald besser damit fühlen.

Intimes Streicheln

▶ Legen Sie sich Seite an Seite, atmen Sie synchron und schauen Sie sich in die Augen. Beginnen Sie damit, einander sanft und leicht zu streicheln, und wechseln Sie zwischen kreisenden und Auf- und Abbewegungen. Streicheln Sie einander Arme und Schultern, dann Hals und Rücken und zuletzt Schenkel und Beine. Lassen Sie aber Brüste und Genitalien aus. Sinn ist, die Wahrnehmung für den Körper des anderen auch jenseits der eindeutig erogenen Zonen zu erhöhen.

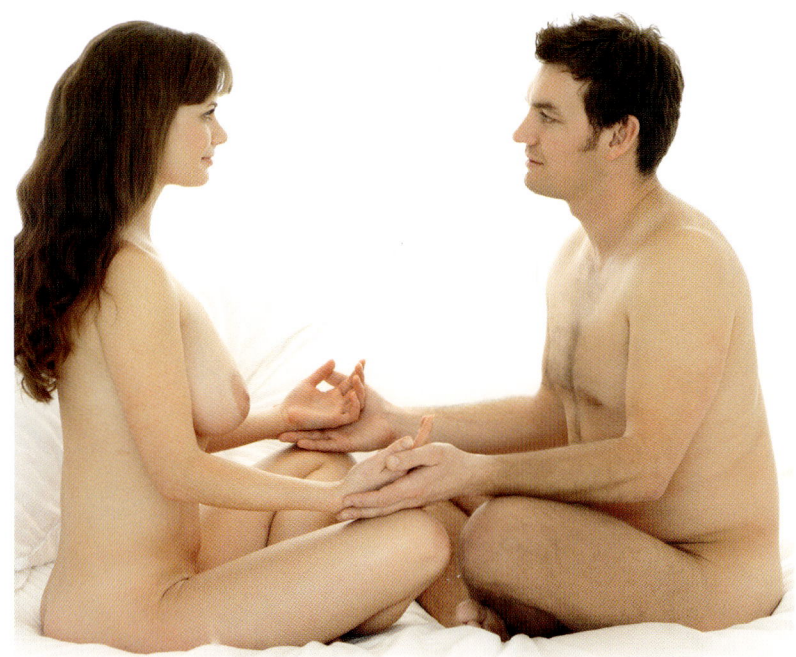

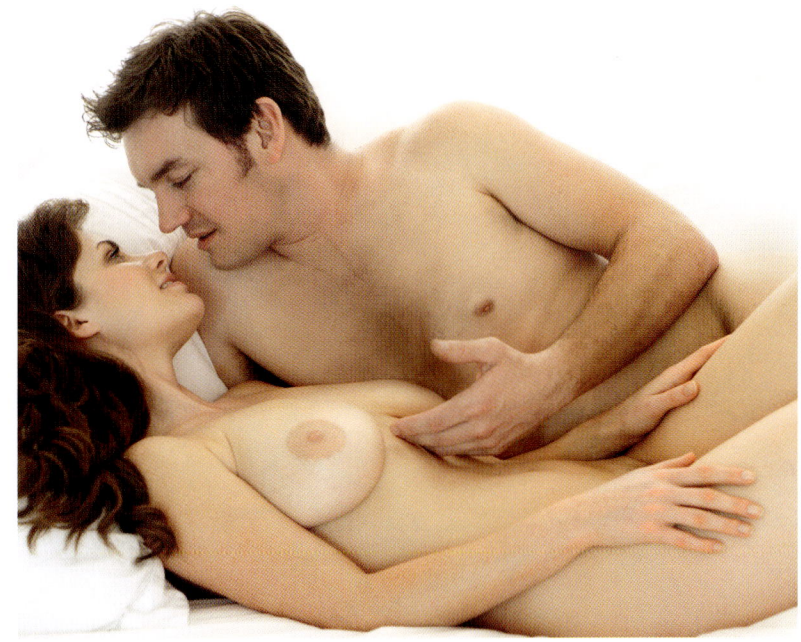

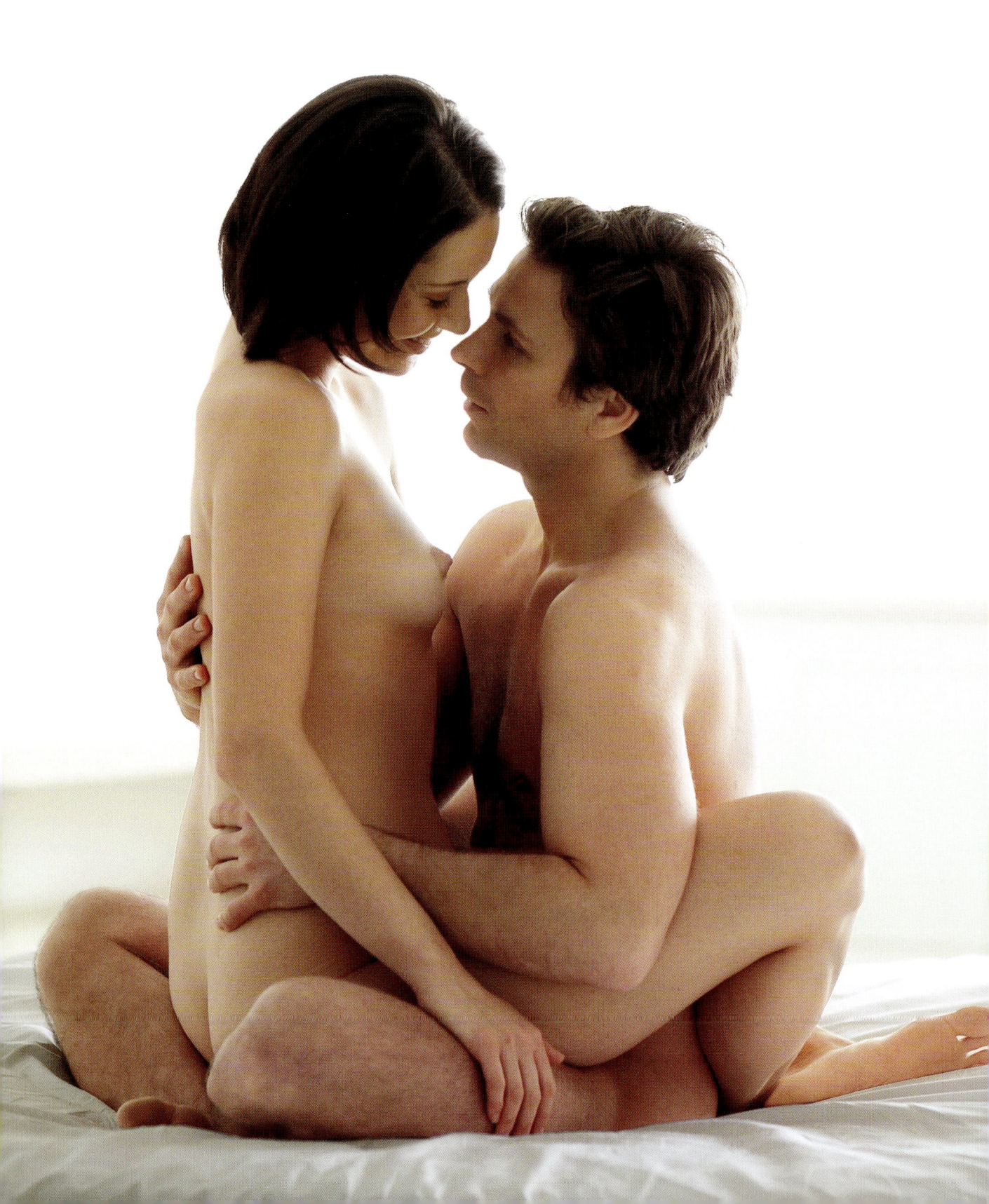

Yab Yum

◀ Die klassische Liebesposition beim Tantra-Sex: Sie ermöglicht Ihnen und Ihrem Partner, Ihre Chakren anzugleichen (die sich drehenden Energiezentren, die sich entlang der Wirbelsäule befinden). Setzen Sie sich in den Schneidersitz und schlingen Sie Ihre Beine um Ihren Partner. Versuchen Sie, in egal welcher Stellung, eine kurze Pause einzulegen – halten Sie für zehn Sekunden inne, wenn er in Ihnen ist. Praktizieren Sie die beschriebene Atmung und bringen Sie den sexuellen Impuls auf eine höhere Ebene. Nach dieser Art des Aufschubs kann der Orgasmus besonders überwältigend sein.

Fühlen Sie sich verbunden

▶ Den Augenkontakt aufrechtzuerhalten, ist ein wichtiges Element, um sich beim tantrischen Sex tief verbunden zu fühlen. Indem Sie den anderen anschauen, verhindern Sie, dass Ihr Geist abschweift – so machen Sie aus Sex einen gemeinsamen meditativen Akt.

Weibliche Energie

▶ Unsere sexuelle Energie kann uns zu höherem Bewusstsein erheben und Paare näher zur Kraft des göttlichen Ursprungs bringen. Der weiblichen Energie gilt im Tantra hohe Achtung als Katalysator für sexuelle und spirituelle Transformation. Der Mann ehrt die Sexualität der Frau und überlässt sich ganz ihrer unbegrenzten Macht. Versuchen Sie, Ihre überkommenen Rollen zu verlassen. Nutzen Sie die Reiterstellung, um latente Dominanzgefühle auszuleben und die Führung für Ihren gemeinsamen Genuss zu übernehmen.

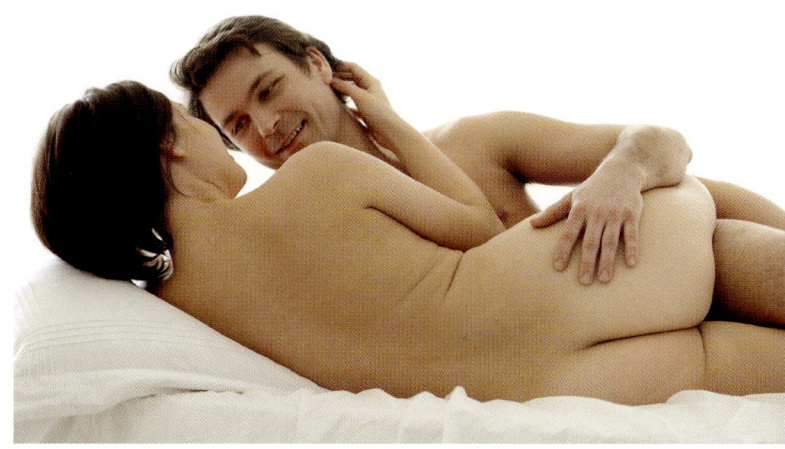

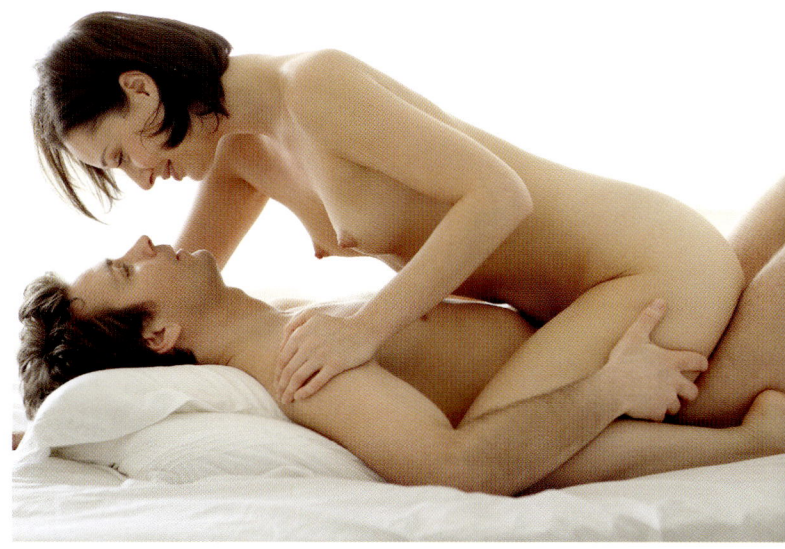

Sex Play

Erotika und Sexspielzeuge sind wichtige Aspekte des Liebesspiels. Sie sind nicht nur der Single-Frau liebste Begleiter. Auch in Langzeitbeziehungen erfreuen sie sich nachweislich großer Beliebtheit, denn sie bringen mehr Spaß und Pep ins Schlafzimmer. Von Dildos bis G-Punkt-Stimulatoren gibt es erotische Spielzeuge aller Arten. Es gibt sogar solche, die »undercover« reisen und als Lippenstifte oder Zahnbürsten verkleidet ganz diskret in Ihre Handtasche passen.

Uraltes Spielzeug
Männer wie Frauen haben seit Jahrtausenden Spaß mit Sexspielzeugen – Archäologen haben Dildos aus Stein, sogenannte Olisbos, ausgegraben, die auf 500 Jahre vor unserer Zeitrechnung datiert werden. In einer frühen Version des Kamasutra ist von Penis-Verlängerern aus Holz, Leder und anderen Materialien die Rede. Sogar Penisringe sind keine moderne Erfindung – vor über 400 Jahren benutzten die Chinesen schon Penisringe aus Elfenbein.

Wichtige Accessoires
Sexspielzeuge sind ein milliardenschwerer, schillernder Markt, und was früher als heimliches Hilfsmittel weggeschlossen wurde, ist für Frauen heute ein selbstverständliches Accessoire. Wenn Sie in diese Freuden noch nicht eingeweiht sind, ist es an der Zeit, dass Ihr Liebesleben mit Vibratoren Bekanntschaft macht; es wird sich lohnen. Darüber hinaus müssen Sie gar nicht in ein Pornogeschäft gehen, um sie zu besorgen, weil Sexspielzeuge, online bestellt, diskret verpackt zu Ihnen kommen. Tatsächlich haben viele Frauen ihre traditionellen Tupperware-Partys gegen eine ganz andere Veranstaltung eingetauscht: Auf Sex-Toy-Partys zu Hause können Sie unter Freundinnen über die neuesten Gerätschaften kichern und Novitäten kennenlernen.

Pfeffer in die Sache bringen
Jetzt, wo die Sache mit der Beschaffung von Sexspielzeugen geklärt ist, fragen Sie sich vielleicht, wie Sie deren Gebrauch in Ihre Beziehung einführen können. Keine Sorge – die meisten Männer lieben die Idee, ein bisschen Pfeffer in ihr Liebesleben zu bringen. Trotzdem sollten Sie die Sache mit etwas Fingerspitzengefühl angehen. Fragen Sie Ihren Liebsten, was er von Sexspielzeugen hält und ob er jemals welche mit einer anderen Partnerin (oder allein) benutzt hat. Wenn er sich demgegenüber offen zeigt, machen Sie den Vorschlag, eines auszuprobieren. Versichern Sie ihm, dass Sexspielzeuge ihn natürlich nicht ersetzen können, aber dass sie ein bisschen Feuer ins Schlafzimmer bringen und Ihnen helfen können, leichter zum Orgasmus zu kommen. Frauen und Männer, die Sexspielzeuge verwenden, haben tendenziell ein stärkeres sexuelles Verlangen, erleben intensivere Erregung und sind meist glücklicher und zufriedener – mit beidem: ihrem Liebesleben und ihrem Leben allgemein.

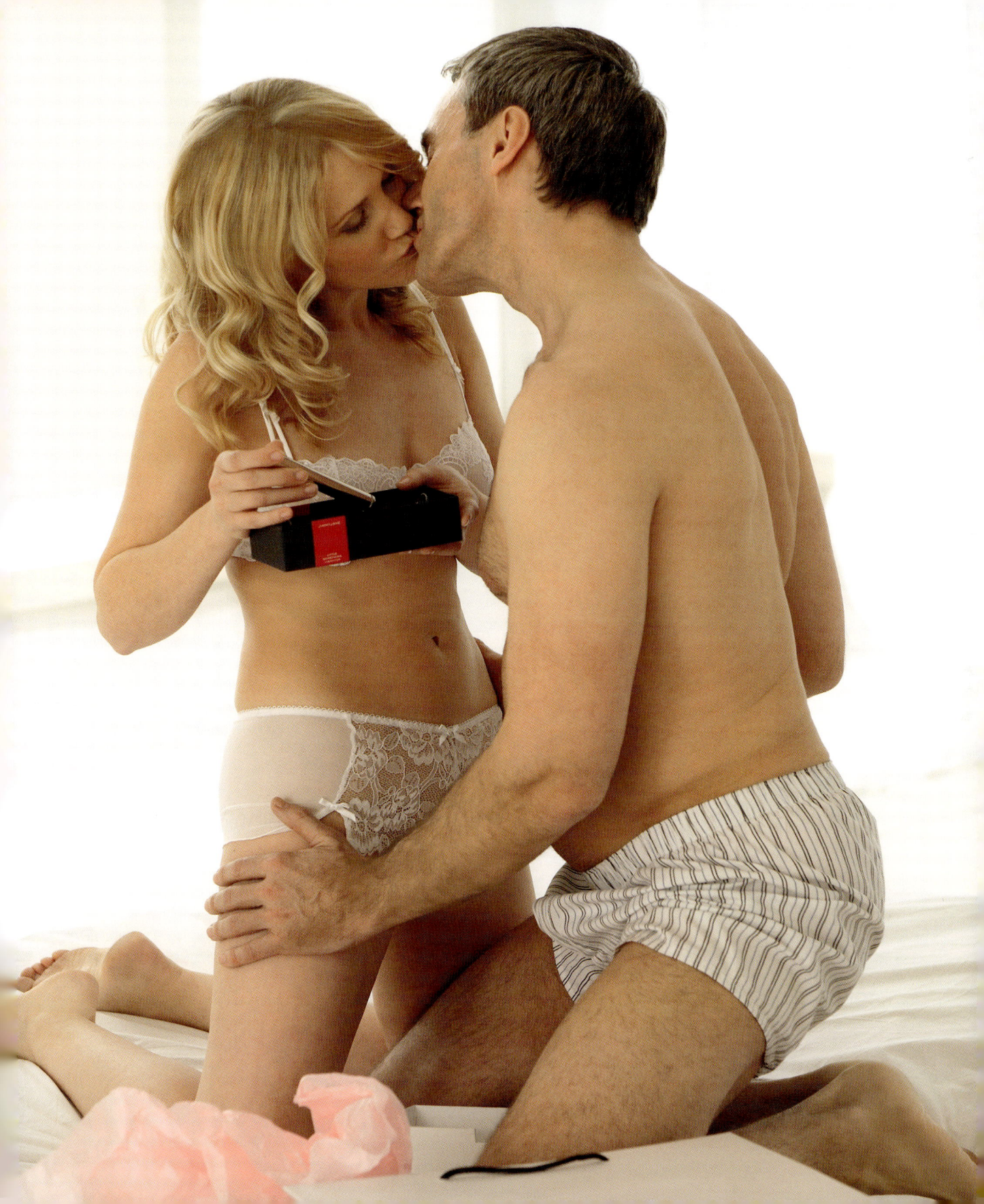

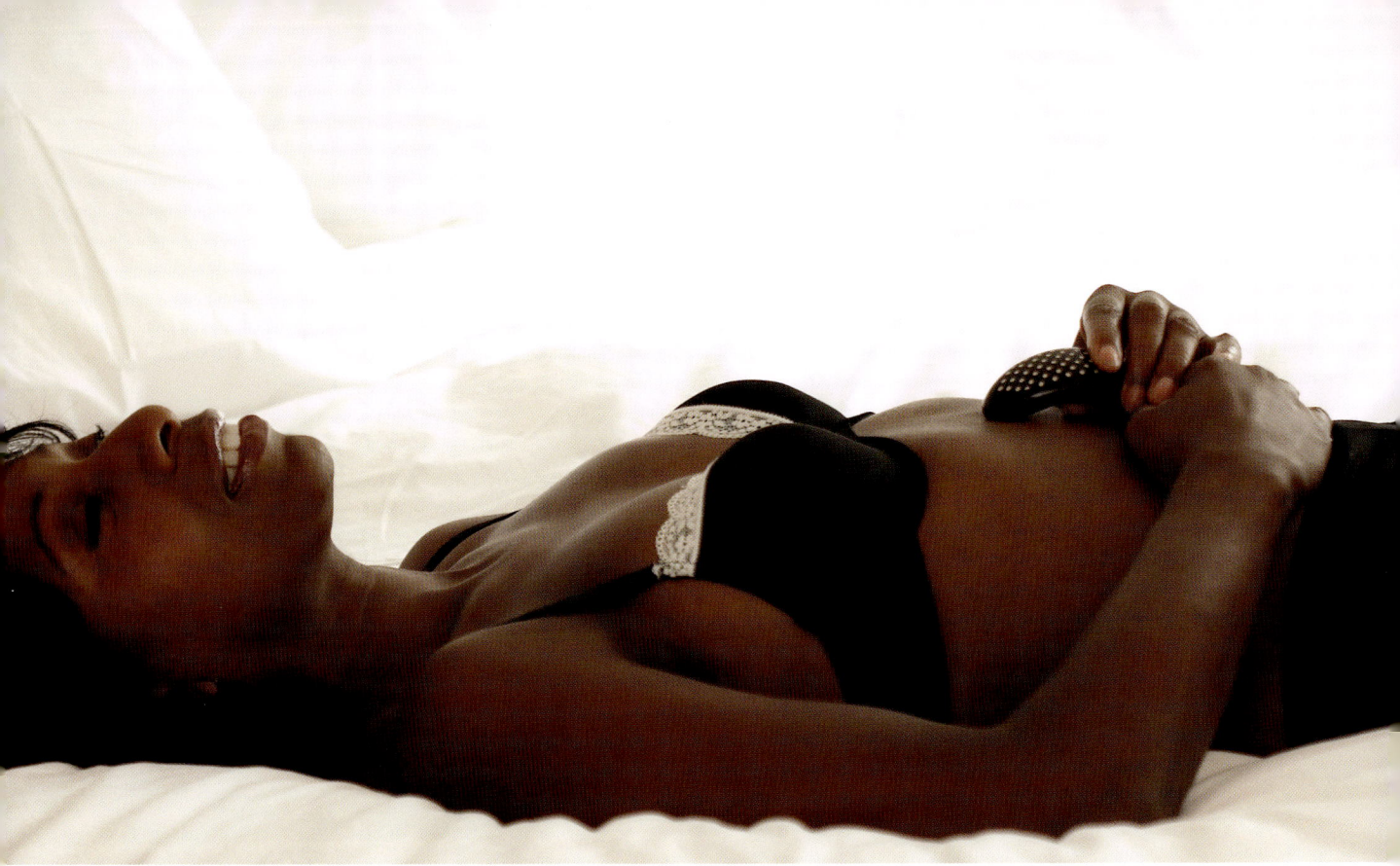

Sexspielzeuge

Es gibt Spielzeuge für alle Gelegenheiten, Vibratoren und G-Punkt-Stimulatoren, Vaginal-Trainer, Dildos und Massagegeräte. Überlegen Sie gut und wählen Sie sorgfältig. Möchten Sie einen G-Punkt- oder einen allgemeinen Orgasmus oder lieber ein paar vibrierende Slips? Überlegen Sie auch, ob das Spielzeug für Sie selbst ist, beim Geschlechtsverkehr eingesetzt werden soll – oder beides. Recherchieren Sie ein bisschen, damit Sie das Passende für sich finden, bevor Sie kaufen. Dank der Erotika-Websites kann man alle möglichen Spielzeuge ohne jede Hemmung und falsche Scham erstehen. Sie können sie sich sogar express zuschicken lassen. Im Folgenden eine Einkaufsliste für erotische Wonnen im Spielzeugland für die normale Frau.

Vibratoren

◀ Vibratoren gehören zur Grundausstattung jeder Frau. Suchen Sie sich einen Vibrator mit mehreren Funktionen aus. Er sollte die Schamlippen und die Klitoris stimulieren und auch für die Scheide taugen. Wenn Sie noch nie ein Sexspielzeug benutzt haben oder beim Sex noch nie zum Orgasmus gekommen sind, suchen Sie nach einem wiederaufladbaren und ergonomisch gestalteten Massagegerät. Frauen, die bereits klitorale und G-Punkt-Orgasmen erlebt haben und wissen wollen, wie sich gemischte Orgasmen anfühlen, können es mit einem G-Punkt-Stimulator probieren, der auch die Klitoris stimuliert. G-Punkt-Vibratoren haben einen gebogenen Kopf, um es Frauen leichter zu machen, den G-Punkt zu lokalisieren. Es gibt auch vibrierende Penisringe, die Ihr Liebhaber für zusätzliche Stimulation beim Sex tragen kann.

Klein und diskret

▶ Obwohl eine ganze Menge von grässlichen und »Größer-als-in-Wirklichkeit«-Geräten auf dem Markt ist, gibt es auch viele andere, wie hier abgebildet, die diskret und einfach zu verwenden sind. Eiförmige Vibratoren (oben) sind für die Vulva und die Klitoris und können in unterschiedlichen Stärken vibrieren, wasserfeste Vibratoren (zweiter von oben) eignen sich bestens für Sexspiele in der Badewanne. Wenn Sie Phallus-artige Vibratoren mögen, sind Minimassagegeräte (drittes von oben) eine elegante handtaschengroße Variante. Oder versuchen Sie es mit Slips mit integriertem Vibrator (unten), wenn Sie die Kontrolle Ihrem Partner überlassen wollen. Ihr Partner steuert den Vibrator per Fernbedienung – prima für langweilige Partys.

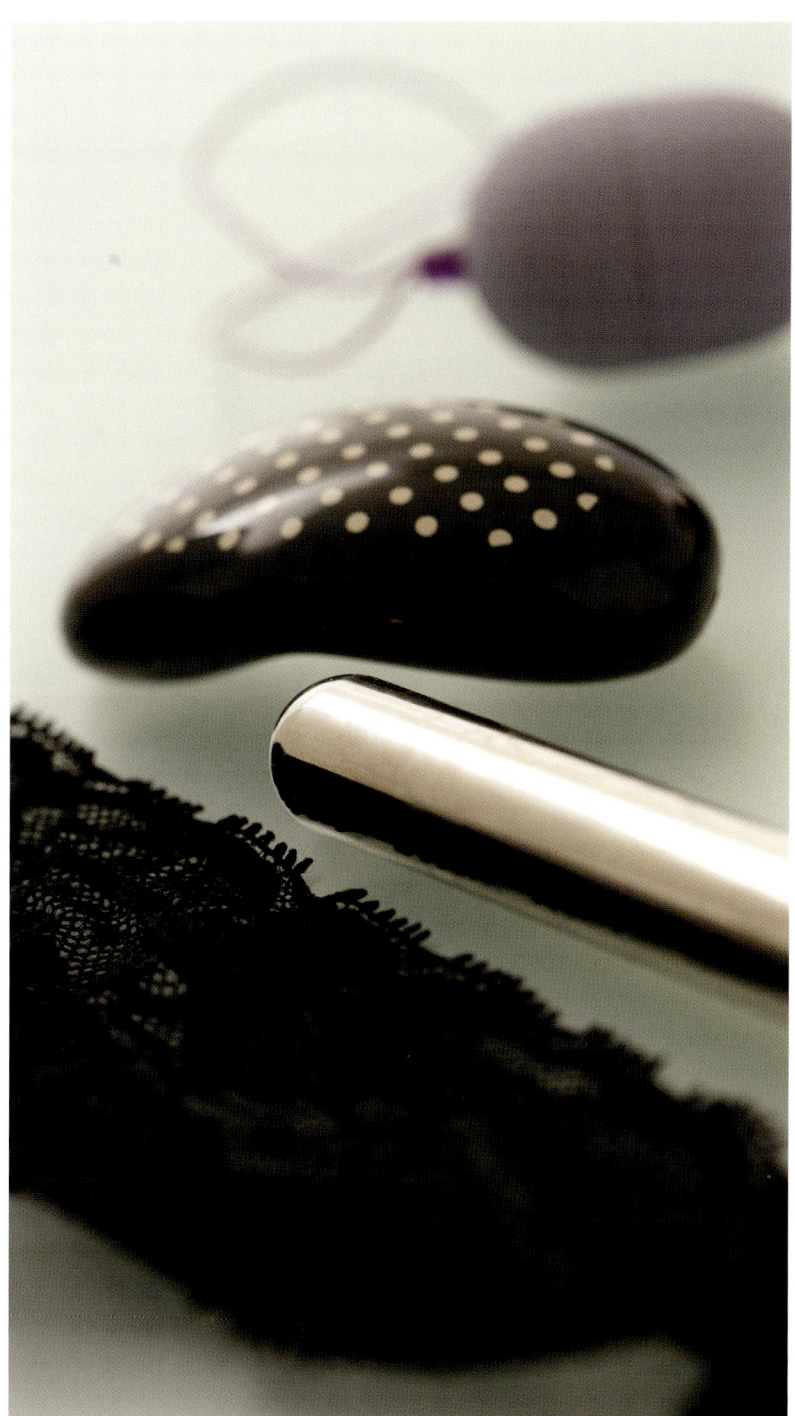

Erotika

Frauen beginnen Erotika für sich zu entdecken. Finden Sie heraus, was Sie persönlich anturnt und in die richtige Stimmung versetzt. Ob Sie nun frisch verliebt oder schon lange liiert sind – Erotika können Ihnen dabei helfen, auf neue Ideen zu kommen. Sie können neue Techniken und Stellungen aufs Tapet bringen und interessante Gespräche in Gang setzen. Wählen Sie aus einer Fülle erotischer Literatur und Poesie, Magazinen und Filmen und nutzen Sie sie als Treibstoff für Ihr Intimleben.

Erotika und Masturbation
Erotika eignen sich hervorragend für die Masturbation mit oder ohne Sexspielzeug. Manche Frauen haben Schwierigkeiten, in Stimmung zu kommen, weil sie tausend Sachen im Kopf haben. Sich einen erotischen Film anzuschauen oder erotische Literatur zu lesen kann dazu beitragen, dass diese lustfeindlichen Stressfaktoren sich aus den Gedanken verflüchtigen.

Erotische Literatur
Geschriebene Erotik macht viele Frauen sehr an. Während Männer sich wegen eindeutiger Bilder ohne überflüssigen Text gern pornografische Magazine anschauen, lesen Frauen lieber erotische Literatur und denken sich ihr Teil. Auf diese Weise kann sich eine Geschichte sehr viel persönlicher anfühlen. Schwelgen Sie ruhig erst mal allein in erotischen Szenarien. Wenn Sie mögen, können Sie später Ihrem Partner die schärfsten Stellen vorlesen.

Oder machen Sie es sich gar zur Gewohnheit, ihm eine erotische Gute-Nacht-Geschichte vorzulesen. Der Klang Ihrer Stimme beim Lesen solcher Sätze wird sein Herz höher schlagen lassen, besonders wenn er eine Hand frei hat, seine Fantasien in die Tat umzusetzen, während Sie vorlesen. Auf die Art lässt sich erotische Literatur unkompliziert in die Beziehung integrieren. Zudem ist es eine tolle Gelegenheit, mit Ihrem Partner ganz entspannt über Sex zu reden.

Erotische Filme
Wenn wir Frauen an erotische Filme denken, haben wir meist das Bild von blond gefärbten Pornostars mit kosmetisch aufgepeppten Genita-

Erotische Literatur kann neue Techniken aufs Tapet bringen und inspirierende Gespräche in Gang setzen.

lien vor Augen, schlüpfrige Sex-Szenen, schlechte Dialoge und nichtexistente Plots zu schmalziger Musik. Gott sei Dank haben heute auch Frauen ihre Finger in der Produktion erotischer Filme, und mehr und mehr Filme werden von Frauen für Frauen gemacht. Das heißt, dass Sie sich auf eine fesselnde Handlung, sexy Männer und sogar ein bisschen Romantik freuen dürfen. Zur Sache geht es trotzdem noch und deshalb können diese Filme auch Männern gefallen – etwas für Sie beide also.

Filmnacht
Machen Sie die erotischen Filme zum Ritual. Suchen Sie abwechselnd einen Film aus. Kuscheln Sie sich mit Ihrem Liebsten ins Bett oder auf das Sofa. Machen Sie daraus eine lustiges und sehr persönliches Ereignis. Seien Sie offen für Abenteuer und nutzen Sie erotische Filme für das, wofür sie gemacht sind – Ihren ganz speziellen Spieltrieb anzustacheln.

Realistische Erwartungen
Trotzdem sollte man sich darüber im Klaren sein, dass Erotika unrealistische Erwartungen wecken und irreführende Maßstäbe setzen können. Es gibt kaum Pornos, die Frauen mit Durchschnittskörpern zeigen, und so manches dient ausschließlich der Schaulust des Mannes und hat mit dem wirklichen Leben nichts zu tun. Erotika zeigen Sex zugespitzt und aufgedonnert. Männer wollen aber gewöhnlich keinen Pornostar im Bett. Was Sie in den Filmen sehen, soll Ihrer Fantasie als Ausgangspunkt dienen.

Beleben Sie Ihr Sexualleben
Nutzen Sie die Darstellungen in erotischen Magazinen für Gespräche über Ihre sexuellen Fantasien und Bedürfnisse. Fantasieanregend sind sie natürlich auch.

Falls es Sie verlegen macht, Erotika in die Beziehung einzubringen, sollten Sie bedenken, dass es einem daniederliegenden Sexualleben zu neuen Impulsen verhelfen kann.

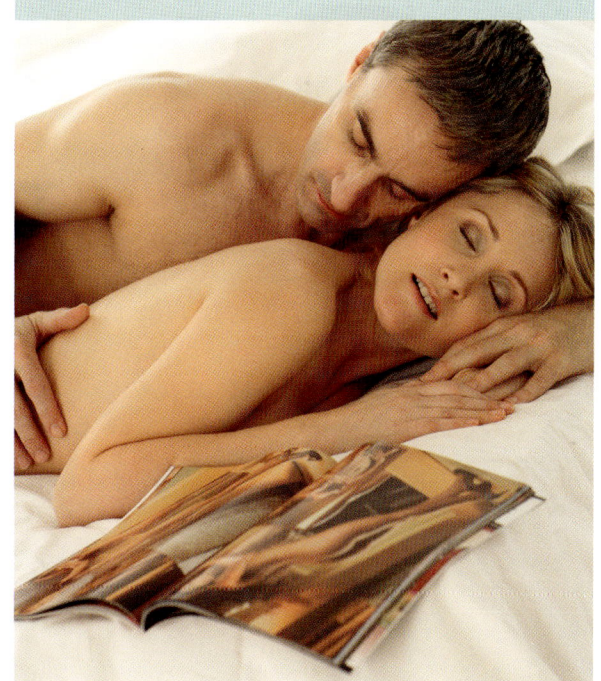

Die Liebes-Akte: Erotische Abenteuer

Erotika und andere Praktiken können aufregende Neuerungen in Ihr gewohntes Liebesleben bringen, aber Sie sollten vorher miteinander darüber sprechen. Fragen oder lesen Sie genauer nach, wenn Ihnen etwas Unbehagen bereitet. Hier das erfolgreiche Beispiel einer Verjüngungskur in Sachen Sex.

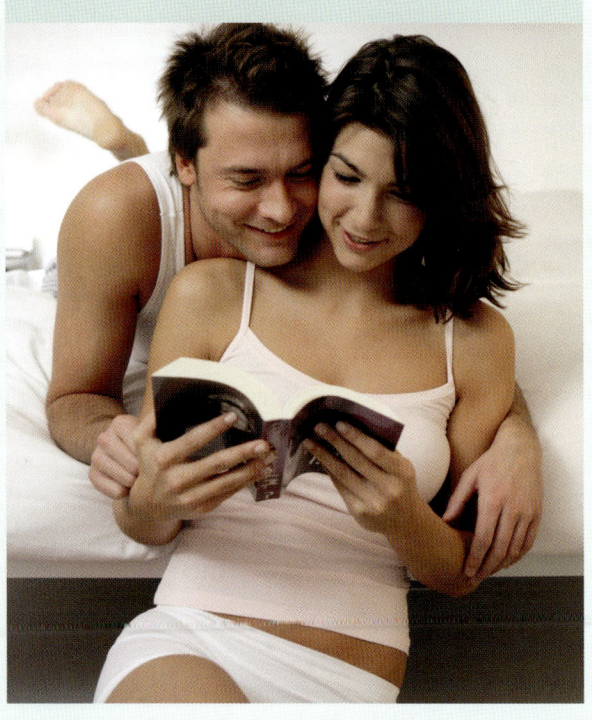

Hintergrund
Sophie, 27, und Sven, 26, sind seit drei Jahren zusammen. Beide sind viel beschäftigte Werbefachleute. Sie haben ein regelmäßiges Sexualleben und sind glücklich in ihrer Beziehung.

Das Problem
Das Paar kam zu mir, weil Sophie Svens sexuelle Wünsche beunruhigten. Sven hatte sie darum gebeten, ihren Finger in seinen Anus zu stecken. Trotz ihrer Offenheit in sexuellen Dingen war Sophie ziemlich verblüfft und fragte sich, ob er wohl homosexuelle Neigungen hätte.

Sven erwiderte darauf, dass er nur etwas Neues ausprobieren wolle. »Ich möchte wissen, wie es sich anfühlt, beim Sex anal berührt zu werden.« Sophie war zögerlich, gab aber zu, dass ihr Sexualleben sehr gleichförmig war.

Lösungen finden
Ein wichtiger erster Schritt zur Lösung des Problems war, Sophie klarzumachen, dass anale Spiele ein ganz normaler Bestandteil einer gesunden heterosexuellen Beziehung sind. Ich erklärte ihr, dass die Analregion aufgrund vieler Nerven sehr sensibel ist und Stimulierungen dort deshalb besonders angenehm sind. Und zwar für jeden – Manner wie Frauen, Homos und Heteros. Sophie war zunächst beruhigt und so spra-

chen wir darüber, wie leicht man in einen sexuellen Trott geraten kann, der mit der Zeit die Lust auf Sex dämpft. Zur Belebung ihres Liebeslebens schlug ich den beiden vor, sich durch Erotika Anregungen zu holen. Ich bat Sophie, etwas erotische Literatur zu lesen. Ich hoffte, dass sie so das Selbstvertrauen und die Inspiration erhielt, um ihre eigenen erotischen Fantasien zu entwickeln.

Als gemeinsame Aufgabe sollten Sven und Sophie einmal in der Woche kommen und ihre sexuellen Wünsche und Fantasien schildern. Wenn sie erst mal gelernt hätten, ihre Wünsche klar zu formulieren, würde es ihnen auch gelingen, ihr Liebesleben ein bisschen aufzumischen.

Außerdem regte ich an, ihre Ideen auf kleinen Zettelchen aufzuschreiben und in einer Schachtel aufzubewahren. Falls wieder Bedarf an Abwechslung bestünde, könnten sie einfach ein Zettelchen ziehen.

Wie ging es weiter?
Sophie entdeckte, wie erregend sie Erotika fand. Nach etwas Recherche fand sie die Vorstellung von Berührungen im Analbereich nicht länger beunruhigend.
Sie entwickelte auch ein eigenes detailliertes Szenario von Sex auf dem Büroschreibtisch. Sven gefiel die Vorstellung so gut, dass sie beschlossen, es bei geeigneter Gelegenheit in die Tat umzusetzen.

Sophie und Sven waren begeistert von ihrem neu erwachten Liebesleben. Als Teil ihrer Sex-Hausaufgabe sorgten sie auch dafür, neue Stellungen und Praktiken auszuprobieren. Durch diese neu gewonnene Freiheit im Schlafzimmer fiel es ihnen leichter, ihre Fantasien und Wünsche miteinander zu teilen. Sie bestellten sich sogar ein paar Sexspielzeuge im Internet, zum Beispiel einen Vibrator für Sophie und einen Prostata-Simulator für Sven. »Wenn mir vor einem Monat jemand gesagt hätte, dass ich mir einmal dieses Zeug kaufen würde, hätte ich ihm nicht geglaubt«, sagte Sophie. »Unser Sex ist jetzt geradezu unanständig – und das ist für uns beide großartig.«

Damit Sex sexy bleibt
Wenn Sex auf die immer gleiche Art Sie längst schon nicht mehr anmacht, sollten Sie etwas ändern. Lassen Sie sich etwas einfallen, das Sie gern ausprobieren würden, und bringen Sie es spielerisch Ihrem Partner bei. Ihrer Beziehung wird es nutzen.

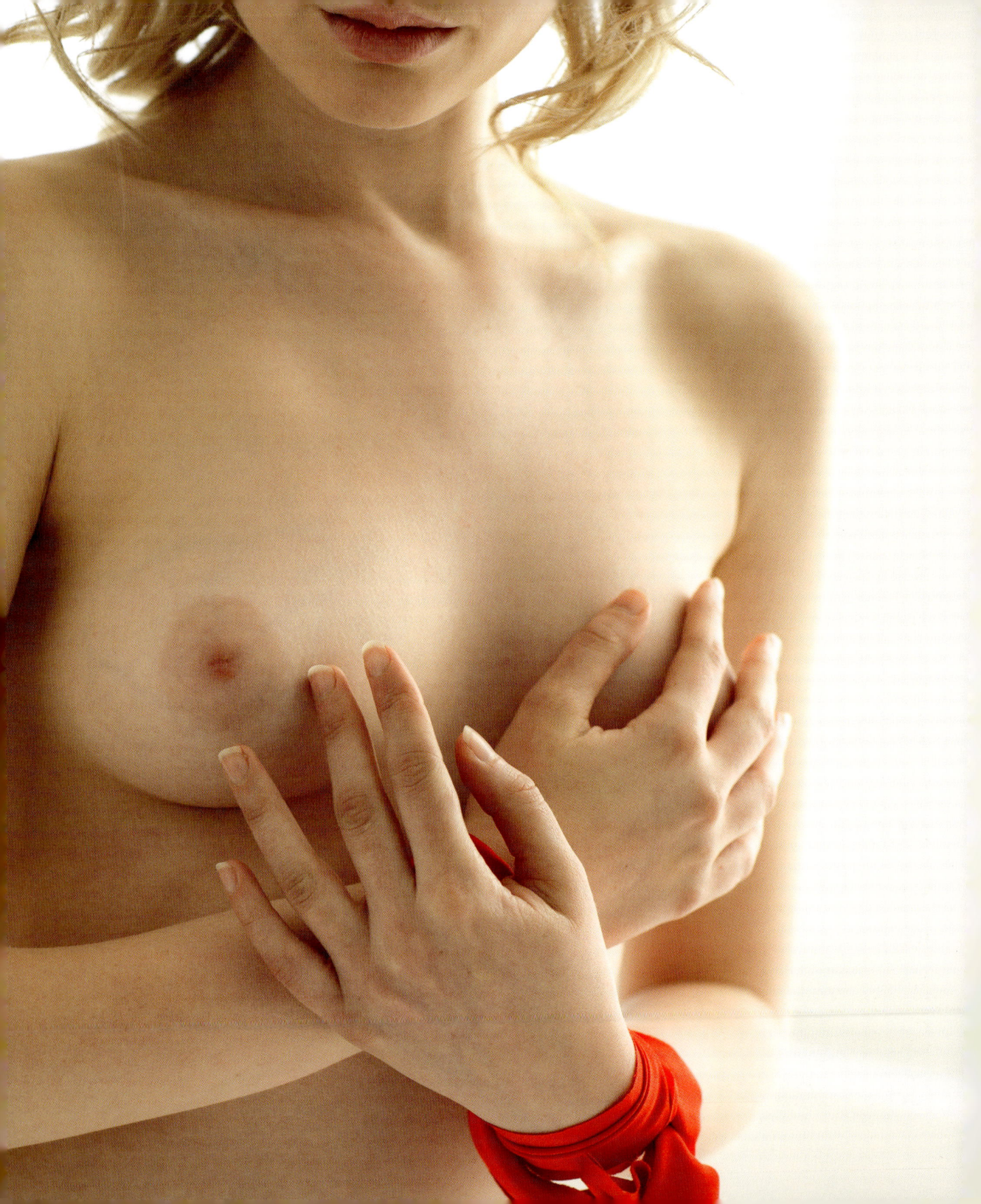

Fantasien

Fantasien sind Futter für Ihr Liebesleben und Ihre Beziehung. Wenn Sie einmal damit angefangen haben, über Ihre Sexfantasien nachzudenken, wird das Ihre Libido und Ihre sexuelle Erregbarkeit nachhaltig steigern. Rollenspiele sind gesund und verführen Ihre innere Wildkatze dazu, die Krallen auszufahren. Fantasien können so schmutzig, pervers und wild sein, wie es Ihnen Spaß macht. Das bedeutet ja noch nicht, sie alle auszuleben. Manche behalten sie für sich, andere wollen sie vielleicht umsetzen. Lassen Sie Ihre Vorstellungskraft ruhig über die Stränge schlagen und sehen Sie, wohin das führt.

Frauenfantasien

Können Sie sich als Hauptdarstellerin Ihrer Lieblingsfantasien sehen? Mit Ihren geheimsten sexuellen Wünschen in Kontakt zu kommen macht Sie zu der Frau, die Sie gern sein möchten – innerhalb und außerhalb des Schlafzimmers. Sie werden auch eine ganze Menge Spaß dabei haben. Vorstellungskraft und ein paar Requisiten sind alles, was Sie brauchen, um die häufigsten Fantasien – Eskortdame und Kunde, Babysitterin und Vater, Arzt und Patientin – Wirklichkeit werden zu lassen.

Gesunde Fantasien
Trotz der Vorteile einer gesunden Fantasie zögern Frauen manchmal, sich dem hinzugeben – besonders wenn darin ein anderer als ihr Partner auftaucht oder sexuelle Praktiken, die ihnen eigentlich nicht ganz geheuer sind. Nur weil Sie sich etwas oder jemanden vorstellen, heißt das noch nicht, dass Sie das unbedingt auch tun werden.

Sich das klarzumachen, kann Ihnen vielleicht helfen, wenn Ihr Partner Ihnen von Fantasien erzählt, die Ihnen nicht unbedingt gefallen – nur weil er sich eine flotten Dreier mit Ihnen und seinem Lieblingsfilmstar vorstellt, heißt das nicht, dass er jemals ernsthaft erwägen würde, das auch zu tun. Wir vermischen oft Fantasien und unausgesprochene innere Bedürfnisse miteinander, aber häufig ist das nur die Art, wie unser Geist einen bestimmten Gedanken oder Anregungen verarbeitet. Sexuelle Fantasien sollten Sie nicht wörtlich nehmen. Die Fantasie ist der Spielplatz unseres Geistes, seien Sie also offen, werden Sie kreativ und bringen Sie Ihre Vorstellungskraft ins Rollen.

Fantasie-Arten
In Sachen Fantasie ist alles erlaubt. Die Fantasie ist dabei nicht so sehr eine Frage des Geschlechts als der Person. Der einzige wirkliche Geschlechtsunterschied ist, dass Männer sich eher als die Aggressoren fantasieren, während Frauen in ihren Fantasien eher unterwürfig sind. Tatsächlich stellen sich Frauen im Allgemeinen vor, gegen ihren Willen genommen zu werden. Das heißt natürlich nicht, dass sie im wirklichen Leben vergewaltigt werden möchten. Sie genießen nur die Vorstellung, dass ihnen die Kontrolle

Lassen Sie Ihrer Fantasie völlig freien Lauf – keine Beschränkungen, keine Ängste, keine Zurückhaltung.

abgenommen wird, oder so verführerisch zu sein, dass Männer ihnen nicht widerstehen können. (Die Vorstellung, ohne den geringsten Aufwand Sex haben zu können, ist sehr verführerisch!) Sie möchten im wirklichen Leben natürlich nicht gegen Ihren Willen genommen werden – aber in der Fantasie macht es Spaß, ist sicher und gesund.

Befreien Sie Ihr Alter Ego
Falls Sie sich nicht schon in der Schule im Theaterspielen versucht haben, wird es jetzt Zeit. Denken Sie sich eine – reale oder fiktive – Figur aus, die Ihnen schon immer imponiert hat. Ist sie ein sexy Filmsternchen, eine knallharte Athletin, eine Domina, eine Jungfrau in Not? Geben Sie Ihrer erotischen Traumgestalt einen Namen und eine Persönlichkeit. Wie sieht sie aus? Wie ist sie im Bett? Ist sie wild und hemmungslos oder einfach nur begierig, von Ihrem Liebhaber zu lernen? Was immer Sie sich ausdenken, seien Sie hemmungslos. Vergessen Sie nicht: Es ist nur Ihr Alter Ego.

Lassen Sie Ihren Gedanken freien Lauf
Keine Hemmungen, keine Bedenken, dass Ihre Fantasien »unnormal« wären, keine Zurückhaltung. Das ist vielleicht leichter gesagt als getan, vor allem, wenn Sie tausend andere Sachen im Kopf haben.

Gestalten Sie als Erstes Ihren Terminplan so, dass Sie Zeit haben, um Ihre Gedanken wandern zu lassen. Suchen Sie sich einen bequemen Platz zum Entspannen und rufen Sie sich das Bild Ihres idealen Partners vor Augen. Malen Sie ihn sich bis ins Detail aus. Ist er groß? Gut gebaut? Ist er ein gewandter Redner? Als Nächstes malen Sie sich einen Ort aus – eine verlassene Insel zum Beispiel oder ein Haus im Wald. Was jetzt passiert, liegt ganz bei Ihnen. Wenn Sie regelmäßig Ihren Fantasien nachhängen, nimmt Ihre Libido ebenso zu wie Ihre sexuelle Erregbarkeit – ganz zu schweigen von der Qualität Ihres Liebeslebens.

Kleider machen Leute

Wenn Sie sich voll und ganz auf eine Fantasierolle einlassen, brauchen Sie sexy Klamotten – so können Sie sich innerhalb von Sekunden in eine andere Person verwandeln. Wählen Sie Ihre Lieblingsfigur und besorgen Sie die nötige Ausrüstung. Suchen Sie im Internet, in Kostümläden oder Sexshops nach Kostümen und Requisiten. Wenn Sie noch nie Latex, Vinyl oder Leder getragen haben, können Sie ein neues Selbstgefühl entdecken!

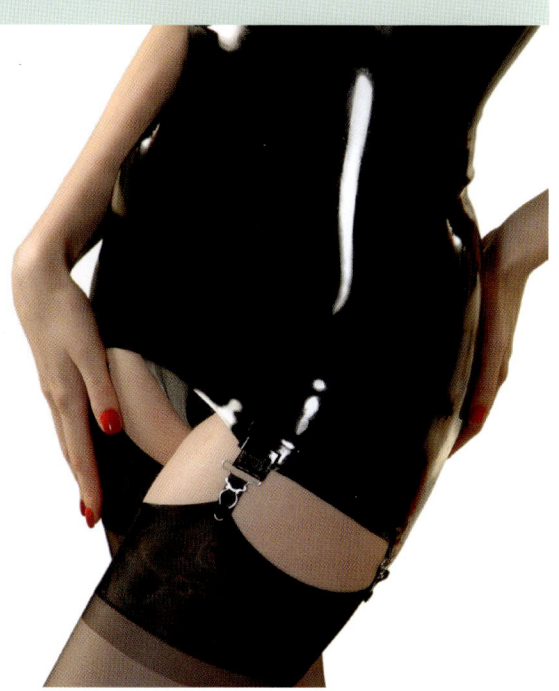

Männerfantasien

Männerfantasien drehen sich nicht einfach nur um Rein-Raus mit einer attraktiven Frau (okay, nicht immer). Die Fantasien Ihres Partners sind höchstwahrscheinlich genauso komplex wie Ihre. Männer fantasieren Sex mit mehreren Partnerinnen oder gefesselt zu werden. Manche haben sogar Gewaltfantasien. Auf diese Fantasien einzugehen – und sei es nur, indem Sie Strapse tragen oder es im Schrank treiben –, wird Ihr Liebesleben turbomäßig aufladen und Ihre emotionale Verbindung stärken.

Fantasien wahr werden lassen
Die meisten Männer lieben Pornografie und Erotika, die sie zu wahren Experten sexueller Fantasien machen. Es gibt ein paar besonders beliebte Männerfantasien, etwa Sie dabei zu beobachten, wie Sie sich selbst befriedigen, trotzdem haben alle ihre individuelle Note. Manche haben zum Beispiel die heimliche Fantasie, dass ihre Partnerin etwas Bestimmtes trägt. Vielleicht gäbe Ihr Partner alles darum, Sie in Slips mit offenem Schritt zu sehen. Solange Sie nicht fragen, werden Sie es nicht erfahren.

Den Fantasien frönen
Wie können Sie die Fantasien Ihres Partners Wirklichkeit werden lassen? Wenn er gern beherrscht würde, könnten Sie sich ein Paar Handschellen besorgen, eine Gerte zum Kitzeln und eine Augenbinde. Sie könnten das Beherrschungsszenario zum festen Bestandteil Ihres Liebeslebens machen oder sie besonderen Anlässen vorbehalten. Verwirklichen Sie seine Fantasien vom flotten Dreier, indem Sie eine »dritte Person« entstehen lassen. Verbinden Sie ihm die Augen und erfinden Sie den Auftritt eines imaginären Freundes. Kommentieren Sie laufend, was Sie und der imaginäre Dritte mit Ihrem Partner machen. Steigern Sie die Spannung noch, indem Sie den Körper Ihres Partners auf zweierlei Art berühren, und geben Sie ihm das Gefühl eines Dreiers, indem Sie ihn küssen und ihn dabei mit den Händen stimulieren.

Schaffen Sie sich ein Fantasieleben
Sie können Ihrem Partner dabei helfen, ein Fantasieleben zu kreieren, indem Sie ihm erotische Literatur vorlesen oder ihm von Ihren eigenen

Manche Männer mögen bestimmte Kleidungsstücke. Vielleicht gäbe Ihrer alles darum, Sie in Slips mit offenem Schritt zu sehen.

Fantasien erzählen. Machen Sie ein Spiel daraus, entwickeln Sie gemeinsam ein Szenario, bei dem abwechselnd jeweils einer ein Stückchen ergänzt. Zum Beispiel könnte seine Fantasie sein, öffentlich Sex zu haben, und Sie ergänzen diese Fantasie durch Sex im Flugzeug.

Sie können ihn auch dazu bringen, frühere Fantasien hervorzuholen. War es Sex mit einem Filmstar oder Sex mit seiner alten Klassenlehrerin? Wenn Sie ihm ermöglichen wollen, diese Fantasien Wirklichkeit werden zu lassen, ziehen Sie sich entsprechend an und spielen Sie die Szene – er wird wahrscheinlich nicht widerstehen können und sich darauf einlassen.

Bereit zu spielen?
Um eine Fantasie in die Wirklichkeit umzusetzen, brauchen Sie nichts weiter als etwas Abenteuerlust und eine gesunde Portion Humor. Vielleicht sind Ihnen Rollenspiele am Anfang etwas peinlich, und möglicherweise fragen Sie sich sogar, ob Sie »alles richtig machen« oder ob Ihr Partner Sie albern findet. Machen Sie sich keine Gedanken! Alle Männer sehnen sich nach ein bisschen Aufregung im Schlafzimmer – Ihr Partner wird also gern mit Ihnen die Abenteuerinsel im fernen Land der Fantasie ansteuern. Beschreiben Sie Ihrem Partner detailliert die Figur, die Sie sich ausgesucht haben. Malen Sie ihm aus, was die kleine, geile Krankenschwester oder das dienstfertige Zimmermädchen von ihm will. Er wird bestimmt begeistert darauf einsteigen. Lassen Sie nichts aus, erfinden Sie Dialoge, stellen Sie sich vor, wo sich die Figuren genau befinden, ob es weitere Personen gibt. Fällt der Krankenschwester etwas herunter, sodass sie sich aufreizend bücken muss, um es aufzuheben?

Gehen Sie nicht zu schnell zum Sex über. Gönnen Sie sich den Spaß an Ihren Rollen und lassen Sie Ihrer Vorstellungskraft freien Lauf.

Sex mit einer Unbekannten

Viele Männer stellen sich gern One-Night-Stands vor. Die Vorstellung von gewagtem, hemmungslosem Sex mit einer namenlosen Fremden ist hocherotisch. Eben weil dieser Sex anonym ist und sie wissen, dass sie diese Frau nie wieder sehen werden und sie deswegen keinerlei Hemmungen haben müssen. Sex wird animalisch und zu Lust pur.

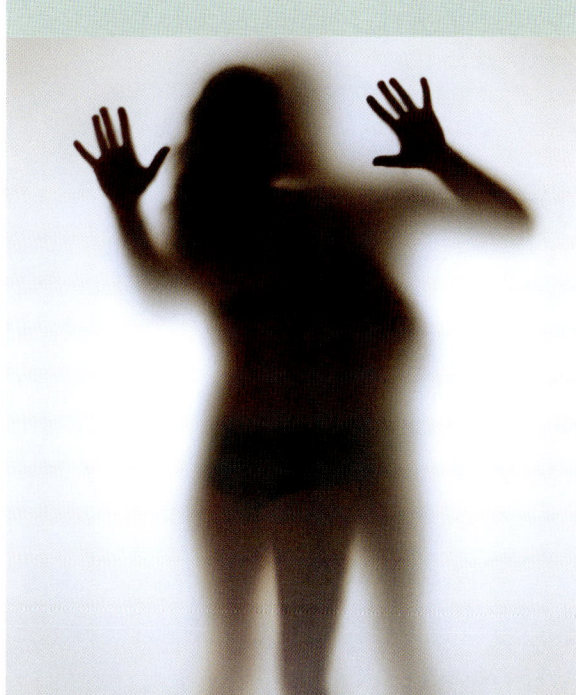

Fantasien teilen

Fantasien mit Ihrem Partner offen und ehrlich zu teilen, belebt die Beziehung. Selbst wenn Ihr Liebesleben bereits reich und erfüllend ist, vergrößern Sie Ihr Wissen über den anderen und Ihre Vertrautheit, wenn Sie Ihre bestgehüteten Geheimnisse voreinander offenlegen. Vielleicht erscheint es Ihnen Ihrem Partner gegenüber zunächst unloyal, sexuelle Szenarios zu entwickeln, sie aber mit Ihrem Partner zu teilen stärkt das Vertrauen und bekräftigt die starke Bindung zwischen Ihnen.

Sicherheitszone
Seine Fantasien zu teilen, kann sich zunächst vielleicht unbehaglich anfühlen. Um eventuelle Sorgen zu beschwichtigen, sollten Sie vereinbaren, im Umgang mit Ihren Fantasien vorurteilsfrei zu sein. Vereinbarungen dieser Art unterstützen Sie darin, das Vertrauen und den Respekt, den Sie in Ihrem Zusammenleben voreinander haben, weiter auszubauen.

In der Fantasiezone
Vereinbaren Sie vorab, dass alle geheimen Fantasien, die er vielleicht über Ihre beste Freundin, Ihre Schwester oder Mutter hat, am besten unter Verschluss bleiben – wie auch Ihre Fantasien über seinen besten Freund oder Bruder. Es mag sehr verführerisch sein, herauszufinden, ob und welche Fantasien er zu Personen Ihres Umfelds hat, aber es führt zu keinem guten Ende. Vermeiden Sie es, Namen zu nennen, teilen Sie nur das, was sich in Ihrer Fantasie abspielt, etwa Sex am Strand oder auf seinem Schreibtisch.

Erwecken Sie Ihre Fantasien zum Leben
Seien Sie in Bezug auf Ihre Gefühle aufrichtig. Sagen Sie es, wenn Gewalt und Schläge für Sie nicht infrage kommen. Akzeptieren Sie seine Entscheidung, wenn er sich weigert, sich als Superheld zu kostümieren. Wenn Sie sich aber auf eine Fantasie einigen können, legen Sie Regeln für das Rollenspiel fest. Falls Sie zum Beispiel den Dreier nicht mögen, sind Sie dafür vielleicht bereit, sich als andere Frau auszugeben.
   Fantasien auszuagieren kann viele Gebiete Ihres Lebens bereichern. Und es ist gleichermaßen spannend wie erotisch.

Versichern Sie sich gegenseitig, vorurteilsfrei mit Ihren Fantasien umzugehen. Bauen Sie auf Vertrauen und gegenseitigen Respekt.

Fantasien teilen 201

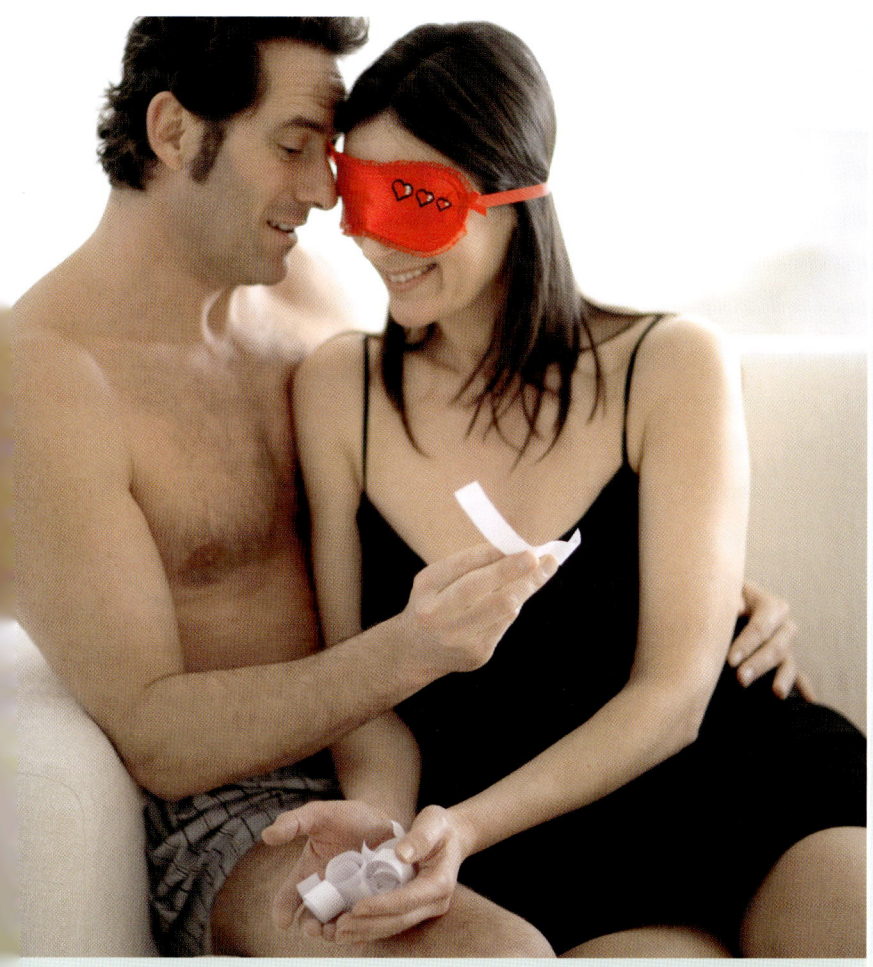

Leinwandstars
Wenn Ihr Partner Spaß daran hat, kann er die Regie in einem selbstgedrehten Pornofilm übernehmen. Leuchten Sie die Szene mit romantischem Licht aus und verschönern Sie Ihr Bett mit einem Überwurf aus Seide oder Plüsch. Streicheln Sie Ihren Körper, stöhnen Sie und befriedigen Sie sich mit einem Sexspielzeug oder einem Vibrator. Wenn der Film fertig ist, schauen Sie ihn sich zusammen an und lassen Sie sich von der aufsteigenden Erregung überwältigen.

Fremde in der Nacht
Fangen Sie noch einmal ganz von vorne an: Treffen Sie sich mit ihm in einer Bar oder einem Hotel, tragen Sie ein neues Outfit und vielleicht sogar eine Perücke. Schaffen Sie eine kribbelnde Situation, indem Sie sich einen Scheinberuf und ein erfundenes Leben ausdenken. Sie können die Stewardess sein, die endlich ihre Jungfräulichkeit verlieren will, oder das rassige Callgirl.

Lehrers Liebling
Wenn Sie in Ihrer Fantasie immer noch von einem Ihrer früheren Lehrer verführt werden, setzen Sie das mit Ihrem Partner in Szene. Ziehen Sie für die Nachhilfestunde bei ihm ein hübsches Kleidchen an und die Schuhe mit den niedlichen Absätzen. Er lädt Sie zu sich ins Büro ein und sagt Ihnen, dass er von Ihrer letzten Arbeit wirklich sehr beeindruckt ist. Sie lächeln verlegen und zeigen rein zufällig ein wenig Bein. Er bietet Ihnen etwas zu trinken an und beginnt, Sie zu verführen. Es ist Ihr erstes Mal, deswegen sind Sie ein bisschen nervös…

Schatzkistchen
Tauschen Sie Ihre Fantasien aus, schreiben Sie sie auf Zettelchen und legen sie in einen Lostopf. Ziehen Sie dann einen Zettel und machen Sie sich den Spaß, die Fantasie nachzuspielen. Brauchen Sie Anregung? Versuchen Sie es mit folgenden Stichwörtern: »Leinwandstars«, »Fremde in der Nacht« und »Lehrers Liebling«.

Die Liebes-Akte: Erotische Rollenspiele

Fantasien und Rollenspiele können für Paare sehr hilfreich sein, den Mühlen des Alltags zu entkommen und in eine entspannte und erotische Gefühlslage zu gelangen. In eine Rolle zu schlüpfen bringt uns schnell in Kontakt mit unserem sinnlichen Selbst. So wie im folgenden Fall.

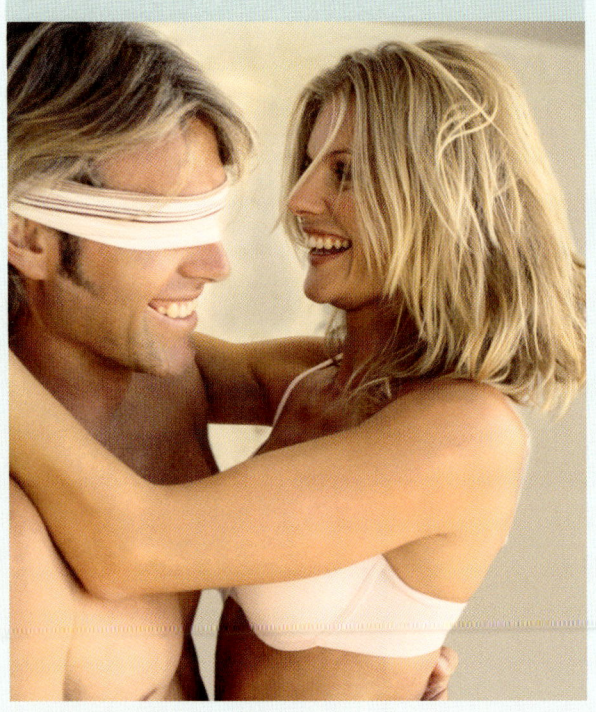

Hintergrund

Nina ist eine 32-jährige Rechtsanwältin und verbringt fast 70 Stunden in der Woche im Büro. Theo, 34, ist Geschäftsmann und erledigt einen Gutteil seiner Arbeit von unterwegs oder in seinem Büro zu Hause. Theo arbeitet weniger als Nina, pflegt einen eher zwanglosen Lebensstil und hat ein entspannteres Verhältnis zur Arbeit. Sie sind seit acht Jahren zusammen und wollen trotz vieler Höhen und Tiefen unbedingt zusammenbleiben.

Das Problem

Nina konnte sich nicht daran erinnern, wann sie Sex das letzte Mal genossen hatte. Nach der Arbeit fiel es ihr schwer, abzuschalten. »Wenn Theo und ich miteinander schlafen, ist das oft spät in der Nacht – ich versuche dann, rasch fertig zu werden, damit ich genug Schlaf bekomme.« Theo fand Ninas zielstrebige und mechanische Art zunehmend abturnend. »Manchmal kommt es mir so vor, als ob sie einfach nicht locker ist, nicht mal, wenn sie ein Glas Wein getrunken hat. Sex fühlt sich roboterhaft an – ich dringe in sie ein, sie hat einen Orgasmus, ich ejakuliere. Es funktioniert, aber es ist nicht erotisch.« Über ihre Fantasien scherzten sie nur: »Meine Fantasie ist, einen Tag frei zu haben«, sagte Nina. »Oder noch besser: ein ganze Woche frei«, ergänzte Theo.

Lösungen finden

Nachdem ich Nina dargelegt hatte, dass es normal sei, beim Sex Probleme mit dem Abschalten zu haben, schlug ich beiden vor, Fantasien zu entwickeln, wenn sie miteinander schliefen. Das würde Nina davon abhalten, an ihre To-do-Liste oder ihre Gerichtstermine zu denken. Und es würde Theo davon abhalten, Ninas mechanischen Sex-Stil zu beobachten.

Nach einigem Zögern gestand Nina, dass ihr die Vorstellung, von Theo »genommen« zu werden, gefiele. »Ich fände es toll, wenn er die totale Kontrolle über meinen Körper hätte und ich überhaupt nichts tun müsste. Es ist schon ziemlich merkwürdig, total unterwürfig zu sein.« Theo gefiel diese Idee – er sagte, dass er schon früher die Fantasie hatte, dominant zu sein, aber Angst hatte, als aggressiv zu erscheinen.

Ich erklärte Theo und Nina, dass viele Paare die Fantasie von Dominanz und Unterwerfung ausagieren. Das muss kein Zeichen von Aggression oder Unterordnung in anderen Lebensbereichen sein. Um sie in die dominante bzw. unterwürfige Rolle zu bringen, schlug ich den beiden vor, Handschellen und eine Augenbinde zu benutzen. Ich riet ihnen, ihre eigenen Figuren zu erfinden – das ist der schnellste Weg, Hemmungen fallen zu lassen. Nina zum Beispiel könnte eine unterwürfige Angestellte sein und Theo ihr Vorgesetzter.

Wie ging es weiter?

In unserer letzten Sitzung bat ich Theo und Nina, mir von ihren Erfahrungen mit den Rollenspielen zu berichten. Nina erzählte: »Es hat sich gut angefühlt, so völlig in Theos Hand zu sein. Ich habe dadurch gemerkt, wie kontrolliert ich die meiste Zeit bin.« Theo hingegen genoss es, einmal die dominante Seite seines Charakters ausleben zu können. Das Paar war so begeistert vom Rollenspiel, dass sie dafür einen festen Termin einrichteten. »Abgesehen vom erotischen Reiz ist es auch eine große Entlastung, aus unseren Alltagspersönlichkeiten schlüpfen zu können«, sagte Nina.

Zeigen Sie sich wild

Über Fantasien können Sie sexuellen Gelüsten freien Lauf lassen, die Sie sonst nicht zum Ausdruck bringen würden. Das ist eine Wirklichkeitsflucht der positiven Art. Setzen Sie vorab ein paar Grenzen und genießen Sie es dann, sich von Ihrer wilden Seite zu zeigen.

Sich verkleiden

Mit Rollenspielen und Verkleidungen können Ihre Fantasien Gestalt annehmen. Nutzen Sie die Chance, Kleider und Accessoires zu verwenden, die normalerweise nicht zu Ihrem Alltag gehören – eine Federboa, einen Feuerwehrhelm, ein Stethoskop oder hüfthohe Stiefel. Nehmen Sie eine Auszeit von Ihren angestammten Rollen als Ehepartner, Eltern, Angestellte oder Vorgesetzte. Fangen Sie mit Charakteren an, die zu Ihrer Persönlichkeit passen, und werden Sie dann allmählich wagemutiger.

Schwelgen Sie in Rollenspielen
Rollenspiele haben viele Vorteile für Ihr Liebesleben – sie erweitern Ihre sexuellen Grenzen und sorgen dafür, dass Ihre Beziehung aufregend bleibt. Wenn Sie mit ein und demselben Partner schon seit langen Jahren zusammen sind, bietet das Ausagieren Ihrer Lieblingsfantasien Ihnen beiden eine harmlose Möglichkeit, mal mit einer »anderen Person« zu schlafen. Manchmal brauchen Sie nicht mehr als ein paar Requisiten. Eine Korsage zum Beispiel hilft Ihnen, die Hure zu spielen, Motorradstiefel verwandeln Sie in eine Motorradbraut, und ein Feuerwehrhelm macht aus Ihrem Partner einen Retter. Seien Sie offen für provokante Requisiten. Sie müssen gar nicht teuer sein, je einfacher, desto besser: Der Staubwedel ergibt ein Stubenmädchen und Weinreben sind für antike Sklaven.

Unterwäsche mit Charakter
Kaufen Sie sich richtig scharfe Wäsche nur fürs Schlafzimmer. Ein verführerischer Body im Leoparden-Look und ein Paar hochhackige Schuhe verschaffen Ihnen das Gefühl von Hemmungslosigkeit. In romantischer Unterwäsche mit Rüschen fühlen Sie sich wie eine Jungfrau. Nippeltroddeln und G-Strings bringen die Stripperin in Ihnen zum Vorschein, und Leder und Latex machen aus Ihnen eine Domina. Bringen Sie das gewisse Extra in Ihren Alltag und machen Sie es zu einem ganz speziellen Geheimnis zwischen sich und Ihrem Partner.

Cowboy-Look
Der nächste Schritt ist, sich zu kostümieren. Wenn Sie zum Beispiel in Formel-1-Fantasien schwelgen, ziehen Sie einen Rennanzug an. Las-

Helfen Sie Ihrer Fantasie auf die Sprünge. Eine Korsage lässt sie Hure sein, Motorradstiefel verwandeln Sie in eine Motorradbraut.

sen Sie unter dem offenen Reißverschluss einen mädchenhaften Schnür-BH oder ein glitzerndes Tattoo hervorblitzen. Wenn Western und Cowboys Sie scharf machen, kaufen Sie einen Cowboy-Hut und Reithosen und lassen Sie die Sachen so herumliegen, dass Ihr Partner sie findet. Dann kommen Sie mit einem frechen Cowgirl-Kostüm ins Schlafzimmer.

Wenn Sie die Kostüme anhaben, geben Sie sich entsprechende Namen und erfinden einen passenden Kontext für die Geschichte. Sind Sie zum Beispiel das glamouröse Filmsternchen, das dafür sterben würde, es mit seinem scharfen Filmpartner zu treiben? Oder das unschuldige Schneehäschen, das sich verlaufen hat, und jetzt einen heißen Skilehrer braucht, um wieder nach Hause zu finden – wo er Ihnen ein Bad einlässt und Ihnen aus den kalten, nassen Kleidern hilft? Das klingt am Anfang manchmal ein bisschen albern, aber nur Sie und Ihr Partner kennen diese Geschichtchen – Sie können also so ausschweifend und freimütig sein, wie Sie Lust haben.

Sexy Szenarios

Sobald Sie sich an die Charaktere Ihrer Fantasien gewöhnt haben, wollen Sie ihnen vielleicht mehr Leben einhauchen und eine Rahmenhandlung erfinden, in der sich Ihre Figuren bewegen. Angenommen, Sie wollen eine Hure mit ihrem Kunden spielen. Kommen Sie in einem billigen Minikleid, hochhackigen Stilettos, rotem Lippenstift und Netzstrümpfen an die Haustür oder ins Schlafzimmer. Sie haben sich schon eine ganze Weile damit beschäftigt, Ihre Figur auszugestalten. Seien Sie also bereit, diesen Charakter darzustellen und überzeugend die Bezahlungsmodalitäten zu verhandeln, wenn Ihr Partner an die Tür kommt. Ihr Partner muss natürlich mitspielen, obwohl er wahrscheinlich seine Hände schon gar nicht mehr von Ihnen lassen kann. Versuchen Sie, das Szenario beizubehalten, auch wenn Sie dabei lachen müssen.

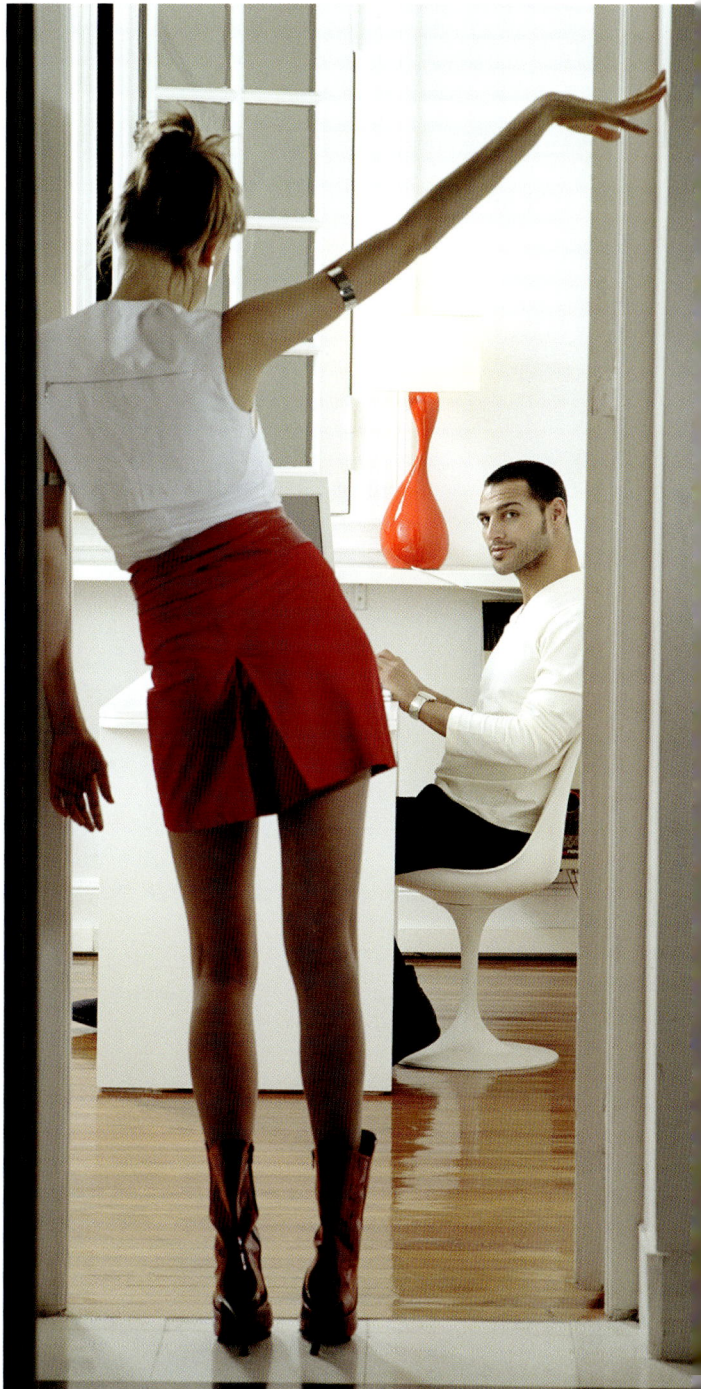

Striptease

Männer lieben Strip-Shows – daran besteht kein Zweifel. Wer könnte es ihnen auch verdenken, an den spärlich bekleideten, sexy Geschöpfen Gefallen zu finden, die sich einladend aufreizend vor ihren Augen drehen und winden? Holen Sie sich mit ein paar Utensilien dieses besonders stimulierende Vergnügen nach Hause. Sorgen Sie dafür, dass Sie ungestört sind, drapieren sie Samt auf dem Bett, und legen Sie geeignete Musik auf, zu der Sie gut tanzen gut können. Und dann: Licht aus, Spot an!

Striptease leicht gemacht
Wie können Sie nun die Rolle einer Stripperin spielen – und das ganz souverän? Machen Sie sich einfach klar, dass so ziemlich alles, was mit Ausziehen zu tun hat, Ihren Mann anturnt – mit anderen Worten: die Verwandlung in einen Varieté-Star ist viel leichter, als Sie denken.

Star des Abends
Selbstvertrauen ist sexy. Das erklärt vielleicht, was Stripperinnen so erotisch macht – man braucht einfach Selbstvertrauen, um seinen Körper und seine Sexualität so ungehemmt zur Schau zu stellen. Um sich für diese Rolle in die richtige Stimmung zu bringen, hilft es Ihnen vielleicht, Brustwarzen-Schmuck zu tragen oder sogar einen im Schritt offenen Slip (Dessous ouverts). Im Internet werden Ihnen sogar eigens Striptease-Sets angeboten. Genießen Sie es, sich in Szene zu setzen. Donnern Sie sich ruhig mit langen Kunstwimpern, glitzerndem Lidschatten und knallrotem Lippenstift auf. Ziehen Sie alle Register – Bronzefarbe zwischen Ihren Brüsten verschafft die Illusion eines tiefen Dekolletés und schimmernder Körperpuder auf der Mitte Ihrer Schienbeine lässt Ihre Beine schlanker und länger erscheinen.

In Szene setzen
Dämpfen Sie die Beleuchtung oder arrangieren Sie Kerzen so im Zimmer, dass Ihr Körper in sanftes Licht getaucht wird – schaffen Sie die schummerige Atmosphäre eines Nachtklubs. Suchen Sie die Musik mit Bedacht aus. Suchen Sie nach Musik, die zu Ihnen passt und Laune macht. Sie sollte einen guten Rhythmus haben, aber nicht zu schnell sein, um dazu zu strippen.

Die Verwandlung in einen Varieté-Star ist viel leichter, als Sie denken. Wenn Sie sich gekonnt ausziehen, turnt es Ihren Mann an.

Rangehen

Wie gesagt, Selbstvertrauen ist sexy. Und selbstbewusste Ausstrahlung ist eine Frage der Haltung. Stehen Sie aufrecht, erhobenen Hauptes, bringen Sie lächelnd die Brust nach vorn und geizen Sie nicht mit Ihren Reizen.

Stilettos machen nicht nur die Beine länger, Sie machen Sie einfach unwiderstehlich.

Solovorstellung

Halten Sie Augenkontakt mit Ihrem Lover und wiegen Sie sich verführerisch in den Hüften. Lächeln Sie vielversprechend und beißen Sie sich verlegen auf die Lippen, wenn Sie Ihren BH öffnen. Wenn Sie ihn dann abgestreift haben, tanzen Sie weiter und gehen zum nächsten Kleidungsstück über. Und wenn er sich kaum mehr beherrschen kann, ziehen Sie Ihren Slip aus. Erinnern Sie Ihren Liebsten daran, dass in den meisten Nachtklubs das Anfassen nicht erlaubt ist – um für ihn ganz exklusiv eine Ausnahme zu machen. Reiben Sie Ihren Körper langsam an seinem Hosenschlitz.

Wenn er es kaum noch aushält, sagen Sie ihm, dass Sie als Gegenleistung nur ein kleines bisschen Sex verlangen. Er kommt zu seinem Vergnügen, und Sie haben das Sagen und Sex genau so, wie Sie es gern haben. Nutzen Sie die Gelegenheit und zeigen Sie ihm ein paar von den Rhythmen, die Sie besonders genießen.

Bezahlte Lust

Drehen Sie den Spieß herum und spielen Sie mit dem Gedanken, Ihren Mann für erotische Dienste zu bezahlen. Stellen Sie sich vor, er käme von einem Begleitservice oder wäre Ihr Sexsklave. Sie könnten ihn auffordern, Sie oral zu befriedigen, Ihnen eine erotische Massage zu verabreichen oder ein paar SM-Spiele mit ihm veranstalten. Sie können ihn ans Bett fesseln. Und Sie können ihn sogar dazu bringen, für Sie einen Striptease hinzulegen.

So macht es Spaß

Genießen Sie es, langsam ein Kleidungsstück nach dem anderen abzulegen. Drehen Sie sich dabei, um ihm verführerische Ausblicke auf Brüste, Rücken, Beine und Po zu geben. Wenn Sie dann nur noch Ihre Dessous tragen, schenken Sie ihm einen hautnahen, erotischen Lapdance, bei dem Sie sich sinnlich berühren. Er darf zwar zusehen, Sie aber dabei (noch) nicht anfassen.

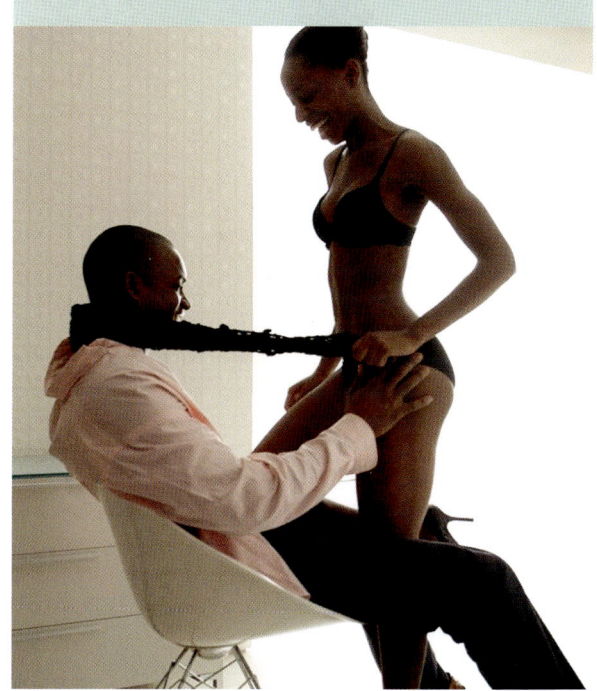

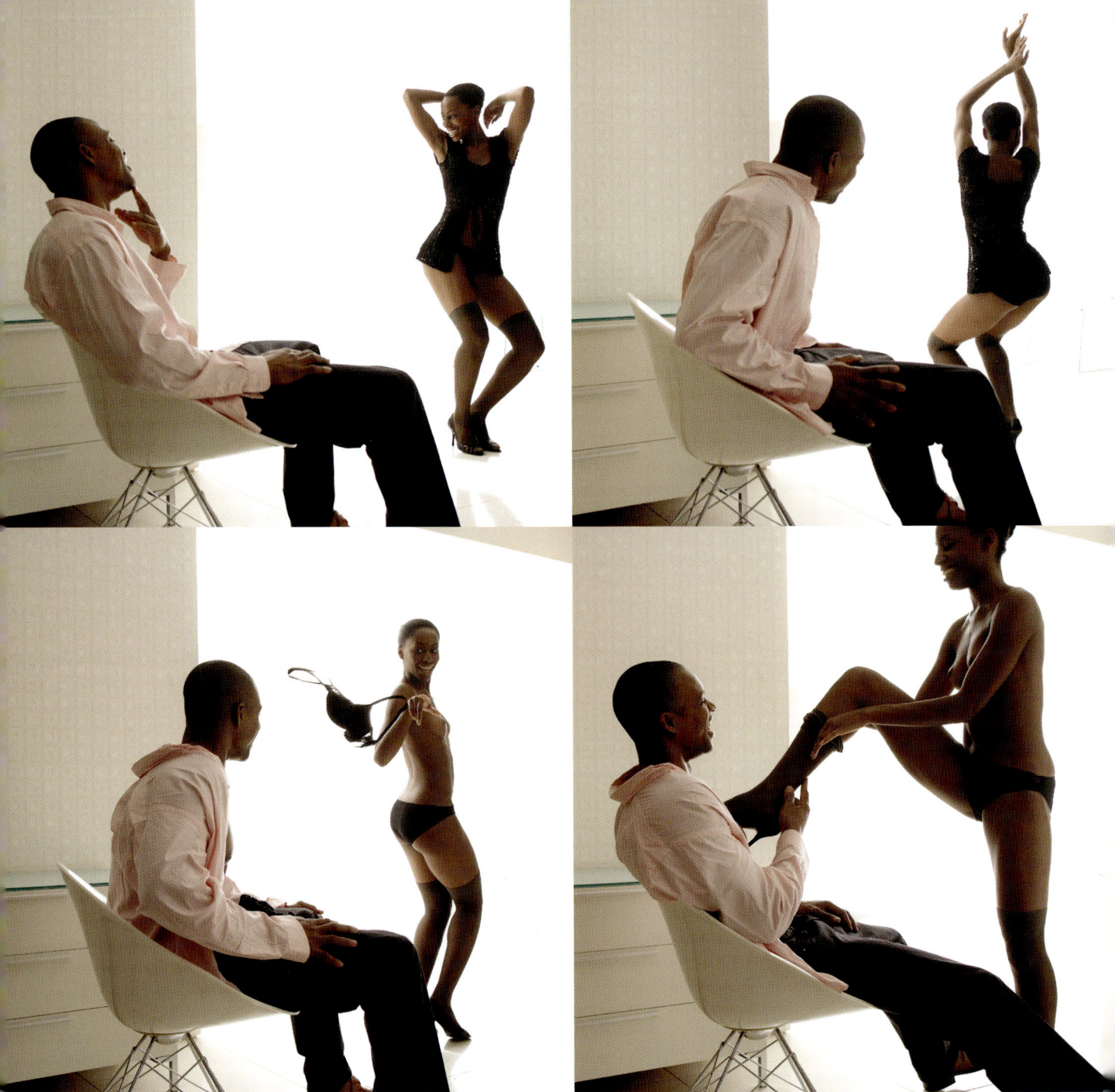

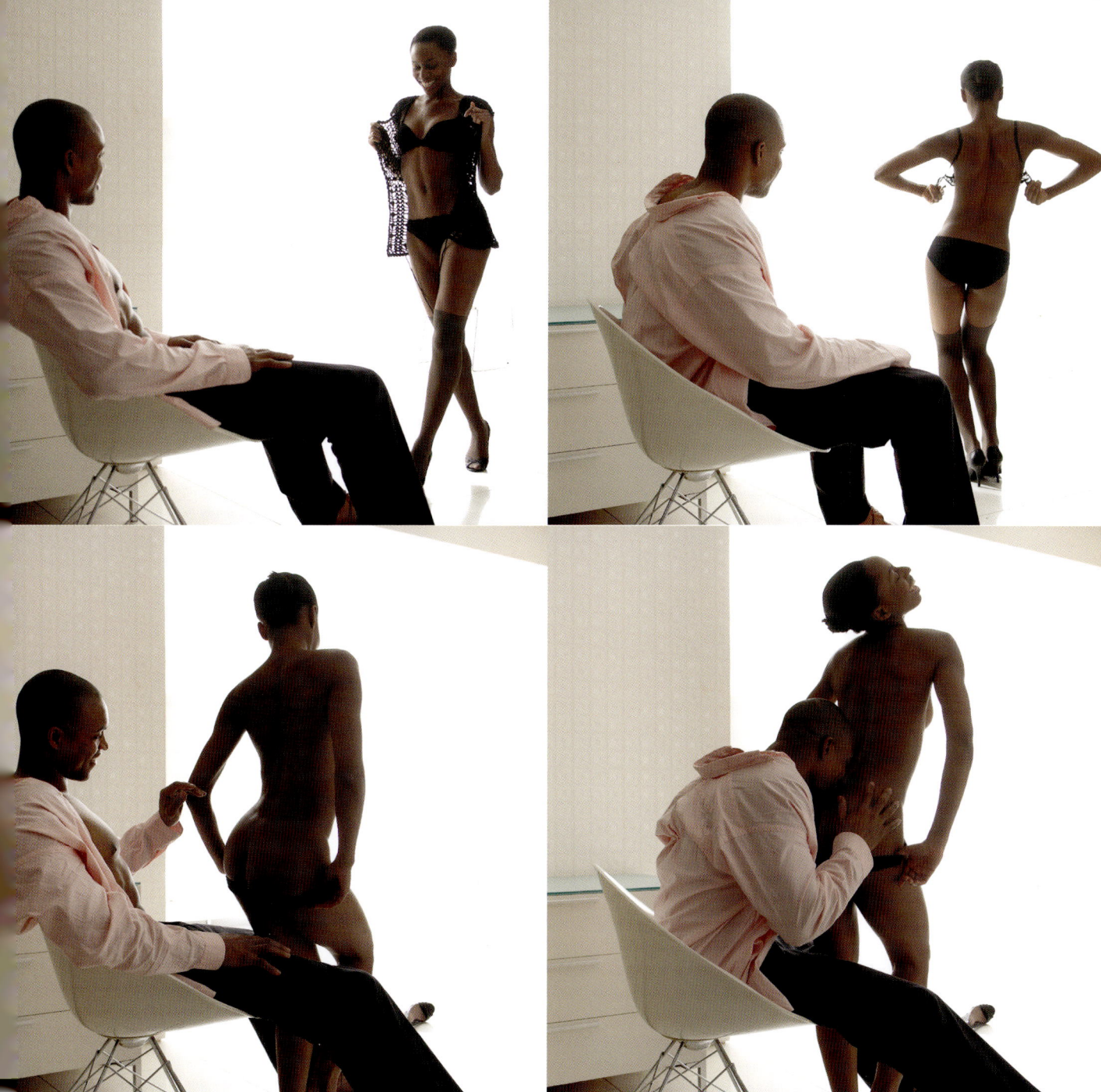

Ihr Striptease-Programm

▲ Gestalten Sie die Szene so, wie sie am besten zu Ihnen passt, und achten Sie dabei besonders auf die Beleuchtung und die Atmosphäre. Wichtig ist, dass Sie sagen, wo es langgeht. Übernehmen Sie die Führung – es wird ihm gefallen. Spielen Sie Musik, die Sie anturnt und zu der Sie richtig verrucht tanzen können. Kein Zweifel – das macht auch ihn an. Und vergessen Sie nicht, dass das Ganze ein Spaß ist...!

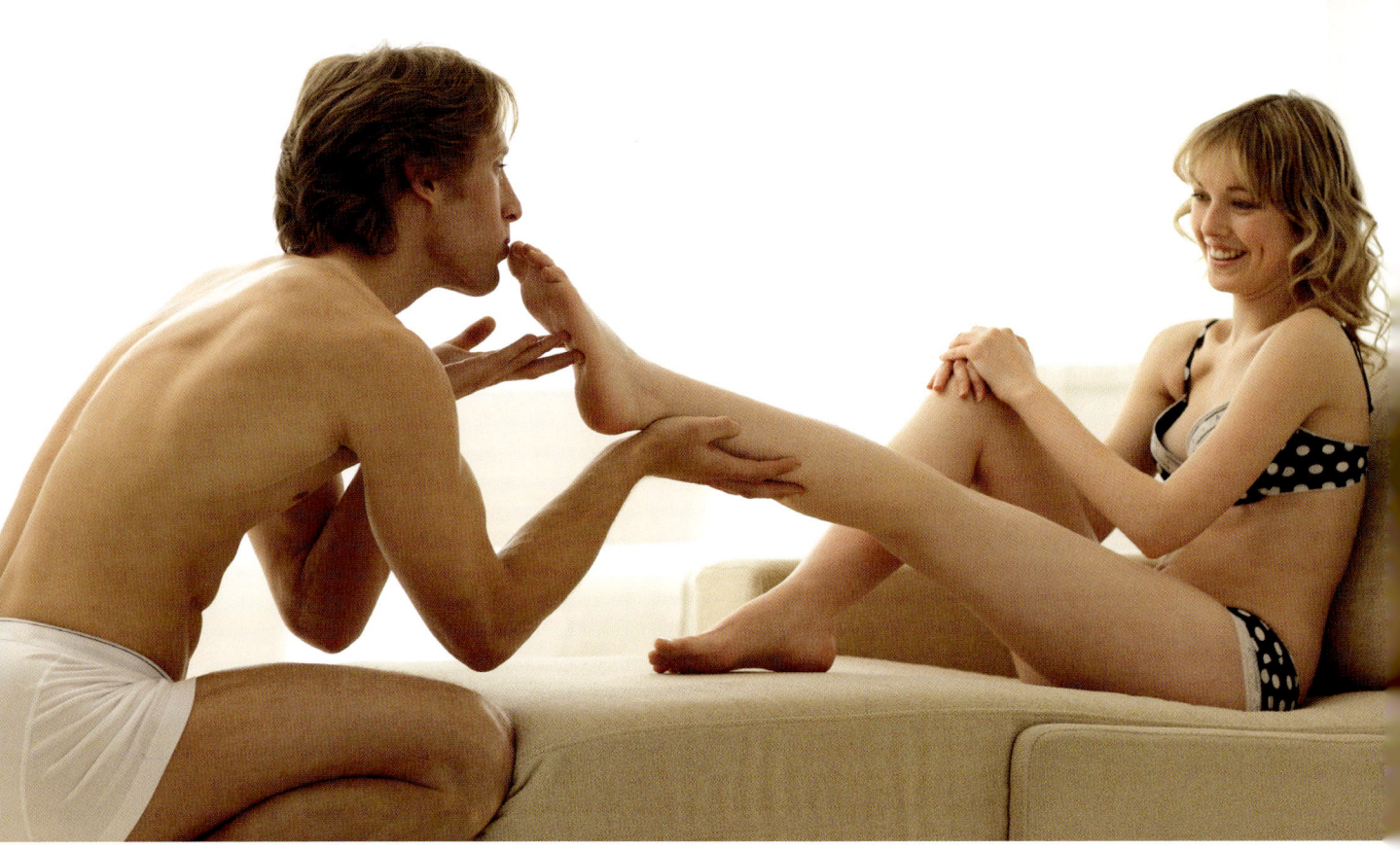

Beherrschung und Unterwerfung

Meist wird für diese Spielart die englische Bezeichnung Dominance and Submission beibehalten. Wenn von Unterwerfung und Beherrschung die Rede ist, stellen sich viele Leute Sadomaso-Praktiken vor. Diese Spielart ist aber nicht so extrem und für Paare, die sich gerne mal in Machtspielen versuchen möchten, eine harmlose Variante mit Fesselungsspielen und spielerischer Bestrafung im Rollenspiel. Es gibt eine ganze Menge von Rollenspielen, die sexy sind – das wohl bekannteste ist das von Herrschaft und Sklaventum. Aber Ihnen fällt bestimmt noch mehr ein! Nur keine Hemmungen, genießen Sie Sex einfach mal in seiner triebhaften, animalischen Variante der reinen Triebbefriedigung und amüsieren Sie sich!

Königin für eine Nacht

◀ Spielen Sie ein Nacht lang die dominante Diva, in der Ihr Liebessklave Ihren sexuellen Befehlen gehorchen muss. Lassen Sie sich »Gebieterin« nennen, wenn es Ihnen Spaß macht, und verlangen Sie, dass man Ihnen gehorcht. Bestehen Sie darauf, dass er sich bis auf die Unterhosen auszieht, und belohnen Sie ihn für seine Fußmassage mit einem Lächeln. Leben Sie ruhig mal Ihre Launen aus.

Peinigen Sie ihn

▶ Das Spiel von Unterwerfung und Beherrschung muss zwar nicht unbedingt mit Schmerzen verbunden sein, aber Sie können Bestrafungen zum Bestandteil des Spiels erklären. Das kann vom Kitzeln mit einer Feder bis zu Schlägen oder dem Einsatz von heißem Wachs reichen. Verständigen Sie sich vorher auf das, was Sie beide noch ertragen können.

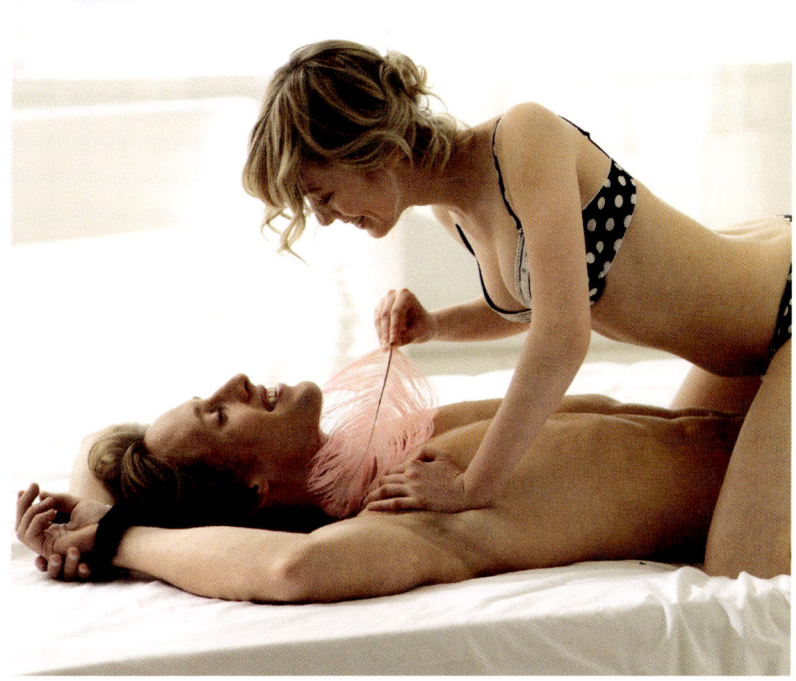

Unterwerfen Sie sich ihm

▶ Die sexuell Unterworfene zu spielen, kann ebenfalls Spaß machen. Der Part der Unterworfenen kann durchaus schmerzfrei sein: Eine Massage in Schuluniform, Hausarbeit im Dienstmädchendress oder nackt das Abendessen kochen. Wenn Sie ein gutes Mädchen sind, belohnt Ihr Lover Sie vielleicht mit oralem Sex – obwohl eine Augenbinde Sie daran erinnern wird, wer hier das Sagen hat. Für Fehlverhalten muss er sie »züchtigen« und darauf bestehen, ihn in irgendeiner Form sexuell zu befriedigen. Bestehen Sie darauf, dass er die Badewanne putzt, wenn Sie an der Reihe sind, und schlagen Sie ihn, wenn er vorlaut wird.

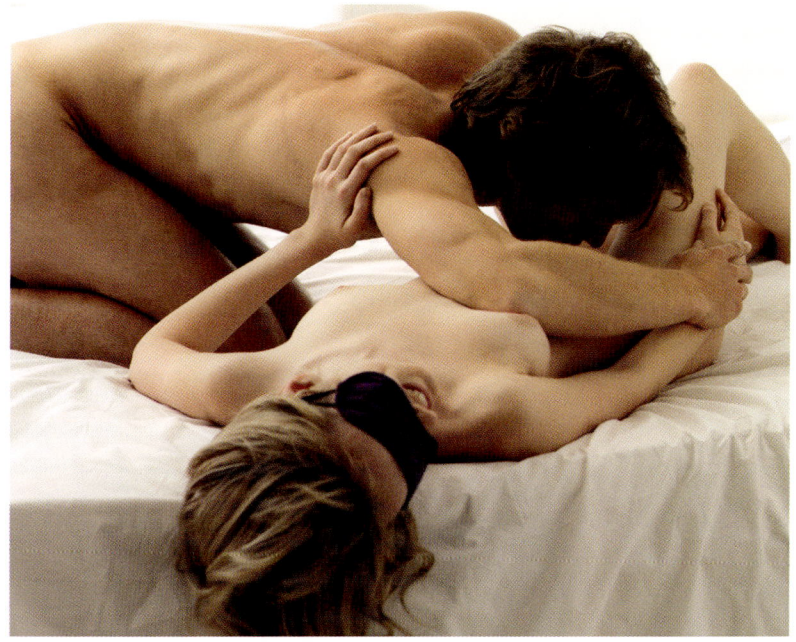

Schauplätze

Weil die meisten Fantasien sich nur im Kopf dessen abspielen, der fantasiert, sind die Schauplätze oft genauso wild wie die Fantasien selbst. Von einem Strand in Belize über einen Balkon mit Blick auf den Rhein bis zum Floß, das auf dem Meer treibt, oder einem Filmset in Hollywood sind viele ebenso lustige wie erotische Schauplätze möglich. Mit ein paar Requisiten und etwas Vorstellungskraft kann man den Schauplatz einer jeden Fantasie Wirklichkeit werden lassen.

Züge, Flugzeuge und Autos
Okay, Sie müssen es jetzt nicht wirklich im Auto oder Zug tun – es sei denn, Sie haben sich einen Liegewagen im Nachtzug reserviert. Trotzdem können Sie Ihre Reise auf erotische Art und Weise kurzweiliger gestalten: Tun Sie so, als ob Sie Fremde wären, die sich gerade eben erst kennengelernt haben, oder Agenten in geheimer Mission; zu Hause oder im kuscheligen Hotelzimmer bringen Sie die Sache dann zu einem vergnüglichen Ende.

Auf langen Autofahrten sollten Sie ohnehin Erholungspausen einplanen. Parken Sie an einem abgelegenen Ort und treiben Sie es auf dem Rücksitz miteinander. Gönnen Sie sich ein Anhalter-Szenario oder stellen Sie sich vor, Teenager in Papas Auto zu sein.

Sex im Freien
Wenn Sie Ihren Wunsch nach Sex in der Öffentlichkeit ausleben wollen, müssen Sie ja nicht zwingend bis zum Letzten gehen – ausgiebig in der Öffentlichkeit zu knutschen kann Ihnen vielleicht schon den Adrenalinkick geben, den Sie suchen. Der Rest findet derweil im Kopfkino statt. Den Film können Sie zu Hause weiterlaufen lassen. Treiben Sie Ihre exhibitionistischen Fantasien weiter auf die Spitze. Tun Sie so, als ob Sie sich beeilen müssten, damit Sie nicht ertappt werden, oder intensivieren Sie das Erlebnis durch die Vorstellung, keinen Laut von sich geben zu dürfen, weil jemand Sie hören könnte.

Fantasieinsel
Immer gern genommen ist die Fantasie vom Sex am Strand. Abgesehen von Sex im Sandkasten können Sie auch mit brasilianischer Sambamusik ein bisschen Inselromantik erzielen. Dazu den Duft von Sonnenöl auf der Haut und sexy Badekleidung für Sie beide. Getränke mit Sonnenschirmchen, passend zum Inselflair, sind dann das Sahnehäubchen. Nutzen Sie auch das Video Ihres letzten Strandurlaubs, um in die richtige Stimmung zu kommen.

Seien Sie die Touristin auf der Suche nach einem Insel-Flirt und Ihr Partner spielt den Insulaner, der eine hübsche Urlauberin nur allzu gern in der Stadt herumführt. Oder Sie tauschen die Rollen – er ist der Urlauber und Sie sind die Inselschönheit mit dem Kokosnuss-BH.

Schauplätze

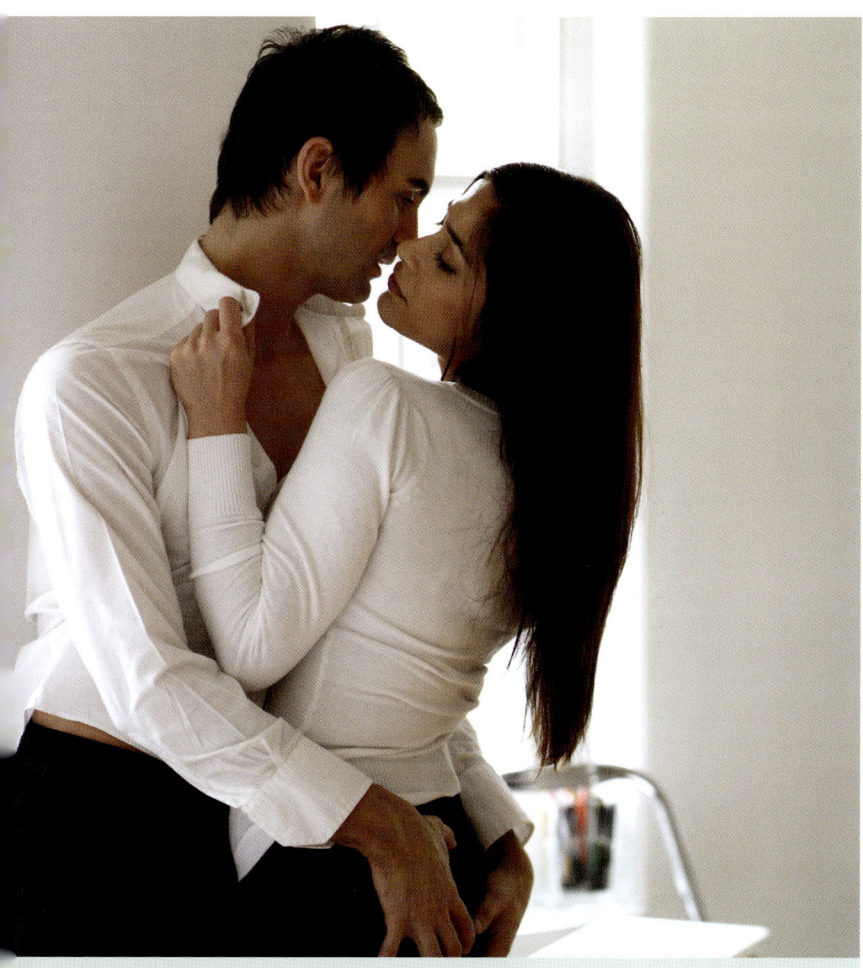

Erstklassige Schauplätze

Sowie Sie den Sex erst einmal aus Ihrem Schlafzimmer befreit haben, wird es kaum einen Ort geben, der Ihr Liebesleben nicht auf Touren bringen könnte – von den scheinbar banalsten Orten wie Ihrem ausgetretenen Treppenhaus bis hin zum piekfeinen Hotelzimmer. Sie finden vielleicht ganz schnell heraus, dass die Welt Ihnen gehört.

Himmelstreppe

Sie glauben nicht, wie erotisch es auf der Treppe sein kann! Das nächste Mal, wenn Ihr Partner sich früh ins Bett verdrücken will, überfallen Sie ihn aus dem Hinterhalt, reißen ihm die Kleider vom Leib und nehmen ihn hier und jetzt. In welcher Stellung Sie das auch immer tun – auf der Treppe wird der Penetrationswinkel völlig neu sein. Steigern Sie die Erregung noch ein bisschen: nehmen Sie nicht Ihre eigene Treppe, sondern die von jemand anderem.

Unterm Zeltdach

Lagerfeuer – spätestens seit Ferienlagerzeiten Schauplatz der romantischsten Fantasien. Vielleicht können Sie ja sogar ein Zelt im Garten aufbauen? Je authentischer, desto besser; bereiten Sie die Szene mit Wolldecken samt Insektenschutzmittel vor und vergnügen Sie sich dann mit Sex unter dem Zeltdach. Sie müssen dabei leise sein, denn Zelte sind hellhörig. Oder seien Sie vorsätzlich laut, um Ihre Nachbarn ein bisschen zu ärgern.

Luxusplätze

Wenn es im Rahmen Ihres Budgets ist, reservieren Sie sich für eine Nacht ein Zimmer in einem 5-Sterne-Hotel. Genießen Sie das aufregende Gefühl von teurer Bettwäsche auf Ihrer Haut. Wenn das Zimmer einen Balkon hat, schlafen Sie dort miteinander, während Sie den Ausblick genießen. Oder schaffen Sie sich zu Hause Ihr ganz persönliches Verwöhnambiente. Eine Flasche Champagner und eine Unterbringung für die Kinder sind vielleicht schon purer Luxus.

Fetische

Fetischismus ist eine sexuelle Vorliebe, bei der ein Gegenstand als Stimulus der sexuellen Erregung und Befriedigung dient. In seiner ursprünglichen Bedeutung ist ein Fetisch ein Zaubermittel, bezogen auf Gegenstände zur religiösen Verehrung oder Talismane und Glücksbringer. Sexuelle Fetische wie Unterwäsche, Schuhe oder Latex, Lack und Leder sollen also erotischen Zauber bewirken, nur dass die Gegenstände weniger als Glücks- denn als Lustbringer dienen sollen.

Persönliche Vorlieben
Beim Fetischismus mag der Gedanke an sexuelle oder soziale Devianz aufkommen, aber die meisten von uns haben Fetische, ohne sich dessen überhaupt bewusst zu sein. Manche Männer sind beispielsweise auf Brüste fixiert, andere auf ein schönes Gesäß. Manche Leute fühlen sich besonders zu einer bestimmten Haarfarbe oder -länge hingezogen. Viele Gegenstände haben über die Medien unglaublich starke erotische Aufladung erfahren – das »kleine Schwarze«, Stilettos, roter Lippenstift oder Luxusautos zum Beispiel. Diese Dinge werden sexualisiert und sind akzeptierter Bestandteil unserer Fantasien.

Verbreitete Fetische
Viele Menschen fühlen sich von glatten und weichen Materialien angezogen, Vinyl zum Beispiel oder Leder, Seide und Latex. Das Gefühl von Satin oder seidener Bettwäsche auf der Haut ist sehr erotisch. Fetische aus Vinyl oder Latex sind beliebter Bestandteil von SM-Spielen. Zu den rituellen oder Rollenspielhandlungen von Dominanz und Unterwerfung gehören Schläge und Bestrafungen, ihre Fetische sind Handschellen und Ketten. Auch Riemen, Halsbänder und Masken können dazu gehören, sie werden meist bei SM-Spielen eingesetzt.

Einander beim Sex schmutzige Dinge zu sagen ist ebenfalls ein häufiges fetischistisches Verhalten. Das kann von ein paar gerauntes Schimpfwörtern bis hin zu Beleidigungen führen, die man entweder ausspricht oder hören will, um in Erregung oder zum Höhepunkt zu kommen.

Ein anderes Fetisch-Verhalten ist das voyeuristische, bei dem sexuelle Befriedigung dadurch erreicht wird, dass man andere Menschen beobachtet – auch z.B. durch Pornografie.

Viele Dinge sind in der Medienwelt zu Fetischen geworden – Stilettos, Lippenstift oder Luxusautos zum Beispiel.

Was ist Ihr Fetisch?

Schuhe sind beliebte Fetische – etwa hochhackige Stiefel oder Stilettos. Frauen lieben es, solche Schuhe zu sammeln und zu tragen. Und Männer sind begeistert, wenn Frauen solche Schuhe tragen. Wenn Ihr Partner ein Faible für hohe Absätze hat, findet er es wahrscheinlich sehr erregend, wenn Sie sie im Schlafzimmer tragen. Lassen Sie ihn das Leder riechen und präsentieren Sie Ihre langen Beine.

Viele Männer erregt die Vorstellung von glänzendem roten Lippenstift, der beim Sex über das ganze Gesicht der Frau verschmiert wird – wahrscheinlich, weil sie das mit Pornografie in Zusammenhang bringen und wildem, hemmungslosem Sex. Fesseln Sie ihn mit einem Seidenschal ans Bett und hinterlassen Sie mit Ihren roten Lippen Spuren auf seiner Brust und seinem Gesicht.

Seien Sie draufgängerisch und spielen Sie mit Exhibitionismus und Voyeurismus. Sagen Sie Ihrem Partner, dass er sie heimlich beobachten soll, wenn Sie sich unter der Dusche selbst befriedigen.

Fetisch-Spiele

Es gibt Hunderte von unterschiedlichen Fetischen und sie variieren von Person zu Person. Fetische können, solange Sie beide Freude daran haben, eine gesunde und annehmbare Weise sein, Ihr Liebesleben zu verschönern. Wenn das jedoch so weit geht, dass der Fetisch in den Mittelpunkt Ihres Liebeslebens oder des sexuellen Verlangens rückt, kommt es zu einer Disbalance in Ihrem Liebesleben. Von diesem Einwand einmal abgesehen, sollten Sie keine Scheu haben, neue Dinge zu erkunden – Hauptsache, sie machen Spaß.

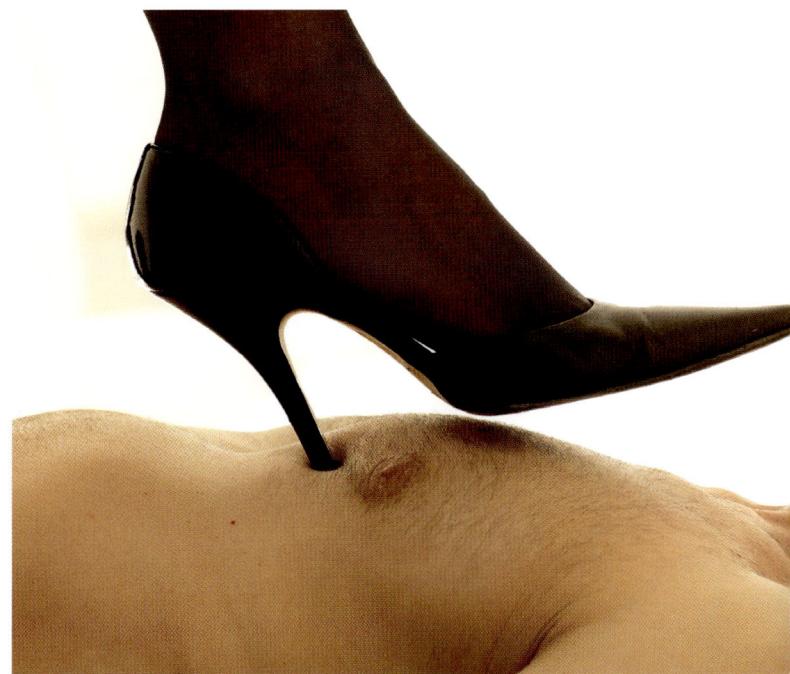

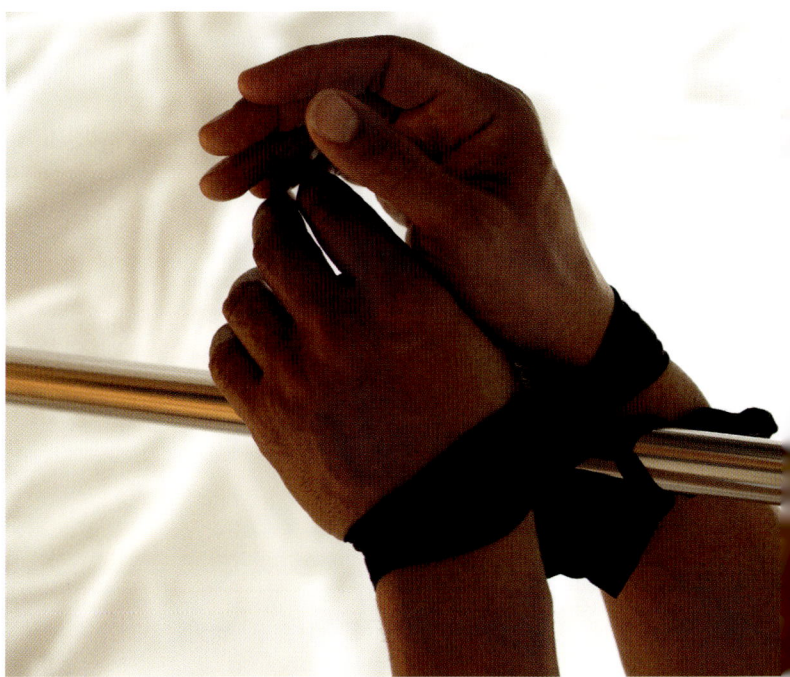

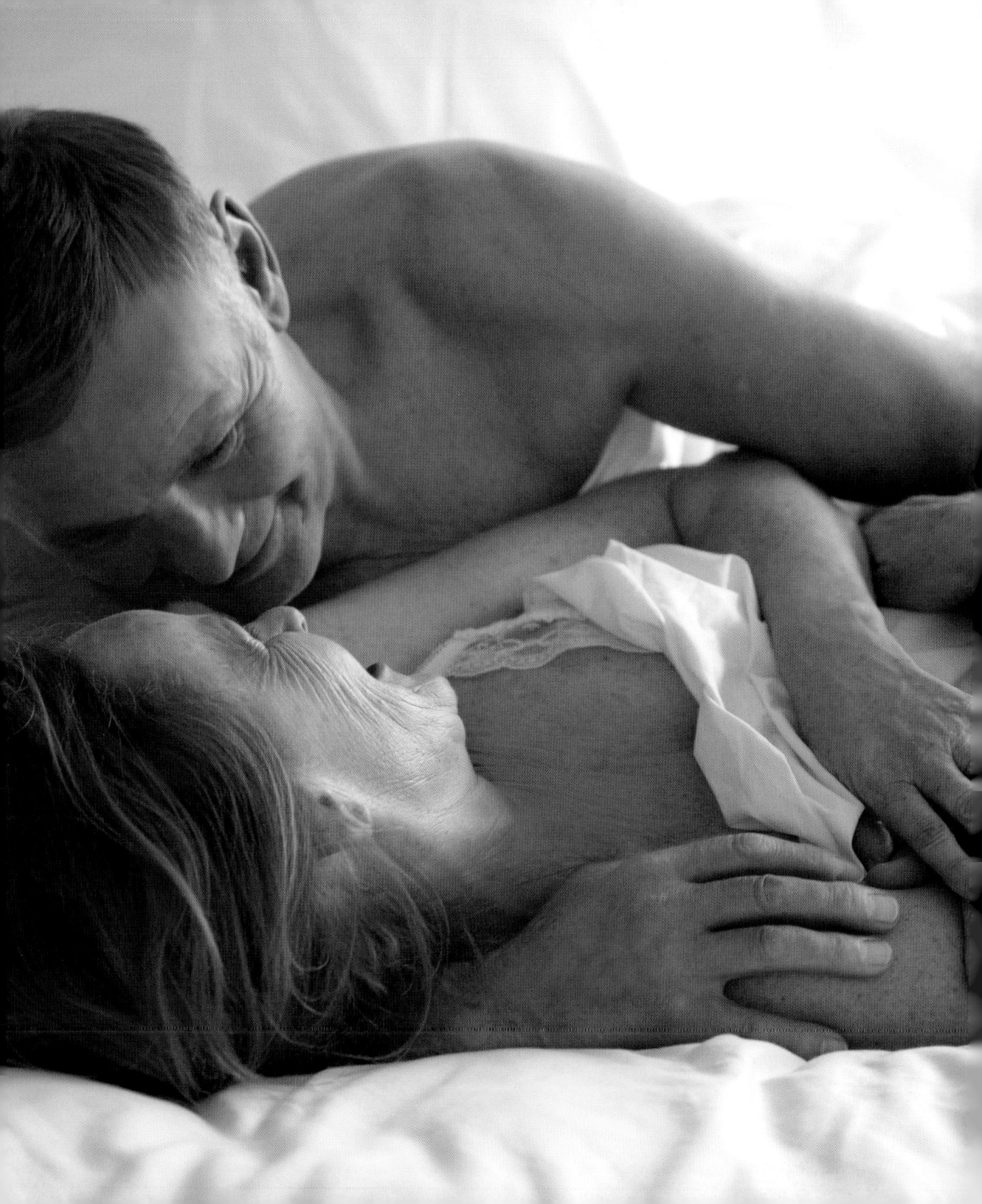

Gesunder Sex

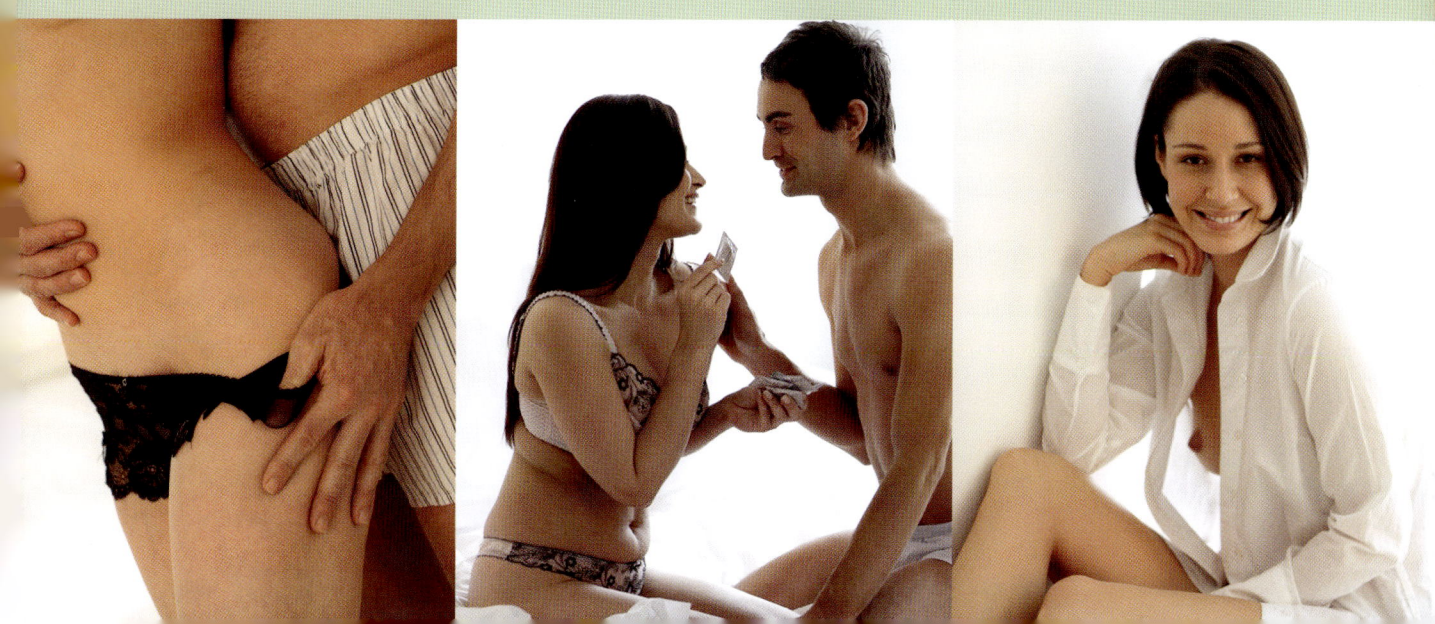

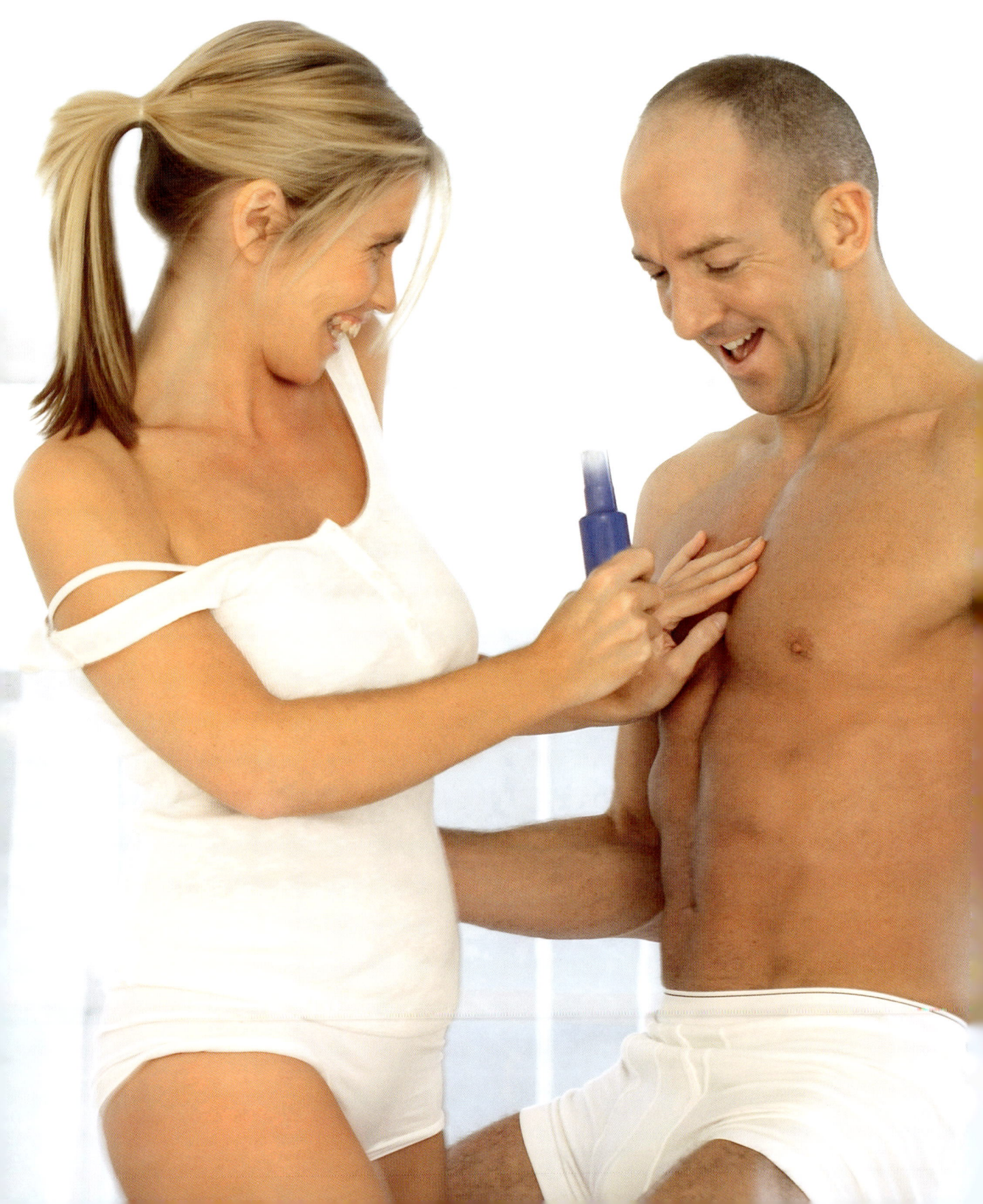

Sexuelle Gesundheit

Wahre sexuelle Gesundheit bedeutet für Frauen die Freiheit, furchtlos richtig guten Sex zu fordern. Emotionaler Stress und sexuelle Probleme oder Störungen hingegen lassen sich selbst bei einem einfühlsamen Arzt nicht immer leicht zur Sprache bringen. Scheuen Sie sich nicht, Fragen zu stellen, holen Sie eine zweite Meinung ein oder informieren Sie sich über Ihre inneren Vorgänge – die körperlichen wie die seelischen. Der Weg zu mehr sexueller Gesundheit braucht Zeit und Aufmerksamkeit. Aber es ist wert, ihn zu gehen, denn er macht Sie glücklicher.

Ein gesunder Körper

Für ein großartiges Liebesleben braucht man einen gesunden Körper. Und das bedeutet nichts anderes als regelmäßigen Sport und eine gesunde Ernährung. Wie alt Sie auch immer sind und wo auch immer Sie gerade in Ihrem Leben stehen – ein gesunder Körper verhilft Ihnen auch zu einem gesunden und glücklichen Liebesleben. Unsere Körper geben unseren sexuellen Erfahrungen und Genüssen Gestalt. Uns um unsere Gesundheit zu kümmern, sollte also eine unserer höchsten Prioritäten sein.

Ein gesundes Gewicht
Wie sieht ein gesunder Körper aus? Für uns ist heutzutage gesund gleichbedeutend mit schlank. Wenn Sie aber Ihren Arzt fragen, wird er Ihnen sagen, dass ein gesunder Körper einen gesunden Body-Mass-Index (BMI) hat – im grünen Bereich ist der zwischen 18 und 24, der Taillenumfang sollte bei Frauen unter 89 und bei Männern unter 102 cm liegen. Die meisten Gesundheitsportale im Internet bieten auch einen BMI-Rechner an.

Gesunde Ernährung
Es ist nicht gesund, wenn Frauen so lange Diät halten, bis sie abgemagert sind. Wenn Ihr Körper nicht ordentlich ernährt wird, wirkt sich das negativ auf Stimmung und Energiehaushalt aus und kann langfristig zu gesundheitlichen Problemen wie eingeschränkter Fruchtbarkeit, Herzleiden oder Osteoporose führen.

Das heißt nicht, dass Essen-bis-man-platzt-Buffets und extra große Portionen Pommes gesünder wären. Starkes Übergewicht beeinträchtigt die Selbstachtung, die körperliche Fitness und kann Ihrem Liebesleben schaden. Wenn ungesunde, fette und zu stark gesüßte Nahrungsmittel mit Bewegungsmangel einhergehen, haben Sie das perfekte Rezept für schlechten Sex – besonders dann, wenn auch Ihr Partner einem ebenso ungesunden Lebensstil frönt.

Mehr als bloß Sex
Wenn etwas im Bett nicht stimmt, wenn etwa die Erregbarkeit der Frau stetig nachlässt oder die Befriedigung ausbleibt, wird das zwar als unangenehm, aber nicht als lebensbedrohlich wahrgenommen. Alle Körperfunktionen sind jedoch eng miteinander verbunden, wenn es also im Bett nicht mehr so richtig läuft, ist das möglicherweise ein frühes Warnsignal für eine körperliche Störung. Bei Männern zum Beispiel ist die erektile Dysfunktion oft ein erstes Symptom für allgemeine Durchblutungsstörungen.

Wenn Sie genau auf Ihren Körper hören, können Sie Probleme früher erkennen und vermeiden, dass aus Störungen gefährliche Erkrankungen werden. Ein gesundes Liebesleben ist ein wichtiger Bestandteil eines gesunden Körpers, sich also die Chance auf ein glückliches Liebesleben vorzuenthalten, bringt Sie nicht nur um Ihren Genuss, sondern auch um ein erfülltes, glückliches Leben. Sie profitieren davon, wenn Sie sich mehr Wissen über Ihren Körper aneignen.

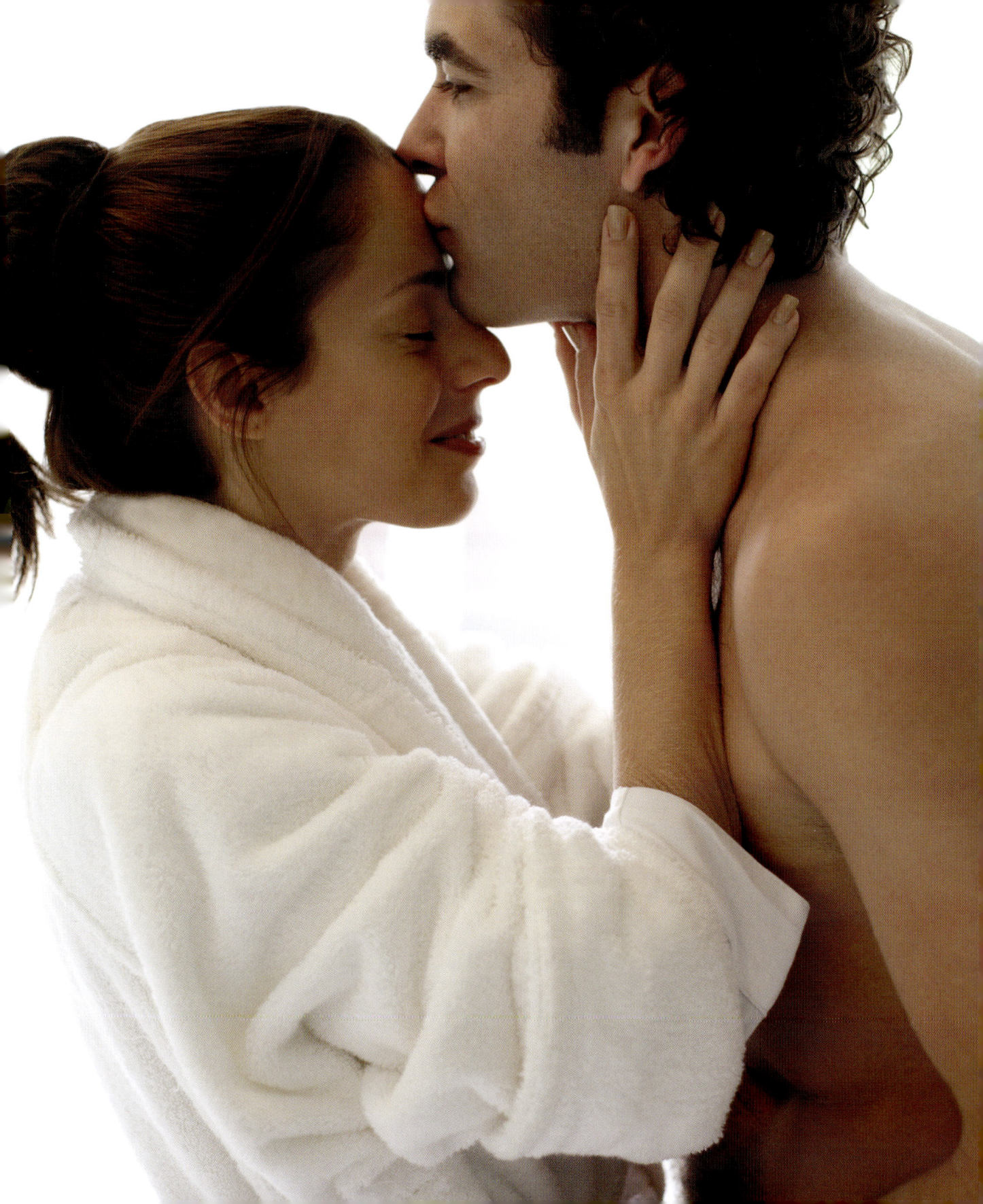

Gesundheit und Ernährung

Wir wissen alle, dass es besser ist, einen Apfel als einen Apfelkrapfen zu essen, dass Gehen besser als Autofahren ist und Treppensteigen besser als den Fahrstuhl zu nehmen. Doch Wissen allein genügt nicht. Vielleicht ist es Ihnen ein Anreiz, dass Ihr Liebesleben ganz enorm von gestrafften Muskeln und erhöhter Ausdauer profitieren kann. Dafür in Form zu kommen, muss gar keine Quälerei sein – tatsächlich bringt eine ganze Liebesnacht mit Ihrem Partner so viel wie ein guter Aerobic-Workout.

Richtiges Essen
Zu viele Kohlenhydrate führen leicht zu Lustlosigkeit. Das heißt nicht, dass Sie nie wieder Kohlenhydrate essen sollten, sondern nur, dass Sie darauf achten sollten, wie viele und welche Art von Kohlenhydraten Sie zu sich nehmen. Je mehr einfache Zucker, wie in Weißbrot und Kuchen, Sie verzehren, umso mehr Insulin muss Ihr Körper produzieren. Insulin führt dazu, dass der Körper Fett speichert, und erhöht zudem den Kortisolspiegel (Kortisol ist das »Stresshormon«). Ersetzen Sie einfache Zucker durch komplexe Kohlenhydrate, zum Beispiel durch Vollkornbrot und Vollkornnudeln.

Diese simple Veränderung Ihrer Ernährungsgewohnheiten kann für Ihre Gesundheit, Ihre Stimmung und Ihren Sexualtrieb einen riesigen Unterschied ausmachen.

Romantik zulassen
Für sehr viele Menschen beginnt ein romantischer Abend mit einem besonderen Essen und einigen Gläsern Wein in Ihrem Lieblingsrestaurant. Aber seien Sie vorsichtig, wenn Sie glauben, damit in romantische Stimmung zu kommen. Wenn man in ein Restaurant essen geht, isst man oft Hunderte von Kalorien mehr als zu Hause. Zu viele Kohlehydrate und Alkohol machen uns dann müde und schwer – nicht gerade ein guter Start in einen erotischen Abend. Nach einem leichten Essen werden Sie noch Hunger auf Sex haben, wenn Sie nach Hause kommen.

Wasser trinken
Wir kennen alle die Vorteile einer nährstoffreichen und gesunden Ernährung, aber der wahre Lebensspender ist Wasser. Je mehr Wasser Sie trinken,

Jede Art von Sport, die den Geist anregt, die Herzfrequenz steigert und zur Ausschüttung von Endorphinen führt, ist geeignet.

umso besser funktioniert Ihr Stoffwechsel. Unser Körper braucht Wasser, damit unser Verdauungsapparat reibungslos funktionieren kann; Wasser hilft auch, den Hunger in Schach zu halten. Auch beim Sport darauf zu achten, dass Sie Ihrem Körper genügend Wasser zuführen, ist sehr wichtig.

Herz-Kreislauf-Training
Wenn Sie von sportlicher Betätigung wirklich profitieren wollen, sollten Sie etwa drei- bis fünfmal die Woche für etwa 30 Minuten eine erhöhte Herzfrequenz haben. Sie können das auf verschiedene Art erreichen. Machen Sie einen zügigen Spaziergang durch die Nachbarschaft, laufen oder fahren Sie mehrmals die Woche mit dem Fahrrad zur Arbeit, spielen Sie mit Ihrem Partner oder mit Ihren Kindern Hand- oder Fußball, oder legen Sie eine CD ein und tanzen Sie. Wirklich regelmäßig Sport zu betreiben ist nicht ganz einfach, deswegen sollten Sie sich etwas aussuchen, das Ihnen Spaß macht. Ihr Liebesleben profitiert davon, und die vielen Endorphine machen aus Ihnen einen entspannteren, glücklicheren und sexuell interessierteren Menschen.

Sexy Sport
Auch Sport ist heutzutage ein komplexes Thema. Die einen wollen Krafttraining, die nächsten mehr Ausdauer und manche nur eine gute Figur. Sexy Sport ist solcher, der für besseren Sex sorgt.

In vielen Städten werden heute Tanzkurse wie Salsa- oder Tango-Kurse angeboten. Tanzen ist nicht nur gut für Herz und Kreislauf, sondern bringt Sie auch mit Ihrer wilden und erotischen Seite in Kontakt.

Yoga ist fantastisch für Sexfitness, weil es den Muskeltonus stärkt und das Herz kräftigt. Sexfitness kann alles sein, was Ihren Körper sexuell anspricht oder fordert, Ihre Muskulatur beansprucht und Ihr Selbstbewusstsein stärkt – versuchen Sie, einmal in der Woche Sexfitness zu treiben.

Schlaf und Sex

Schlaf führt dazu, dass Sie sich erfrischt fühlen und Ihr Geist klar ist. Erwachsene brauchen etwa sechs bis acht Stunden Schlaf pro Nacht. Versuchen Sie, vor dem Zubettgehen nicht mehr Fernsehen zu schauen, es beeinträchtigt nachweislich das Schlafmuster. Mit Entspannungsübungen können Sie sich körperlich und geistig auf den Schlaf vorbereiten. Und ein Orgasmus ist das beste Mittel für entspannten Schlaf.

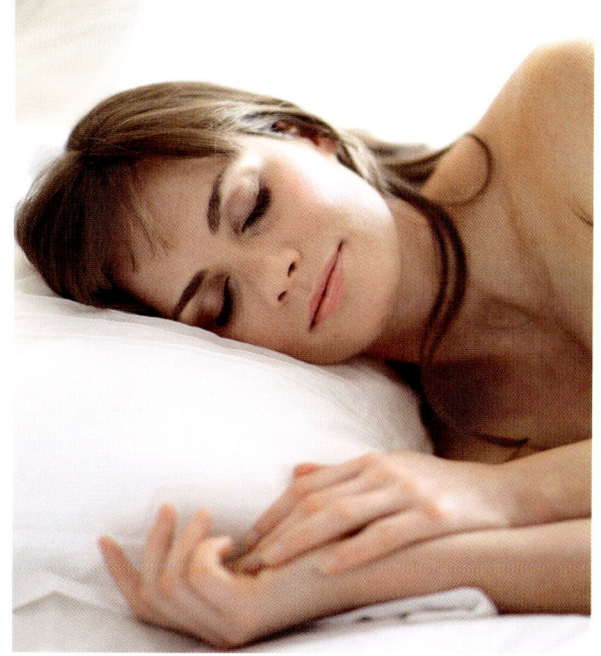

Sex in der Schwangerschaft

Empfängnis und Schwangerschaft können die schönsten Ereignisse in einer Beziehung sein, sie bringen aber auch besondere Herausforderungen für Ihr Liebesleben mit sich. Hormonschwankungen, Erschöpfung oder Übelkeit, ein sich permanent verändernder Körper, Angst vor der bevorstehenden Geburt und die Verantwortung der Elternschaft können die Libido werdender Eltern hemmen. Neun Monate lang sexy zu bleiben erscheint daher zunächst wenig aussichtsreich.

Vor der Schwangerschaft
Eine Schwangerschaft wird nicht immer geplant, eine generell gesunde Lebensweise schafft jedoch die besten Voraussetzungen dafür, ein Baby zu bekommen. Ihre Chancen auf eine Empfängnis steigen mit einem gesunden Körpergewicht, gesunder Ernährung und indem Sie Alkohol und Nikotin meiden.

Ein Check-up beim Arzt empfiehlt sich ebenfalls, dabei lässt sich auch klären, ob Medikamente, die Sie einnehmen, sich negativ auf die Fruchtbarkeit auswirken können.

Schwanger werden
Manchmal kann schon über eine Schwangerschaft zu reden das Liebesleben ausbremsen. Eine Familie zu gründen ist eine wunderbare Sache, aber kein sehr erotisches Gesprächsthema. Das trifft umso mehr zu, wenn der Kinderwunsch schon eine Weile besteht und beide Partner sich gestresst fühlen, weil es immer noch nicht zur Empfängnis gekommen ist.

Normalerweise wird Paaren geraten, während der fruchtbaren Zeit der Frau drei- bis fünfmal in der Woche miteinander zu schlafen. Das kann aber ziemlich »unsexy« sein, besonders wenn Sie beide gerade nicht in der richtigen Stimmung dafür sind. Sie wünschen sich ein Baby, lassen Sie sich also nicht davon irritieren, dass Sex in dieser Zeit eher funktional als sexy ist.

Sex in der Schwangerschaft
Sex ist während der Schwangerschaft die meiste Zeit über kein Problem. Möglicherweise wird Ihnen vom Arzt aber auch empfohlen, enthaltsam zu sein – etwa bei einer Risikoschwangerschaft wegen einer Plazenta Prävia oder einer Zervix-Schwäche. Auf Sex zu verzichten ist auch bei ungeklärten vaginalen Blutungen angeraten. Viele Ärzte empfehlen auch Müttern, die Zwillinge (oder mehr Kinder) erwarten, gegen Ende der Schwangerschaft auf Sex zu verzichten, um keine vorzeitigen Wehen auszulösen. In der Tat wird Ihr Arzt Ihnen immer, wenn aus irgendeinem Grund das Risiko vorzeitiger Wehen besteht, raten, keinen Sex zu haben, weil das Prostaglandin im Samen Gebärmutterkontraktionen auslösen kann.

Was das Vorspiel angeht, machen Sie es so wie bisher – mit einer Ausnahme: Erinnern Sie Ihren Partner daran, keine Luft in Ihre Scheide zu blasen. Das kann nämlich zu einer gefährlichen Luftembolie bei dem ungeborenen Kind führen.

Neun sexy Monate

Nur weil Sie schwanger sind, heißt das nicht, dass Sie nicht sexy aussehen können. Lassen Sie finanzielle Bedenken außen vor und kaufen Sie sich ein paar schicke Kleidungsstücke für die Schwangerschaft. Ihrem Körper wird diese maßgeschneiderte Unterstützung guttun, Sie fühlen sich attraktiv, und Ihr Partner wird die Wirkung von Spitzen auf Ihrem aufblühenden Körper lieben. Genießen Sie Ihren Körper.

Aus diesem Grund finden viele Frauen, dass die Schwangerschaft eine Zeit großer sexueller Vertrautheit mit ihrem Partner ist. Während sich ihr Körper auf die Geburt vorbereitet, erleben manche Frauen eine gesteigerte Libido, die durch ein vermehrte Feuchtigkeit in der Scheide und eine verstärkte Durchblutung der Genitalien entsteht.

Wenn Sie Lust auf Sex haben, kann es passieren, dass Ihre Lieblingsposition mit dem immer größer werdenden Bauch etwas unbequem wird. Die meisten Paare finden die Löffelchenstellung jetzt perfekt, weil so der Bauch der Mutter abgestützt ist und sie darüber hinaus die Stöße kontrollieren kann. Auch Stellungen, bei denen die Frau oben sitzt, sind bequem und sexy. Die einzigen Stellungen, die Sie lieber vermeiden sollten, sind die, bei denen Sie flach auf dem Rücken liegen, weil das die Durchblutung behindert und ein Risiko für Ihr Baby bedeuten könnte.

Ihr Baby reagiert vielleicht manchmal auf Ihre Orgasmen – es wacht dann auf und tritt oder wird umgekehrt von den rhythmischen Bewegungen in den Schlaf gelullt. Beide Reaktionen sind normal – teilen Sie aber, wie immer, deutliche oder länger anhaltende Veränderungen der Aktivität des Ungeborenen unverzüglich Ihrem Arzt oder Ihrer Hebamme mit. Wenn die Entbindung naht, nutzen Sie die Zeit, die Sie mit Ihrem Partner noch ganz für sich haben. Vielleicht haben Sie für eine ganze Weile nicht mehr die Zeit oder die Energie für spontanen Sex.

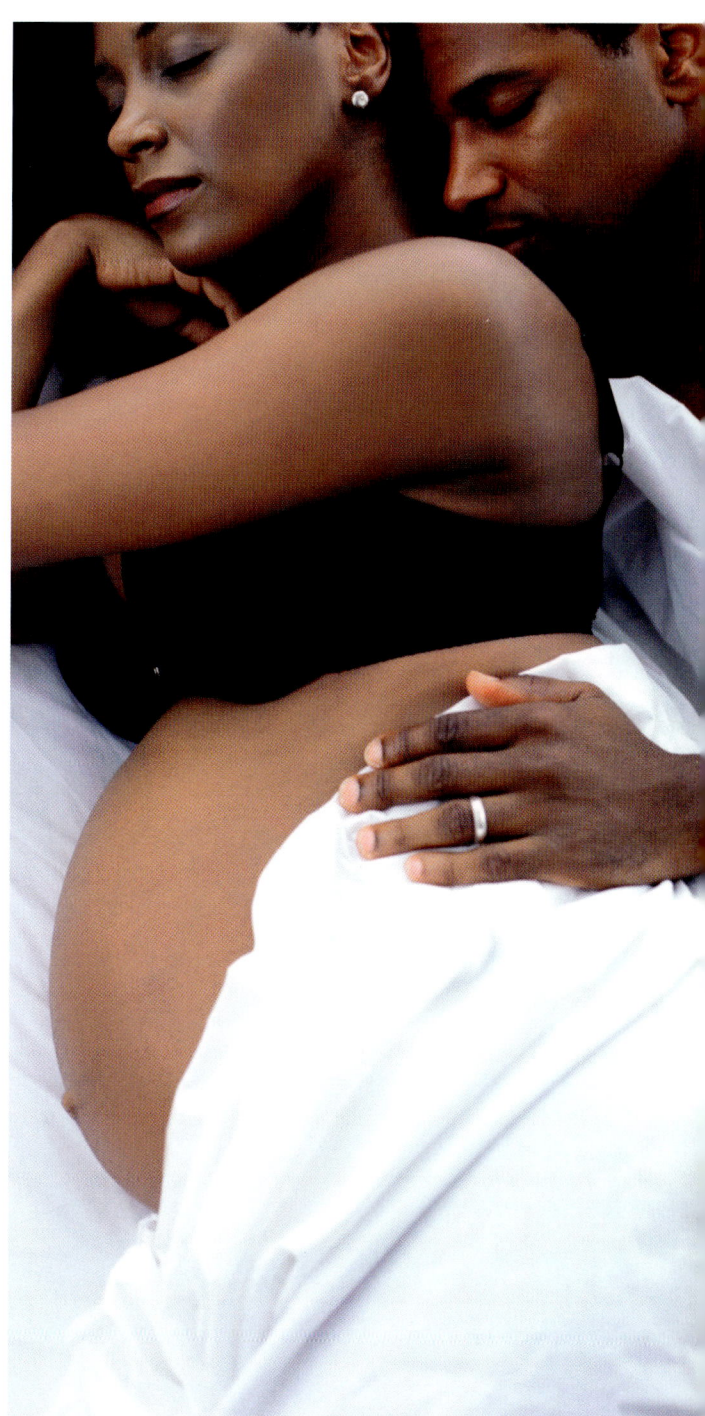

Sex in den Wechseljahren

Es ist für beide Geschlechter nicht ganz einfach, sich auch in den Wechseljahren ein glückliches gesundes Liebesleben zu erhalten. Menopause und Andropause (die Wechseljahre des Mannes) können Ihren Hormonhaushalt und damit Ihre Stimmung, die Libido und Ihre Beziehung durcheinanderbringen. Zu den körperlichen Veränderungen kommen meist verunsichernde äußere hinzu, etwa wenn die Kinder ausziehen, der Ruhestand beginnt und die Sorge, älter zu werden, hinzukommt.

Symptome der Wechseljahre
Mit den Wechseljahren kommt das natürliche Ende der Menstruationen. Durch Verschiebungen im Hormonhaushalt entsteht eine ganze Reihe von unangenehmen Symptomen – Hitzewallungen, Schlafstörungen, Gewichtszunahme, Stimmungsschwankungen und Scheidentrockenheit, um nur ein paar davon zu nennen. Alle können dazu führen, dass die Libido nachlässt und sich negativ auf den sexuellen Genuss auswirken.

Einfache Hausmittel
Das Absinken des Östrogenspiegels kann Ihre Schlafgewohnheiten aus dem Gleichgewicht bringen. Wie sich das auswirkt, werden Sie in allen Bereichen Ihres Lebens, einschließlich Ihres Liebeslebens, spüren. Gewöhnen Sie sich ein paar gute Einschlafrituale an. Versuchen Sie, immer zur selben Zeit schlafen zu gehen und morgens zur selben Zeit aufzustehen – auch an den Wochenenden. Dadurch bleibt Ihr Körper in einem konstanten Rhythmus. Versuchen Sie es auch mit Heilkräutern wie Frauenmantel, Rotklee, Nachtkerzenöl und lauwarmem Salbeitee.

Über 75 Prozent aller Frauen leiden in den Wechseljahren unter Hitzewallungen. Durch die Abnahme des Östrogens entstehen im Körper Hormonschwankungen, die der Temperaturzentrale des Gehirns falsche Befehle geben.

Das Unangenehme an Hitzewallungen ist, dass sie meist überraschend und unvermittelt auftreten. Man kleidet sich von daher am besten nach dem Zwiebelprinzip. Ein Ventilator im Schlafzimmer sorgt dafür, dass Sie kühl bleiben, wenn Sie miteinander schlafen. Stellen Sie auch eine Schüssel mit kaltem Wasser neben das Bett und baden Sie Ihre Füße darin, wenn Ihnen heiß ist. Dadurch sinkt Ihre Körpertemperatur und es geht Ihnen gleich viel besser.

Sprechen Sie mit Ihrem Partner über Ihre Bedürfnisse. Sagen Sie, was Sie sich wünschen, wenn Sie wegen der Wechseljahre ein längeres Vorspiel, ein Gleitmittel oder zusätzliche Stimulierung brauchen. Ihr Partner wird Ihre Offenheit zu schätzen wissen.

Hormonelle Unterstützung
Das hormonelle Ungleichgewicht kann zu einer Verringerung der Libido führen. Ihr Arzt kann feststellen, wie hoch Ihre Östrogen-, Progesteron- und Testosteronspiegel sind. Bei einem hormonellen Ungleichgewicht können topische Hormone

in Form von Gels, Cremes und Pflastern Abhilfe schaffen. Aufgrund der geringeren Aufnahme der Hormone durch die Haut ist diese Art der Verabreichung der oralen Einnahme vorzuziehen. Auch die Hormonersatztherapie (HET) kann eine wirksame Behandlung bei Wechseljahresbeschwerden sein. Wenn Sie sich wegen eines erhöhten Risikos für Schlaganfall, Herzerkrankungen und Brustkrebs im Zusammenhang mit der HET Sorgen machen, sprechen Sie mit Ihrem Arzt.

Wieder Lust auf Sex bekommen
Sex wird Ihnen in dieser Lebensphase das Gefühl geben, gesund und fit zu sein. Mit Ihrem Partner intim zu sein, hält Ihre Beziehung stabil und erlaubt Ihnen, mit Ihrer sinnlichen weiblichen Seite in Kontakt zu bleiben.

Feuchtigkeit und allgemein gute Durchblutung sind wichtig, um Ihre sexuelle Gesundheit zu erhalten. Verschreibungspflichtige Medikamente können helfen, wenn die sexuelle Erregung nachlässt, es gibt aber auch eine ganze Reihe natürlicher Methoden, um die Lust zu stärken.

Tanzen, Walking und Joggen fördern die Durchblutung und macht Sie so wieder empfänglicher für Sex. Die Scheidenschleimhaut wird durch den Östrogenmangel trockener und dünner, deswegen sind Gleitmittel so wichtig. Wärmende Gleitmittel verursachen ein angenehmes Kribbeln in den Genitalien. Und ein Vibrator fördert die sexuelle Lust. Experimentieren Sie mit neuen Stellungen und Praktiken.

Den Partner unterstützen
Bekommt einer von Ihnen Medikamente zur Hormonbehandlung, kann das für Sie beide ein Gewinn sein. Tatsächlich steigt bei einer Libidobehandlung des einen auch die Libido des anderen Partners. Das hängt damit zusammen, dass mehr Sex zu haben unweigerlich dazu führt, auch mehr Sex zu wollen. Unterstützen Sie sich gegenseitig, sexuelle Gesundheit ist eine »Teamaufgabe«.

Andropause

Mit zunehmendem Alter nehmen die Androgene, die Sexualhormone des Mannes, ab. Das gilt insbesondere für das Testosteron. In der Folge treten Symptome wie Energiemangel, Schlaflosigkeit, erektile Dysfunktion, Gewichtszunahme und Nachlassen der Libido auf. Zu den Behandlungen dieser Beschwerden gehört unter anderem die Testosteron-Hormonersatztherapie in Form von Injektionen, Tabletten oder Cremes. Die Hormontherapie ist für die meisten Männer eine wirksame Behandlung, bei Patienten mit Prostatakrebs jedoch ungeeignet, weil Testosteron dessen Ausbreitung und Wachstum begünstigen kann. Ebenso kann erektile Dysfunktion medikamentös behandelt werden. Einschränkungen und Risiken (etwa bei Herzerkrankungen) besprechen Sie bitte mit Ihrem Arzt.

Sex im späteren Leben

Auch im fortgeschrittenen Alter können Sie ein reiches und erfüllendes Liebesleben genießen. Ältere Liebespaare können die Abenteuer des Liebeslebens unbeschwert von Arbeitsstress und Kindersorgen neu entdecken. Sie könnten den ganzen Tag lang Sex haben, wo und wie Sie wollen. Halten Sie Händchen in der Küche, laufen Sie nackt durchs Haus und genießen Sie die frische Brise, wenn Sie im Garten miteinander schlafen. Sehen Sie es als einen Neuanfang für Ihre Beziehung.

Neue Freiheiten

Selbst wenn Sie vom Gegenteil überzeugt sind: Man ist nie zu alt für Sex. Älter zu sein, hat seine Vorteile. Sie haben mehr Zeit und mehr Geduld. Tatsächlich sind über 50 % der Leute zwischen 65 und 74 und 25 % der 75- bis 85-Jährigen noch sexuell aktiv. Solange Ihr Körper mitspielt, sind Sie auch nicht zu alt dafür.

Sex über 60 hat etwas sehr Befreites. Sie müssen nicht mehr befürchten, ungewollt schwanger zu werden. Und Sie haben gelernt, Ihren Körper zu akzeptieren, wie er ist. Dank Ihrer Lebenserfahrung wissen Sie, dass Falten, Kurven und Cellulitis Teil Ihrer Schönheit sind, und das ermöglicht Ihnen ein Liebesleben, das erfrischend frei von Sorgen um ihre körperliche Erscheinung ist.

Bleiben Sie sexy

Nur weil Sie älter sind, heißt das nicht, dass Sie sich nicht sexy fühlen und auch so aussehen können. Investieren Sie in sinnliche Unterwäsche in schmeichelnden Farben und Materialien, die sich gut auf Ihrer Haut anfühlen – zum Beispiel Seide oder Satin. Gehen Sie - am besten mit Ihrem Partner - regelmäßig in die Sauna oder die Therme und gönnen Sie sich eine Massage. Das gibt Ihnen das Gefühl, sich rundum gesund und wohl zu fühlen, stärkt die Durchblutung und fördert das sexuelle Verlangen. Auch ein Tapetenwechsel übers Wochenende kann geradezu Wunder wirken: Sie können sich aufeinander einstellen und bekommen auch wieder Lust auf Sex.

Veränderte Sexualität

Männer und Frauen verändern sich, wenn sie älter werden, und mit ihnen auch ihre Genitalien. Sie bemerken möglicherweise Unterschiede in ihren sexuellen Empfindungen. Wenn Frauen älter werden, wird ihre Scheide kürzer und enger, und die Feuchtigkeit verringert sich. In der Folge kann es notwendig werden, Gleitmittel zu verwenden. Kaufen Sie sich am besten ein wasserlösliches Gleitmittel oder versuchen Sie es einmal mit einem, das Wärme entwickelt und so Ihr Vorspiel ein bisschen anheizt.

Auch die Genitalien Ihres Partners verändern sich mit dem Alter. Erektile Dysfunktion ist bei Männern ab etwa 65 Jahren keine Seltenheit. Die Erektion wird nicht mehr so leicht erreicht und ist auch weniger stark ausgeprägt.

Unter dem funktionellen Aspekt können Medikamente eine Hilfe sein, fehlendes Begehren oder mangelnde Intimität können sie jedoch nicht ausgleichen.

Ein weiteres großes Hindernis bei älteren Paaren ist eine zu geringe Durchblutung. Deswegen sind Sport und eine gesunde Ernährung Grundvoraussetzung, um sich fit zu halten. Sie müssen nicht unbedingt einen Gymnastikkurs besuchen – Aktivitäten wie Gartenarbeit, Spazierengehen, Tanzen, Schwimmen und mit den Enkelkindern spielen sorgen ebenso effizient für eine verbesserte Durchblutung.

Andere körperliche Veränderungen

Älter zu werden kann mit Gelenkschmerzen, Rheumatismus und Arthritis einhergehen. Bei bestimmten sexuellen Stellungen kann es dann zu Schmerzen kommen oder es kann schwierig werden, körperliche Aktivität über einen längeren Zeitraum aufrechtzuerhalten. Versuchen Sie, vor dem Sex ein warmes Bad zu nehmen, und sorgen Sie dafür, dass es in Ihrem Schlafzimmer schön warm ist – das macht schwere Bettdecken und Überwürfe überflüssig.

Gönnen Sie sich für die nötige Erregung ein ausgiebiges Vorspiel, etwa mit einer erotischen Massage. Nehmen Sie Positionen ein, bei denen kein Druck auf Ihre Gelenke entsteht, zum Beispiel die Missionarsstellung, die Löffelstellung oder sitzende Positionen, und wechseln Sie ruhig in eine andere Stellung, wenn es Ihnen unbequem wird.

Gesunde Aktivität

Älteren Frauen kommt Masturbation sehr zugute, auch dann, wenn sie es nie vorher praktiziert haben. Die Selbststimulation reduziert die altersbedingte Vaginal-Atrophie, das Trocken- und Dünnerwerden der Vagina, und stärkt darüber hinaus Ihre körperliche und seelische Verfassung. Das gilt selbst dann, wenn Sie herzkrank sind und Angst haben, dass der körperliche Stress beim Sex einen Herzanfall auslösen könnte. Es gibt kein »sexuelles Verfallsdatum«.

Das zweite erste Mal

Nach dem Tod Ihres Partners ein neues Verhältnis einzugehen kommt Ihnen vielleicht wie Verrat vor. Sie brauchen Zeit, um zu trauern, bevor Sie eine neue Beziehung eingehen. Nach den vielen Jahren, in denen Sie ausschließlich mit einer Person geschlafen haben, haben Sie vielleicht auch das Gefühl, etwas aus der Übung zu sein. Sprechen Sie mit Ihrem neuen Partner darüber, er ist vielleicht genauso nervös wie Sie.

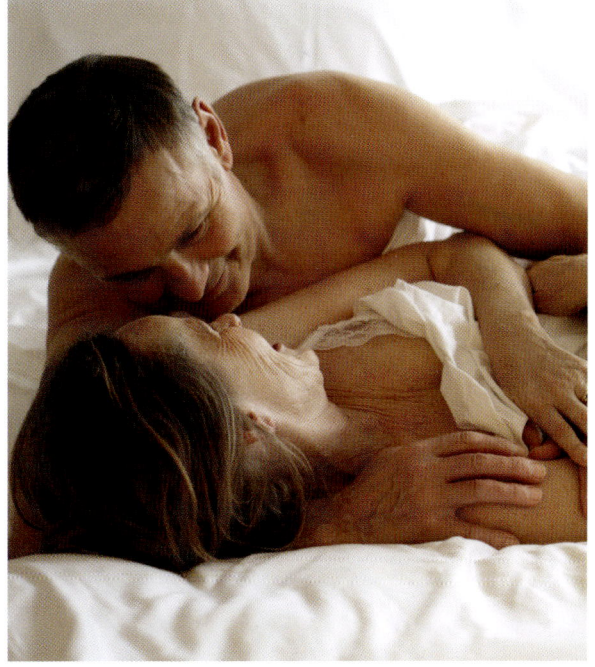

Die Liebes-Akte: Sex über 60

Im späteren Leben sexuell aktiv zu bleiben, ist wunderbar, um auch emotional mit Ihrem Partner verbunden zu bleiben. Auch Sie werden sich dadurch jung und lebendig fühlen. Die Geschichte des folgenden Paares zeigt, wie man trotz gesundheitlicher Probleme jenseits der sechzig den Spaß am Sex neu entdecken kann.

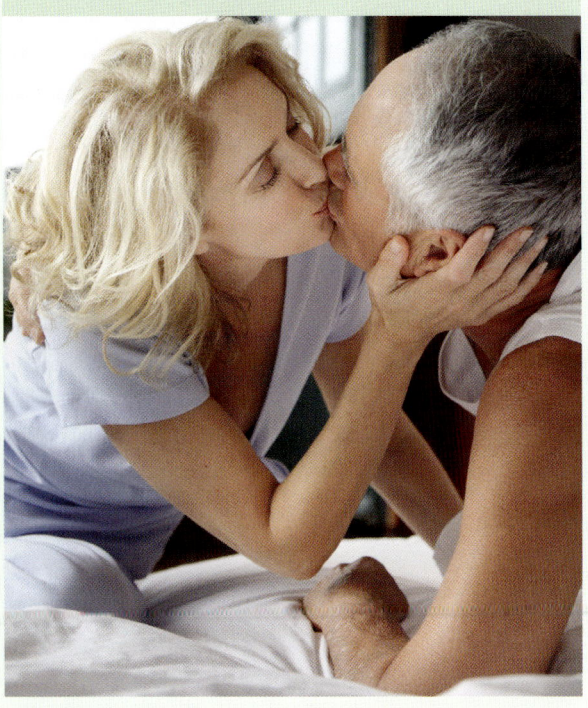

Hintergrund
Pit, 60, und Franka, 62, sind seit 11 Jahren miteinander verheiratet. Sie haben eine enge Beziehung und einander in schwerer Krankheit beigestanden: Pit hat Diabetes und Rückenprobleme, Franka hatte Brustkrebs, von dem sie sich erst seit Kurzem erholt hat.

Das Problem
Frankas Lust auf Sex hatte seit der Brustkrebsdiagnose beträchtlich nachgelassen. Außerdem hielt die Betreuung der Enkelkinder beide ganz schön auf Trab, sodass sie seit beinahe drei Jahren keinen Sex mehr hatten. Trotz der ansonsten glücklichen Beziehung wurden sie im Umgang miteinander gereizt und ungeduldig. Pit wollte sehr gern wieder Sex mit Franka, obwohl er es manchmal schwierig fand, seine Erektion aufrechtzuerhalten. Frankas Reaktion auf diesen Wunsch war: »Ich bin über 60. Wer hat noch Sex in dem Alter!?«

Lösungen finden
Nachdem ich Franka und Pit versichert hatte, dass viele Paare in den Sechzigern, Siebzigern und darüber hinaus noch ein aktives Liebesleben haben, empfahl ich ihnen, ihrer körperlichen Gesundheit höchste Priorität einzuräumen. Dazu gehörte, sich gesund zu ernähren (was für Pit wegen seines Diabetes ganz besonders wichtig ist), täglich Sport zu treiben und

sich regelmäßig durchchecken zu lassen.

Die nächste Maßnahme war ein 5-Schritte-Plan für ihr Liebesleben. Der erste Schritt bestand darin, wieder mehr Intimität herzustellen, um Ungeduld und Reizbarkeit entgegenzuwirken. Lange vernachlässigte kleine Liebesbezeugungen sollten wieder aufleben, wie einander Kosenamen zu geben oder sich kleine Geschenke zu machen, zu schmusen und sich zu küssen.

Im zweiten Schritt sollte Franka sich »Ich«-Zeiten gönnen, statt sich ausschließlich auf die Enkelkinder zu konzentrieren. Die Großmutter sollte sich wieder darauf besinnen, eine Frau zu sein. Um diesen Prozess zu unterstützen, bat ich sie, sich einen einfachen Vibrator zu kaufen und ihre sexuelle Erregbarkeit wieder zu erwecken.

Als Drittes bat ich Franka und Pit, nackt miteinander im Bett zu liegen und sich gegenseitig zu streicheln und zu massieren. Das sollte sie beide sexuell aufeinander einstimmen und ihnen Zeit geben, in Erregung zu kommen.

Der vierte Schritt bestand darin, zur Anregung gemeinsam Erotika anzuschauen. Das sollte ihre Erregung und Orgasmusfähigkeit steigern.

Zuletzt riet ich Franka und Pit, auch einmal andere Stellungen auszuprobieren. Statt der Missionarsstellung, die sie in der Vergangenheit immer am liebsten praktiziert hatten, riet ich Pit, sich so auf das Bett oder das Sofa zu setzen, dass Franka auf seinem Schoß sitzen konnte. Das würde Pits Rückenschmerzen vorbeugen, und Franka könnte den Rhythmus, das Tempo und die Tiefe der Penetration kontrollieren.

Wie ging es weiter?
Pit und Franka haben alle Vorschläge beherzigt. Sie fingen wieder an zu schmusen, einander zu streicheln und liebevoll miteinander umzugehen. Nach einiger Zeit kam es dadurch auch zum Sex. Pit fand es extrem erregend, gemeinsam mit Franka Erotika anzuschauen. Franka ihrerseits liebte den Vibrator: »Nach einer Nacht damit fühlte ich mich wie eine neue Frau.«

Ignorieren Sie Vorurteile
Geben Sie nichts darauf, dass man über sechzig angeblich kein erfülltes Liebesleben mehr hat. Lassen Sie sich von der Lust und Ihren Bedürfnissen leiten. Wenn Sie gesundheitliche Probleme haben, die den Sex erschweren, gibt es eine Reihe von Behandlungsmöglichkeiten. Fragen Sie Ihren Arzt danach.

Ein gesunder Geist

Eine gute Gemütsverfassung ist eine der Grundvoraussetzungen für guten Sex. Wenn wir entspannt und voller Selbstvertrauen sind, schlägt sich das auch positiv auf unser Liebesleben nieder. Stress und Zweifel an sich und der Beziehung stellen hingegen eine Blockade dar. Wenn es in irgendeinem Bereich des Lebens nicht rund läuft, braucht Ihre Seele wahrscheinlich mehr Aufmerksamkeit als Ihr Körper. Glücklicherweise gibt es viele Wege, mit sich in Einklang zu kommen.

Positives Denken
Eine positive Grundeinstellung in Bezug auf uns selbst und die Menschen unserer Umgebung ist die Basis geistiger Gesundheit. Viel zu oft beginnen unsere Gedanken mit »Ich kann nicht« oder »Ich bin nicht«. Sobald Sie diese negativen Gedanken verbannt haben, entsteht Raum für mehr Positivität. Anstelle von »Ich hasse meine Schenkel. Ich muss unbedingt abnehmen« versuchen Sie es positiv zu formulieren: »Ich möchte etwas für meine Figur tun.« Der erste Gedanke macht Sie nieder, der zweite gibt Ihnen Kraft und baut Sie auf. Beide Gedanken haben dasselbe Ziel – fit zu werden –, aber was sie bewirken, wird wahrscheinlich sehr unterschiedlich ausfallen. So banal es vielleicht klingt: der beste Weg zu mentaler Gesundheit ist sich selbst zu lieben. Schreiben Sie die negativen Gedanken oder Erfahrungen auf ein Blatt Papier und verbrennen Sie es. Durch diese symbolische Handlung verlieren die negativen Gedanken ihre Macht.

Selbstakzeptanz
Wenn überkommene Glaubenssätze Sie hemmen, machen Sie Folgendes: Identifizieren Sie Ihre negativen Gedanken und Auffassungen zu Sex im Allgemeinen und zu Ihrer Sexualität im Besonderen. Schreiben Sie sie auf kleine Zettelchen. Schauen Sie sich jedes dieser Papierchen an und fragen Sie sich: Woher stammt diese Botschaft? Wer hat mir das beigebracht? Stimmt es? Kann ich für mich neue Regeln entscheiden? Sowie Sie herausgefunden haben, was Sie davon abhält, Ihr Liebesleben in vollen Zügen zu genießen, fällt es Ihnen leichter, diese negativen Gedanken anzugehen und sich von ihnen zu befreien.

Den Geist heilen
Im Laufe Ihres Lebens erfahren Sie sicherlich die ganze Bandbreite von Gefühlen: unglaubliche Freude, wenn Sie Erfolg haben; Ärger und Frustration, wenn Sie scheitern; Zeiten von Stress, Angst und Sorge; tiefe Trauer, wenn Sie jemanden verlieren, den Sie lieben; Glück, wenn Sie eine neue Liebe finden. Häufig wissen wir nicht genau, wie wir mit den gelegentlich widerstreitenden Gefühlen im Alltag umgehen sollen. Das Leben ist ein heikler Balanceakt, aber mit einem gesunden Geist und einem intakten Liebesleben ist es viel leichter, die Höhen und Tiefen im Leben in den Griff zu bekommen.

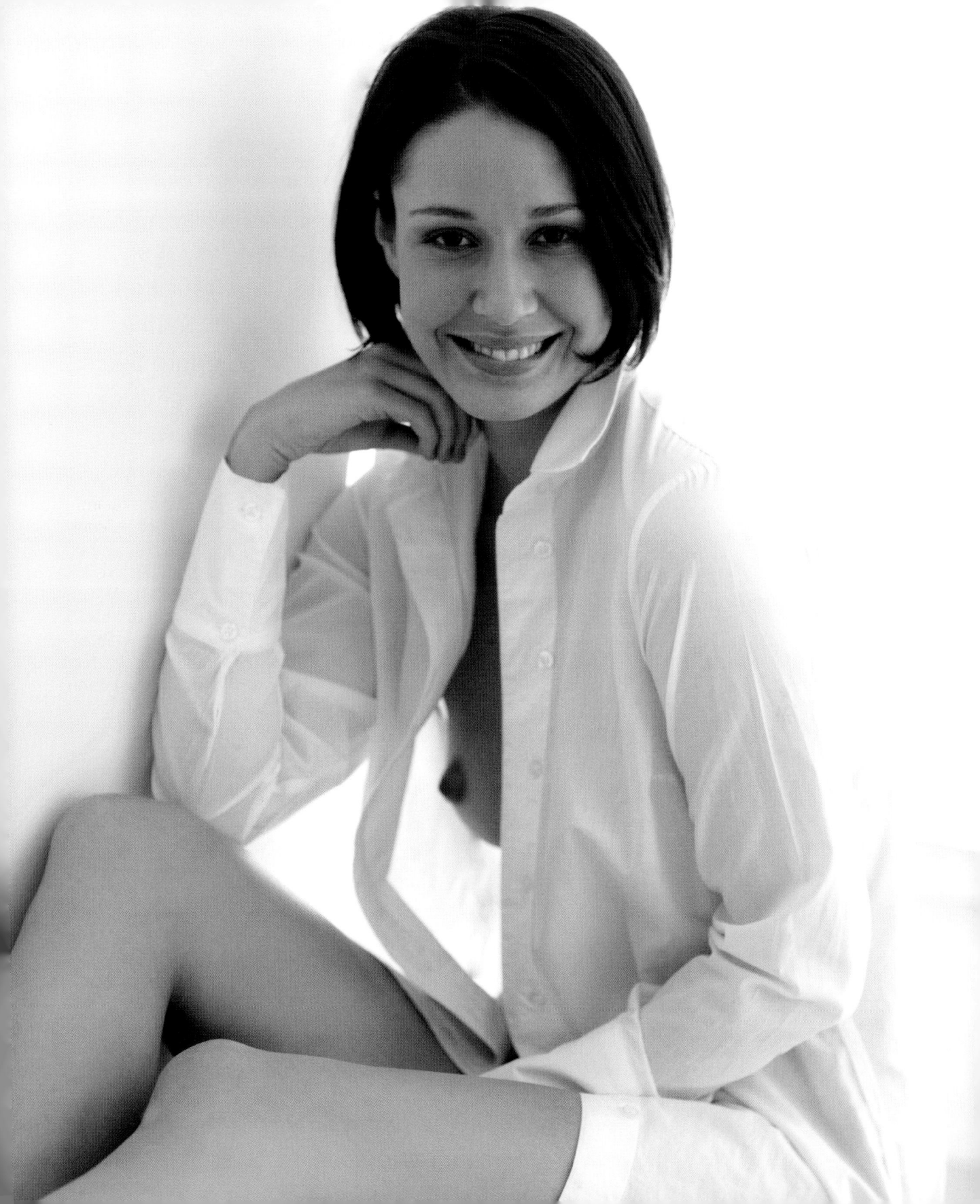

Sex und Stress

Stress ist unvermeidlich, er ist Bestandteil des Lebens. Unbewältigter Stress aber erzeugt eine Reihe unangenehmer Symptome. Sie reichen von nervöser Anspannung über Schlafprobleme zu Verdauungsstörungen, Muskelverspannungen und Hautausschlägen. Man kann aber lernen, Stress gezielt zu steuern – die Anspannung zu nutzen, um kraftvoll zu handeln, wo es nötig ist, und loszulassen, sobald die Möglichkeit besteht, zu entspannen. Eine Art Guerillataktik, um harte Zeiten zu überstehen.

Der Sinn von Stress

Kurzzeitiger Stress, etwa während eines Examens, einer Präsentation oder einem Wettrennen, ist positiv und stimulierend – das kann sogar dem Sex zugutekommen. Länger anhaltender Stress aus Gründen, die das gesamte Leben ändern – etwa ein Umzug oder die Planung eines großen Ereignisses wie einer Hochzeit –, kann dazu führen, dass man sich permanent erschöpft fühlt. Bewältigen Sie Stress, indem Sie ihn in die richtige Perspektive rücken. Mit anderen Worten: Solange die Situation nicht lebensbedrohlich ist, sollte der Stress nicht Ihr Leben bestimmen.

Sexuelle Erregbarkeit und Stress

Männer und Frauen reagieren unterschiedlich auf Stress. Frauen werden unter Stress launisch oder erschöpft, während Männer dann vielleicht nur eine Sache im Kopf haben: Sex. Wenn Männer unter Stress stehen, lösen Hormone bei ihnen eine Flucht-oder Angriff-Reaktion aus, die die Testosteronproduktion erhöht. Für unsere Vorfahren war das wichtig, weil es ihnen dabei half, bei Gefahr entweder zu kämpfen oder zu fliehen. Und Männer erleben heute immer noch denselben Hormonreflex auf Stress. Seien Sie also nicht überrascht, wenn Ihr Mann nach einem frustrierenden Tag im Büro Ihnen einfach nur an die Wäsche will.

Sie wissen vielleicht aus eigener Erfahrung, dass Sie nach einem miesen Tag im Büro eher weniger sexuelle Energie haben. Frauen haben dann vielmehr das Bedürfnis, sich erst mal seelischen Beistand zu holen. Auch das ist ein Erbe aus der Vorzeit, als Frauen darauf angewiesen waren, sich bei Gefahr der Unterstützung anderer Frauen zu versichern. Sie rufen also erst mal eine Freundin oder ein weibliches Familienmitglied an, um über ihre Situation zu sprechen. Dieses Verhalten ist zwar großartig für den Erhalt sozialer Bindungen, aber nicht ganz so großartig, wenn es um die Sexualität geht. Wenn Frauen unter Stress stehen, wird in ihrem Körper das »Bindungshormon« Oxytocin ausgeschüttet, ein Hormon, das auch dafür sorgt, dass das Testosteron im Körper absinkt. Diese hormonelle Kettenreaktion bewirkt, dass Frauen weniger bereit für Sex sind.

Stress überwinden

Lassen Sie nicht zu, dass Stress Ihr Liebesleben kontrolliert, gönnen Sie sich abends eine routinemäßige Ruhepause. Manchmal ist alles, was

Sie für eine ausgeglichene Verfassung brauchen, eine ungestörte Auszeit von 15-30 Minuten. Bitten Sie Ihren Partner, eine Weile auf die Kinder aufzupassen (wechseln Sie anschließend, damit auch er sich erholen kann), und tun Sie etwas, das Sie entspannt – nehmen Sie zum Beispiel ein ausgiebiges Bad, eine heiße Dusche oder machen Sie Yoga. Nutzen Sie Ihre Zeit für solche Aktivitäten, die Sie zur Ruhe bringen und den Stress vergessen lassen.

Wenn Sie es mit Ihrem Zeitplan vereinbaren können, sind 30 Minuten Herz-Kreislauf-Training das ideale Anti-Stress-Programm. Nach der Arbeit ins Fitnessstudio zu gehen, kann Ihnen ebenfalls den Kopf frei machen. Wenn das bei Ihrem Zeitplan schwierig ist, bauen Sie kleine Pausen ein – machen Sie zum Beispiel einen schnellen Spaziergang um den Block oder genießen Sie eine Tasse Tee im Garten.

Stress gemeinsam bekämpfen
Die beste Methode, um eine gesunde Balance zwischen Leben und Arbeiten aufrechtzuerhalten, ist die, auch für eine gute Balance in Ihrer Beziehung zu sorgen. Wenn Sie ohnehin schon nervös und angespannt sind und dann noch Groll auf Ihren Partner hegen, weil er Sie Ihrer Meinung nach nicht genug entlastet, sind Streit und Spannungen vorprogrammiert. Versuchen Sie, Stress mit möglichst viel Spaß und Humor auszugleichen. Schauen Sie sich zusammen einen witzigen Film an, legen Sie eine Lieblings-CD auf und tanzen Sie dazu oder spielen Sie mit Ihren Kindern im Garten Ball.

Entlasten Sie sich gegenseitig. Wenn einer beruflich gerade stärker eingespannt ist, sollte der andere sich mehr um Kinder und Haushalt kümmern. Wechseln Sie sich ab; eine gesunde Beziehung beruht auf Geben und Nehmen.

Auch wenn Sie nach einem harten Tag wohl erst mal wenig Lust auf Sex verspüren – ein Orgasmus beseitigt Stress am besten.

Raum für den Geist

Durch Meditation können Sie lernen, Ihren Geist zu beruhigen und sich auf das Hier und Jetzt zu konzentrieren. Ein Yoga-Kurs kann helfen, Stress auszugleichen. Atem- und Körperkontrolle schenken Ihnen innere Ruhe. Alles was Ihnen Abstand zu Stress verschafft, hilft Ihnen dabei, sich auf die wichtigen Dinge im Leben zu konzentrieren – zum Beispiel Ihre Gesundheit oder die Beziehung zu geliebten Menschen.

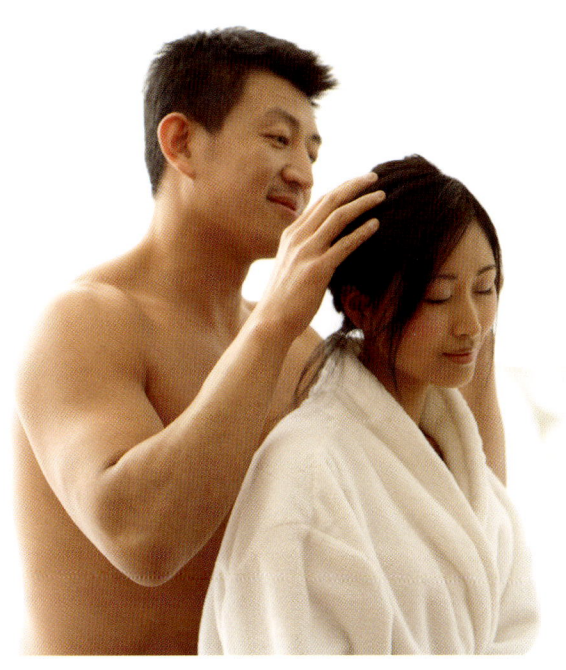

Sex und emotionaler Stress

Gefühle sind mehr als eine bloße Stimmungsfrage. Sie beeinflussen unsere körperliche und sexuelle Gesundheit und bestimmen unsere Beziehungen. Oft fällt es uns schwer, mit den weniger schönen Gefühlen umzugehen, die das Leben mit sich bringt. Trauer über den Verlust eines geliebten Menschen, Alltagsängste, Sorgen und Ärger können sich nachteilig auf Sex auswirken. Daher müssen wir auch im Interesse unserer Beziehung lernen, diese Gefühle in unser Leben zu integrieren.

Sex in Zeiten der Trauer
Ob Sie nun um einen geliebten Menschen oder das Ende einer Beziehung trauern – ein Verlust ist immer schwer zu bewältigen und verursacht eine Reihe von quälenden Symptomen wie Schlaflosigkeit, Angstgefühle, Ruhelosigkeit, Appetitveränderungen und Depressionen. Wenn es Ihnen morgens kaum gelingt aufzustehen, kann es schwierig werden, in Stimmung für Intimitäten zu kommen, was wiederum eine zerstörerische Wirkung auf Ihre Beziehung haben kann.

Bei einigen Paaren hilft Sex. Er kann vorübergehend helfen, zu scheinbarer Normalität zurückzukehren. Sex kann eine willkommene Pause in einer schwierigen Zeit sein, kurzfristig den Stress nehmen und das Gefühl von mehr Kontrolle vermitteln. Wenn keinem von Ihnen in einer solchen Zeit der Sinn nach Sex steht, sorgen Sie mit Berührungen und Intimität dafür, dass Ihre Verbindung stark bleibt. Körperlicher Kontakt stellt die Verbundenheit und emotionale Vertrautheit her, die Sie in dieser Zeit so dringend benötigen. Baden Sie gemeinsam, schrubben Sie sich gegenseitig den Rücken ab oder kuscheln Sie einfach in der Löffelstellung miteinander. Manchmal kann es einer Beziehung sehr guttun, sich einmal richtig auszuweinen – Sie beide können dadurch eine Art emotionaler Katharsis erleben. Nehmen Sie Hilfe an. Die Unterstützung einer anderen Person, die sich um Sie kümmert, kann ein großer Schritt zur Genesung sein.

Sex während eines Heilungsprozesses
Trauer braucht ihre Zeit. Besonders wenn der Verlust tragisch oder unvorhergesehen eingetreten ist, kann die Trauerarbeit Jahre dauern.

Körperlicher Kontakt stellt die Verbundenheit und emotionale Vertrautheit her, die Sie in dieser Zeit so dringend benötigen.

Gleichwohl erholen sich die meisten Menschen und akzeptieren mit der Zeit ihren Verlust. Für Menschen, die in der Trauer stecken bleiben, kann es hilfreich sein, einen ausgebildeten Therapeuten aufzusuchen. Eine Therapie hilft nicht nur dabei, den Verlust zu verarbeiten, sondern auch, dem Partner in jeglicher Hinsicht zugewandt zu bleiben.

Sex in Konfliktphasen
Die meisten Paare kennen Streit und Auseinandersetzungen. Das bedeutet nicht, dass sie ihre Probleme nicht bewältigen könnten. Streit und Ärger können aber das Liebesleben und die emotionale Verbindung eines Paares stark belasten.

Die Ursachen für unterschwelligen Groll in einer Beziehung genau auszumachen, ist nicht immer leicht. Manchmal verwechseln wir Wut und Ärger mit anderen Emotionen wie Frustration, Verletztheit oder Traurigkeit. Die Ursachen für Spannungen und Ärger in einer Beziehung zu klären, ist immer der erste Schritt zur Lösung.

Solange Sie Ihren Konflikt nicht beheben können, sollten Sie wenigstens darin übereinkommen, nicht miteinander zu schlafen. Groll ist weder gut für Ihr Nervensystem noch für Ihre Beziehung. Wenn die Streitereien und Debatten nicht aufhören, erwägen Sie eine Paartherapie, um den Konflikt aufzuarbeiten.

Wenn Sie in einer schwierigen Zeit aber trotzdem gern miteinander schlafen wollen, versuchen Sie, im Bett ein bisschen herumzuexperimentieren – probieren Sie neue Stellungen und Praktiken aus, um Ihr bisheriges Beziehungsschema zu durchbrechen. Sex und Intimität können Ihnen helfen, miteinander in Verbindung zu bleiben, wenn Ihnen ansonsten Steine im Weg liegen. Eine enge sexuelle Bindung kann auch dazu beitragen, Ihre Beziehung wieder einzurenken.

> ### Sex, wenn Sie traurig sind
> Emotionaler Stress macht häufig jeden sexuellen Impuls zunichte. Trotzdem kann Sex genau das sein, was Sie brauchen – die Endorphine sorgen auf für Entspannung und Stimmungsverbesserung. Wenn Sie nicht die Energie für Sex aufbringen, sprechen Sie mit Ihrem Partner, einer Freundin oder Therapeutin über Ihre Gefühle. Ihre Libido kehrt wieder, wenn Sie lernen, schwierige Gefühle zu bewältigen.

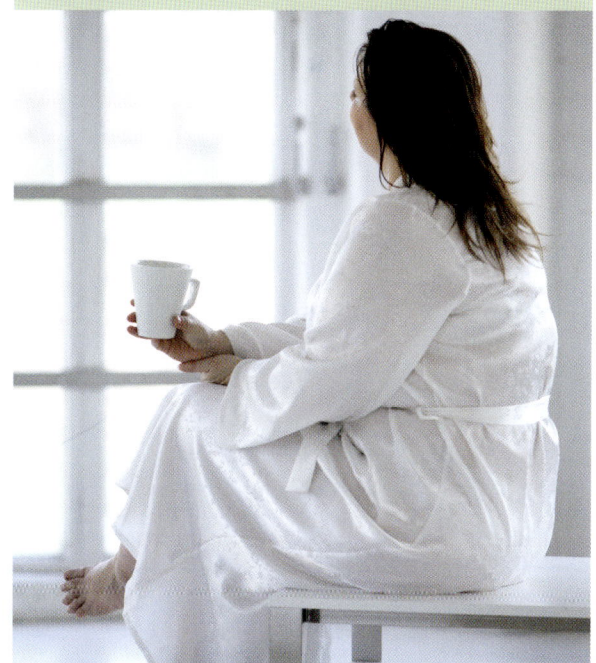

Sex und Depressionen

Was die Depression ausmacht, ist das nachlassende Interesse an Dingen, die dem Betroffenen einmal wichtig und wertvoll waren. Das kann auch die emotionale oder sexuelle Beziehung zu einem geliebten Menschen betreffen. Viele Depressive vernachlässigen ihre Gesundheit und Körperpflege, was in der Folge die Intimität zum Partner beeinträchtigt. Untersuchungen weisen auch auf eine mögliche Wechselwirkung zwischen sexueller Dysfunktion und Depressionen hin.

Symptome der Depression

Das Wort Depression fällt heute schnell. Oft ist aber nicht klar, ob von einer ernsthaften Depression oder von einer leichten depressiven Verstimmung die Rede ist. Die Symptome variieren, aber im Allgemeinen zeigen Menschen, die an einer Depression leiden, einige oder alle der folgenden Symptome: ein Gefühl der Verlorenheit, der Hilflosigkeit oder der Hoffnungslosigkeit; mangelnde Energie, Konzentrations-, Motivations- und allgemeine Interesselosigkeit, Reizbarkeit und Selbstablehnung. Wenn Sie oder Ihr Partner länger als zwei Wochen an solchen Empfindungen leiden, sollten Sie umgehend medizinische Hilfe holen.

Sex haben oder nicht haben

Dank der Endorphine, die bei einem Orgasmus den Körper durchfluten, kann Sex eine wichtige Rolle dabei spielen, Depressionen zu überwinden. Aber sich entscheiden zu müssen, Sex zu haben oder enthaltsam zu sein, ist schwierig. Patienten, die sich von einer Depression, einer Sucht oder anderen ernsthaften emotionalen Störungen erholen, empfiehlt man im Allgemeinen, in dieser Phase nicht gleich neue Beziehungen einzugehen oder mit anderen Menschen intim zu werden. Viele Menschen, die an einer Depression leiden, brauchen Zeit und emotionalen Abstand, um gesund zu werden, ehe sie wieder regelmäßig Sex haben. Intimität und Vertrautheit sind in dieser Zeit trotzdem und sogar besonders wichtig, haben Sie also Geduld und bleiben Sie zärtlich und liebevoll.

Ungesunder Sex

Ein grundsätzlicher Zusammenhang zwischen einem unbefriedigenden Sexualleben und Depres-

Bewahren Sie Intimität und Nähe zu Ihrem Partner, indem sie liebevoll mit ihm umgehen und nicht die Beziehung schleifen lassen.

sionen ist unbestritten. Sich Gedanken über Ihr Liebesleben zu machen kann ein notwendiger Schritt zu seelischer Gesundheit sein.

Obwohl sich Depressionen im Allgemeinen negativ auf den Sexualtrieb auswirken, führt das nicht immer zu einem Mangel an Sex. Eine leicht bis mittelschwer depressive Frau ist sexuell risikofreudiger (oder weniger abgegrenzt) und hat häufiger zufälligen Sex als eine durchschnittliche Frau, denn ein geringes Selbstwertgefühl ist häufig ein Begleitsymptom von Depressionen und kann Frauen dazu verleiten, Sex als Mittel gegen negative Gefühle einzusetzen. Promiskuität und Sex mit Zufallsbekanntschaften sind scheinbar eine Möglichkeit, Liebe und Akzeptanz zu finden, langfristig ist es aber eher ein selbstzerstörerisches Verhalten.

Aufarbeiten

Frauen haben oft das Bedürfnis, es allen Leuten recht zu machen und der Welt ein glückliches Gesicht zu präsentieren. Die Folge davon ist, dass sie für negative Emotionen wie Furcht, Selbstzweifel und Ärger kein Ventil haben. Suchen Sie sich deshalb eine Vertrauensperson. Die meisten Menschen, die an Depressionen leiden, gehen zu einem Therapeuten, aber möglicherweise sprechen Sie lieber mit einem Seelsorger.

Medikamentöse Behandlungen

Es gibt viele verschiedene Behandlungsformen bei Depressionen. Die medikamentöse Therapie setzt auf Präparate, die bestimmte Botenstoffe im Gehirn wieder ins Gleichgewicht bringen. Sie sind nicht für jeden geeignet, und einige von ihnen können zu sexuellen Störungen führen. Das soll Sie nicht zwingend davon abhalten, diese Medikamente einzunehmen. Es gibt jedoch eine Vielzahl von Behandlungsstrategien, sodass Sie sich bei einer Beeinträchtigung Ihres Sexuallebens auch nach Alternativen erkundigen sollten.

Mit Depressionen leben

Eine Depression zu überwinden, kann ein sehr harter Kampf sein. Mit der richtigen Behandlung und Begleitung können Sie aus dieser Schlacht aber gestärkt und glücklicher hervorgehen. Mit einem depressiven Partner zusammenzuleben, kann ebenso schwierig sein. Vielleicht haben Sie Schuldgefühle, weil Sie Ihrem Partner nicht helfen können, und bisweilen wird Sie seine Krankheit frustrieren. Beide Reaktionen sind normal. Unterstützen Sie seine Heilung, indem Sie ihn dazu ermuntern, möglichst viel Zeit mit Freunden und Familie im Freien zu verbringen. Achten Sie mit auf die Einhaltung der Therapiesitzungen und Arzttermine und eine gesunde Lebensweise. Sport, gesunde Ernährung, regelmäßiger Schlaf und Gespräche werden seine Heilung fördern. Ihre seelische und körperliche Unterstützung sind ein wesentlicher Schritt zu seiner Heilung.

Eine gesunde sexuelle Beziehung

Damit eine neue Partnerschaft auf gegenseitigem Vertrauen basieren kann, sollten Sie sich möglichst zu Beginn über ein paar wesentliche Dinge unterhalten. Wir alle hatten schon andere sexuelle Kontakte, überlegen Sie daher, ob Sie sich zur gegenseitigen Gewissheit auf sexuell übertragbare Krankheiten testen lassen wollen. Auch Verhütung sollte ein Thema sein. Das klingt zunächst nicht besonders sexy, zeigt aber, dass Sie sich verantwortungsvoll verhalten. Schließlich geht Ihre Gesundheit vor.

Gesunder Sex ein Leben lang
Wenn Sie eine neue Beziehung eingehen, haben Sie in der Regel bereits eine sexuelle Vergangenheit. Man muss den Partner nicht in alle Details seines erotischen Vorlebens einweihen, aber es ist für beide beruhigend zu wissen, ob der andere frei von sexuell übertragbaren Krankheiten ist. Fragen Sie also ruhig, ob Ihr Partner in jüngerer Zeit einen Test gemacht hat. Wenn ein Test bei Ihnen beiden schön etwas länger zurückliegt, könnten Sie sich gemeinsam untersuchen lassen, das macht es ein bisschen leichter. Es ist bestimmt nicht das romantischste Gesprächsthema. Aber es ist mit Sicherheit besser, als feststellen zu müssen, dass einer den anderen mit einer vielleicht sogar unheilbaren Krankheit angesteckt hat.

Verhütung
Sie müssen das Thema Verhütung nicht schon bei Ihrer ersten Verabredung aufs Tapet bringen. Aber bevor Sie miteinander schlafen, sollte es schon sein. Sprechen Sie es also an, wenn klar ist, dass Sex für Sie zum Thema wird. Wenn Sie sich erst seit kurzem kennen, verwenden Sie immer ein Kondom, um Ansteckung vorzubeugen.

Wenn Sie infiziert sind
Wenn Sie eine unheilbare sexuell übertragbare Erkrankung haben – Herpes oder HIV zum Beispiel –, sollten Sie Ihrem Partner das zu einem geeigneten Zeitpunkt und an einem neutralen Ort sagen. Warten Sie nicht damit, bis Sie schon im Bett sind. Seien Sie darauf vorbereitet, dass Ihr Partner Fragen und Bedenken hat – vielleicht haben Sie für diesen Fall ja bereits Informationsmaterial. Im Internet oder bei entsprechenden Beratungsstellen gibt es eine ganze Menge verfügbarer Informationen, die Sie nutzen sollten.

Einander schützen
Auf welche Art und Weise Sie sich schützen, variiert von Paar zu Paar, der zuverlässigste Schutz ist aber immer noch das Kondom – für beides: Geschlechtsverkehr und oralen Sex. Frauen können sich bei oralem Sex auch mit einem Latex-Tuch schützen, damit Speichel und andere Flüssigkeiten nicht in die Scheide gelangen können. Das gibt es unter der Bezeichnung Dental Dam in Apotheken, im Internet oder der lokalen Aids-Hilfe. Wichtig ist jedoch zu erwähnen, dass auch Kondome Sie nicht hundertprozentig vor sexuell übertragbaren Krankheiten schützen können.

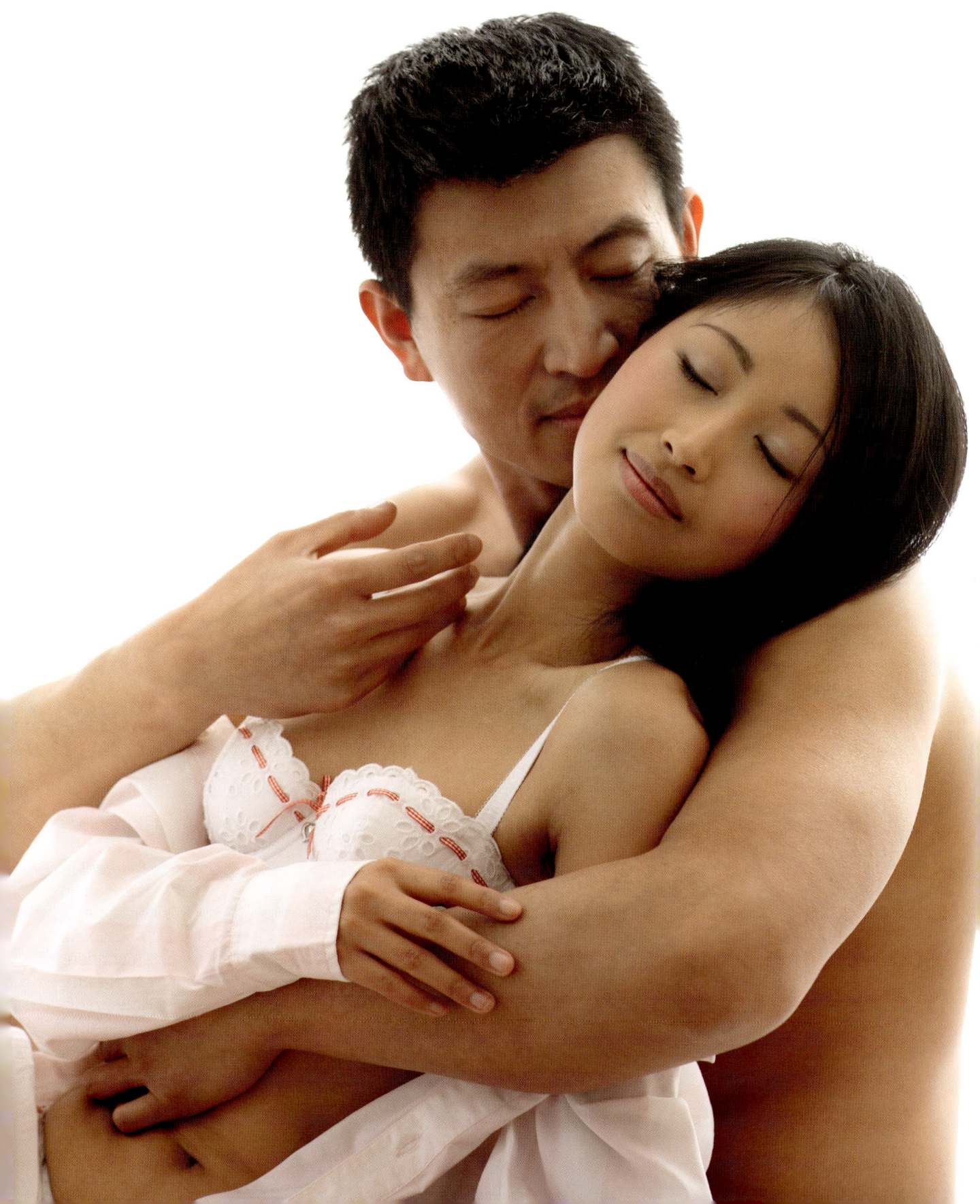

Safer Sex

Die Welt leidet unter einer wahrhaften Epidemie sexuell übertragbarer Krankheiten, ob Papillomaviren, Chlamydien oder HIV. Sich über diese Krankheiten und ihre Symptome zu informieren, wird immer wichtiger. Nur wer sich durch Safer Sex schützt, kann diese Krankheiten weitgehend vermeiden. Darüber zu sprechen ist nicht ganz einfach, aber unbedingt notwendig, und zwar in jedem Alter. Das Gleiche gilt für persönliche Grenzen und das individuell unterschiedliche Bedürfnis sich zu schützen.

Wissen schützt

Um zu Experten in Sachen Safer Sex zu werden, müssen wir lernen, wie wir uns bei allen Arten von Geschlechtsverkehr davor schützen, Geschlechtskrankheiten zu übertragen oder damit angesteckt zu werden. Die Folgen einer solchen Infektion kann bleibende Auswirkungen auf Ihre Gesundheit, Fruchtbarkeit und Sexualität haben, gehen Sie also nicht leichtfertig damit um.

Humane Papillomviren (HPV)

Eine der häufigsten Geschlechtserkrankungen sind heutzutage die genitalen oder Feigwarzen, die durch eine Virusinfektion hervorgerufen werden. Diese Viren, die Humanen Papillomaviren, kurz HPV, werden bei Frauen für die Entstehung von Gebärmutterhalskrebs verantwortlich gemacht. Bei Männern kann HPV in ganz seltenen Fällen auch Krebs im Analbereich auslösen. Zu den Symptomen gehören flache, erhabene oder blumenkohlförmige Warzen, die an den Genitalien, dem Anus und dem Hodensack auftreten können. Besorgniserregend ist, dass die meisten Menschen mit HPV nicht wissen, dass sie infiziert sind. Die gute Nachricht ist, dass 90% der Paare, die infiziert sind, dank des körpereigenen Immunsystems innerhalb von 2 Jahren erregerfrei sind. Regelmäßige Abstriche vom Gebärmutterhals können den Erreger – oder Folgeschäden an den Zellen des Gebärmutterhalses – identifizieren, sodass eine Behandlung schon in einem frühen Stadium eingeleitet werden kann.

Darüber hinaus ist ein Impfstoff gegen HPV entwickelt worden, der Frauen vor vier der Erregerstämme schützen kann – zwei davon verursachen 70% der Fälle von Gebärmutterhalskrebs, die anderen beiden sind für 90% der Fälle von Genitalwarzen verantwortlich.

In Deutschland hat die Ständige Impfkommission Ende Februar 2007 die Empfehlung zur generellen Impfung gegen HPV für Mädchen im Alter von 12 bis 17 Jahren verabschiedet. Eine Zulassung des Impfstoffs besteht für Mädchen und Jungen ab einem Alter von neun Jahren.

Herpes

Herpes verbreitet sich, besonders unter jungen Leuten, immer mehr. Leider gibt es derzeit noch keine Heilung. Menschen, die damit infiziert sind, sind ihr ganzes Leben lang Träger des Virus, und zwar unter Umständen ohne jemals selbst Symptome entwickelt zu haben. Zu den Symptomen gehören schmerzhafte Bläschen an den Genitalien (Genitalherpes) oder am Mund (Lippenherpes). Herpes wird durch Hautkontakt übertragen, Sie können daher Genitalherpes bekommen, wenn Ihr Partner einen Lippenherpes hat und Sie oral befriedigt, Sie können aber auch Lippenherpes bekommen, wenn Sie Ihren Partner oral befriedigen und er Genitalherpes hat.

Syphilis
Das erste Stadium der Syphilis ist ein Geschwür an den Genitalien, der sogenannte Schanker. Syphilis geht dann in das zweite Stadium über, das von Gelenkschmerzen, Muskelschmerzen, einem wunden Hals und grippeähnlichen Symptomen, fleckartigem Haarausfall und einem Ausschlag am ganzen Körper gekennzeichnet ist. Mit Penizillin lässt sich diese Erkrankung gut behandeln, besser ist es jedoch, sich beim Sex durch ein Kondom vor der Infektion zu schützen.

AIDS
Viele Mythen über AIDS halten sich hartnäckig – etwa dass nur Schwule, Menschen mit häufigem Partnerwechsel oder Drogenabhängige gefährdet sind. Es kann aber jeder mit HIV infiziert werden. Tatsächlich sind 75 % der Frauen, die HIV-positiv sind, bei heterosexuellem Geschlechtsverkehr damit infiziert worden.

Andere häufige Erkrankungen
Chlamydien, Gonorrhö, Trichomonaden und bakterielle Vaginose zeigen häufig ähnliche Symptome, unter anderem Ausfluss, fauligen Geruch, Schmerzen, Juckreiz oder Missempfindungen. Viele dieser Erkrankungen können zu Unfruchtbarkeit oder anderen chronischen Gesundheitsproblemen führen, wenn sie nicht behandelt werden. Deswegen sollte immer sofort ein Arzt aufgesucht werden. Ärzte haben schon alles gesehen, es muss Ihnen also nicht peinlich sein, Beratung und Hilfe zu suchen.

Sexy Safer Sex

Kondome sind das einzige sichere Mittel, sich vor Ansteckungen zu schützen. Auf den ersten Blick sind sie nicht besonders sexy. Aber ihrem Liebhaber ein Kondom über den Penis zu streifen, während Sie rittlings auf ihm sitzen, kann sehr sinnlich sein. Während Sie das Kondom sanft abrollen, beugen Sie sich vor und fahren als Versprechen für das, was noch kommt, mit der Zunge von der Peniswurzel bis zur Spitze.

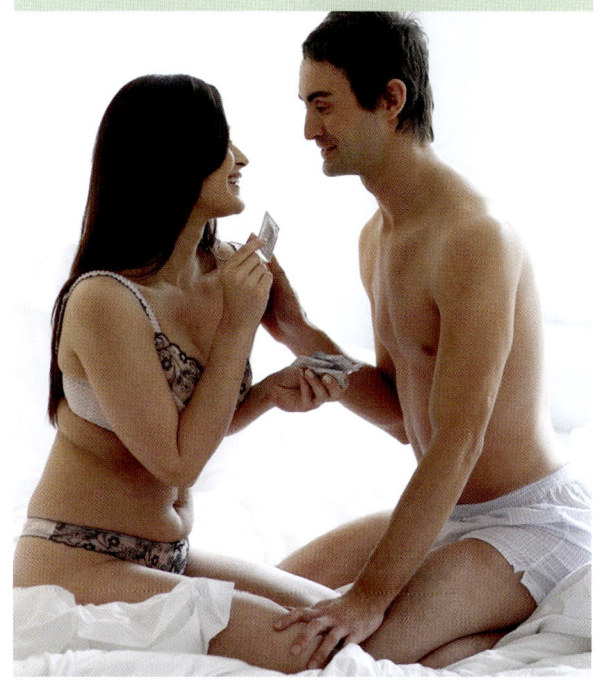

Schutz und Empfängnisverhütung

Safer Sex ist nicht nur bei Gelegenheitssex wichtig, auch Paare in einer dauerhaften Beziehung sollten sich schützen, zumindest solange sie noch keinen sicheren Test haben, der nicht mindestens ein halbes Jahr nach ihrem letzten ungeschützten Kontakt gemacht wurde. Die meisten von uns werden wahrscheinlich nie eine Geschlechtskrankheit bekommen, vielleicht auch deshalb, weil Vorbeugung der beste Schutz ist. Nehmen Sie Ihre Gesundheit nicht auf die leichte Schulter und schützen Sie sich immer.

Sich selbst schützen

Die einzige wirklich absolut sichere Methode, sich vor sexuell übertragbaren Krankheiten und ungewollter Schwangerschaft zu schützen, ist Enthaltsamkeit. Jeder Hautkontakt, ausgiebiges Petting oder bloßes Berühren der Genitalien kann hingegegen zur Übertragung von Viren führen. Auch durch manuellen Sex können Bakterien und Viren wie HPV übertragen werden.

Aber oral ist sicher, oder?

Oraler Sex ist Sex. Er ist, was die sexuell übertragbaren Krankheiten betrifft, nicht weniger gefährlich als Geschlechtsverkehr. Glücklicherweise gibt es ja Möglichkeiten, sich bei oralem Sex zu schützen, solange Sie noch nicht sicher sind, ob Sie beide gesund sind. Verwenden Sie zur Fellatio immer ein Kondom. Ihr Partner wird das Gefühl trotzdem genießen, Sie hingegen sind vor einer Infektion geschützt. Wenn Sie an der Reihe sind, können Sie ein »Leckläppchen« aus Latex verwenden. Legen Sie das Latextuch über Ihre Schamlippen und den Scheideneingang – auf diese Weise kann Ihr Partner Sie befriedigen, ohne in Kontakt mit dem Scheidensekret zu kommen. Als hausgemachte Version eignet sich auch Frischhaltefolie. Sie müssen jedoch darauf achten, dass sie keine Risse oder Löcher hat und Ihre Genitalien vollständig bedeckt.

Empfängnisverhütung

Heute können Paare unter einer Vielzahl von Verhütungsmethoden wählen, jede hat ihre Vor- und Nachteile, die Sie mit Ihrem Gynäkologen besprechen sollten. Auch bei Pro Familia oder ähnlichen Einrichtungen können Sie sich informieren.

Mechanische Methoden wie Kondom oder Diaphragma verhindern eine Befruchtung dadurch, dass das Sperma die Eileiter nicht erreichen kann. Spontaner Sex wird durch Kondome etwas eingeschränkt und die Empfindung dabei auch.

Ein Diaphragma wird bis zu zwei Stunden vor der Penetration in die Scheide eingeführt und verschließt den Gebärmuttermund. In Verbindung mit einem spermienabtötenden Gel oder einer Creme kann mit mindestens achtzigprozentiger Sicherheit eine Schwangerschaft verhindert werden. Ein Diaphragma wirkt sich nicht auf das Liebeserleben des Paares aus, muss aber richtig angewendet werden, um eine Schwangerschaft, Harnwegsinfektionen oder ein Toxisches Schocksyndrom zu verhindern.

Die Spirale (offiziell Intrauterinpessar) wird vom Arzt eingesetzt und kann mehrere Jahre lang vor einer Schwangerschaft schützen. Sie verhindert das Einnisten der befruchteten Eizelle in der Gebärmutter. Der Vorteil ist ein hoher Schutz vor Schwangerschaft ohne hormonelle Belastung. Dafür besteht das erhöhte Risiko einer Entzündung oder einer Eileiterschwangerschaft.

Die hormonelle Empfängnisverhütung – etwa mit der Pille, Pflastern, Injektionen und Vaginalringen – verhindert Schwangerschaften sehr zuverlässig und hat darüber hinaus oft auch andere Vorteile, zum Beispiel einen gleichmäßigen Zyklus. Manche Frauen leiden jedoch unter Nebenwirkungen – einem Nachlassen der Libido, Launenhaftigkeit oder Gewichtszunahme.

Da hormonelle Methoden der Empfängnisverhütung sehr sicher sind und die Spontaneität nicht mindern, überwiegen die Vorteile meist die Nebenwirkungen.

Natürliche Empfängnisverhütung
Viele Paare vertrauen auf den Koitus interruptus – das Zurückziehen des Penis kurz vor der Ejakulation. Doch schon das Präjakulat, der »Lusttropfen« vor der eigentlichen Ejakulation, kann Spermien enthalten, weswegen der Koitus interruptus als Methode der Empfängnisverhütung nicht zu empfehlen ist.

Eine andere, aber riskante natürliche Art der Verhütung ist die Methode nach Knaus-Ogino, die sich am Menstruationszyklus der Frau orientiert. In einem typischen Menstruationszyklus hat eine Frau fruchtbare Tage (kurz vor, während und nach dem Eisprung), in denen es leicht zur Empfängnis kommen kann. Wenn eine Frau an ihren fruchtbaren Tagen enthaltsam ist, kann eine Schwangerschaft verhindert werden. Diese Methode setzt aber voraus, dass Sie genau wissen, wann Sie Ihren Eisprung haben, und die Rate, bei der es doch zu einer Schwangerschaft kommt, kann bei bis zu 25 % im Jahr liegen.

Sexuelle Aufklärung

Weltweit steigt die Rate der Mädchen im Teenageralter, die an Chlamydien-, Trichomonaden- und, am häufigsten, an HPV-Infektionen leiden. Auch angesichts des sprunghaften Anstiegs von Teenagerschwangerschaften ist es dringend notwendig, junge Menschen so früh wie möglich in diesen Fragen aufzuklären. Es ist einfach, den Medien mit ihren sexverherrlichenden Verheißungen die Schuld daran zu geben, dass Jugendliche Sex haben, ehe sie in der Lage sind, verantwortungsvoll damit umzugehen. Ob Jungen oder Mädchen – Teenager brauchen mehr Informationen über sexuelle Ansteckung, sicheren Sex und Schwangerschaftsverhütung. Sprechen Sie also als Eltern von Teenagern mit Ihren Kindern über Verhütung und gesundheitliche Risiken beim Sex. Bestärken Sie sie darin, nachzufragen. Und als Jugendliche denkt daran: Safety first. Wer besser Bescheid weiß, hat auch mehr Spaß am Sex.

Süchtig nach Sex

Sex sollte ein lebendiger, aufregender und gesunder Bestandteil unseres Lebens sein. Körperlich wird nur riskanter oder ungeschützter Sex zur Gefahr. Sexsucht ist jedoch eine psychische Erkrankung, bei der die ungewöhnlich hohe sexuelle Aktivität des Betroffenen sich für alle Beteiligten destruktiv auswirkt. Sexsüchtige gehen für gewöhnlich keine engen emotionalen Bindungen und Vertrauensverhältnisse ein. Um gesund zu werden, ist professionelle Hilfe notwendig.

Die Gefahr der Sexsucht
Die Sexsucht hat viele Gesichter. Sie kann sich in übermäßigem Verlangen nach Pornografie, Sex mit Fremden, zwanghafter Masturbation, Exhibitionismus, Voyeurismus und Cybersex äußern, schlimmstenfalls auch in sexueller Belästigung und Missbrauch. Mehr als die Hälfte aller Sexsüchtigen wird straffällig. Und das Internet macht es Süchtigen leichter, ihr Doppelleben zu führen.

Ursachen und Symptome
Als sexsüchtig wird eine Person definiert, die nicht in der Lage ist, ihr sexuelles Verlangen zu kontrollieren, und auch größte Schwierigkeiten überwindet, um ihren Drang zu befriedigen. Das meint Menschen, bei denen sich das ganze Leben darum dreht, den Kick zu finden, den sie aus sexueller Aktivität beziehen – sogar, wenn sie seit Jahren in einer Partnerschaft leben. Typische Verhaltensweisen sind unter anderem exzessives Flirten, die Neigung, Sex gleichsam als Spieleinsatz um Geld und Macht zu nutzen, und die Aufnahme inadäquater Sexualkontakte. Süchtige haben oft Zwangsgedanken sexuellen Inhalts, die ihr gesamtes persönliches und berufliches Leben durchdringen, und sie geraten in Stress, wenn sie ihre Begierden nicht befriedigen können.

Die Entstehung des Suchtverhaltens ist nicht endgültig geklärt. Eine Reihe von Faktoren spielt eine Rolle. Viele Süchtige wurden als Kind sexuell missbraucht und haben deswegen ein verzerrtes Verhältnis zu Liebe und Lust entwickelt. Häufig kommen sie auch aus Familien, in denen sie die gerade in dieser Situation nötige Unterstützung und Zuwendung nicht finden.

Kein sexuelles Verhalten ist ungesund – es sei denn, Druck und Zwang ersetzen Nähe und Intimität.

Sexsüchtige zeigen häufig auch in anderen Bereichen ihres Lebens Suchtverhalten. Sie können zusätzlich unter Alkohol-, Drogensucht oder Essstörungen leiden. Sie haben häufig auch Süchtige in der Familie. Sexsucht wird in enger Verbindung mit anderen seelischen Störungen, etwa Zwangsstörungen oder Depressionen, gesehen.

Liebessucht
Weibliche Sexsüchtige werden als »Liebessüchtige« bezeichnet, weil sie mit ihrem Suchtverhalten nicht unbedingt den Kick des Orgasmus suchen. Sie suchen stattdessen die Euphorie der Romantik oder Verliebtheit, die neue sexuelle Begegnungen umgibt.

Die Symptome der Liebessüchtigen sind vielfältig, aber zahlreiche schlechte Beziehungen sind die Regel, also ständig wechselnde Liebhaber, Versuche, den Liebespartner durch Sex zu kontrollieren, oder das Aufrechterhalten von Missbrauchsbeziehungen. Liebessucht richtet großen Schaden an, die Betroffenen leiden unter zerstörten Beziehungen, Scham, Reue, Angst, Depressionen oder Missbrauch und können ihr Verhalten dennoch nicht ändern.

Gefährliches sexuelles Verhalten
Eine andere zerstörerische Form sexuellen Verhaltens sind riskante Praktiken. Fesselspiele und leichte Schläge zählen noch zum normalen Repertoire. Problematisch wird es, wenn der Schmerz beim Sex zur Hauptmotivation wird. Wenn Knebelung und Misshandlung des passiven oder untergeordneten Partners die Regel ist, kann das körperlich und emotional gefährlich sein.

Kein sexuelles Verhalten ist ungesund – es sei denn, Druck und Zwang ersetzen Nähe und Intimität. Sprechen Sie mit Ihrem Partner offen über Ihre sexuellen Wünsche. Lassen Sie nicht zu, dass sexuelle Befriedigung nur durch zwanghafte Suche nach dem ultimativen Kick erlangt wird.

Hilfe finden
Die meisten Süchtigen realisieren nicht, dass sie ein Problem haben. Der erste Schritt zur Heilung ist immer die Erkenntnis, dass das eigene Verhalten ungesund ist. Der nächste besteht darin, sich professionelle Hilfe zu suchen. Kognitive Verhaltenstherapie und Selbsthilfegruppen, die in Gruppensitzungen oder auch online Hilfe anbieten, sind sehr erfolgreich in der Suchttherapie. Ein Facharzt kann Sie an einen ausgebildeten Paar- oder Sexualtherapeuten überweisen – je nach Ihren Bedürfnissen mit oder ohne Ihren Partner. Unter Umständen ist auch eine ergänzende medikamentöse Behandlung sinnvoll.

Sexsucht kann geheilt werden. Vielen Menschen ist es bereits gelungen, ihre Sucht zu überwinden und ein glückliches und emotional gesundes Liebesleben zu führen.

Lebenslust: ein Programm

Als Frauen haben wir heute mehr Entscheidungsfreiheit als alle Generationen vor uns. Wir können die Karriereleiter erklimmen, wir können uns selbstständig machen oder uns ganz den Aufgaben als Hausfrau und Mutter widmen, wenn wir das wollen. Unser Leben ist voller Chancen. Aber es kann auch eine große Herausforderung sein, allen Anforderungen unseres Alltags gerecht zu werden. Die Balance zwischen unserem Liebesleben, unserer Rolle in der Familie und unseren beruflichen Zielen zu finden, ist der Schlüssel zum Glück.

In der Gegenwart leben Auch wenn wir uns dessen nicht bewusst sind: Die meisten von uns warten auf etwas oder warten auf den richtigen Zeitpunkt – später. Wichtige Dinge schieben wir lieber auf – berufliche Veränderungen, vertrauliche Gespräche, Ferien und Weiterbildung. Und weniger wichtige auch – den Kochkurs, ein neues Hobby oder ein paar Kilo abzunehmen. Unsere Ziele geraten neben all den Erfordernissen unseres Alltags aufs Abstellgleis, und das Ende vom Lied ist, dass wir die Gegenwart nicht in vollen Zügen genießen können, weil wir immer damit beschäftigt sind, etwas aufzuschieben.

Wenn Sie sich ein lebhaftes Liebesleben und eine lebendige Beziehung wünschen, hat Ihnen, so hoffe ich, dieses Buch dabei geholfen, sich auf die Reise zu machen. Sei es, dass es darum ging, Ihre sexuellen Bedürfnisse zu entdecken und zu kommunizieren oder darum, mehr Zeit für sich in Ihrem Kalender unterzubringen. Ich hoffe, Sie haben für sich erkannt, wie sehr es darauf ankommt, es jetzt zu tun. Jetzt ist der richtige Moment, mit Ihrem Partner einen Urlaub nur zu zweit zu machen, jetzt ist der richtige Moment, sich für einen Tanzkurs anzumelden, und jetzt ist der richtige Moment, eine Ihrer sexuellen Fantasien auszuleben. Verschieben Sie Ihr Leben nicht auf morgen.

Lieben Sie Ihren Körper Ihr körperliches Selbstbild ist einer der wichtigsten Gründe für Frauen, ihr Glück auf sich warten zu lassen. Eine gute Freundin sagte mir einmal: »Jede Minute, die man damit verbringt, seinen Körper zu hassen, verschwendet eine Minute Lebenszeit.« Auf wie viele Frauen trifft das zu! Unser »Glücksgewicht« zu erreichen, scheint manchmal ein frustrierend unerreichbares Ziel. Der Gewinn aber, den Sie daraus haben, sich in Ihrer Haut wohlzufühlen, ist unbezahlbar. Ob Sie diese Reise nun mit einem Freund, Ihrem Partner, Ihrem Tagebuch oder einem Therapeuten antreten – Ihr wachsendes Selbstbewusstsein wird Ihr Leben neu gestalten und all den jungen Frauen ein leuchtendes Beispiel sein, die Ihre Entwicklung mitverfolgen und von Ihnen lernen.

Setzen Sie sich an die erste Stelle Wenn Sie ein Flugzeug besteigen, erinnern die Flugbegleiter Sie, sich bei einem Notfall zuerst selbst die Sauerstoffmasken anzulegen. Frauen müssen überall auf der Welt daran erinnert werden, in Belangen ihrer sexuellen Gesundheit und Bedürfnisse zuerst an sich selbst zu denken. Uns an die erste Stelle zu setzen, ist vor allem deshalb nicht einfach, weil Frauen so oft dazu erzogen wurden, zuerst an die anderen und dann erst an sich zu denken. Je mehr Sie aber lernen, zuerst an sich selbst zu denken, umso mehr wird Ihnen auffallen, dass sich die Menschen in Ihrer Gegenwart wohlfühlen, weil Sie glücklich, gesund und ausgeruht sind.

Wachsen Sie mit Ihrem Partner Für ein erfülltes Liebesleben sollten Sie auch die Bedürfnisse Ihres Partners kennen. Männer und Frauen sind einander gleichgestellt, aber im Hinblick auf unsere Gedanken, Gefühle, Hormone und unsere Sozialisation sind wir anders. Diese Unterschiede kommen in unserem Liebesleben zum Ausdruck. Es sind die Unterschiede, die das Liebesleben prickelnd und aufregend machen – was gäbe es sonst Neues zu entdecken? Kosten Sie die Entdeckungsreise aus!

Bejahen Sie Ihre Sexualität Ein großartiges Liebesleben beginnt mit umfassender Selbsterkenntnis. Von der Liebe zu sich selbst bis zu Erkundungen Ihrer Sexualität mit Ihrem Partner ist die Entdeckung Ihrer sexuellen Bedürfnisse ein wesentlicher Schritt zu besserer Selbstwahrnehmung in jeglicher Hinsicht. Indem Sie Ihre Hemmungen überwinden und Ihre Sexualität für sich erobern, werden Sie auch in anderen Lebensbereichen neue Tatkraft entwickeln. Es ist an der Zeit, aus dem engen Gefängnis alter Gewohnheiten auszubrechen und sich zu einem einzigartigen weiblichen Wesen zu entfalten.

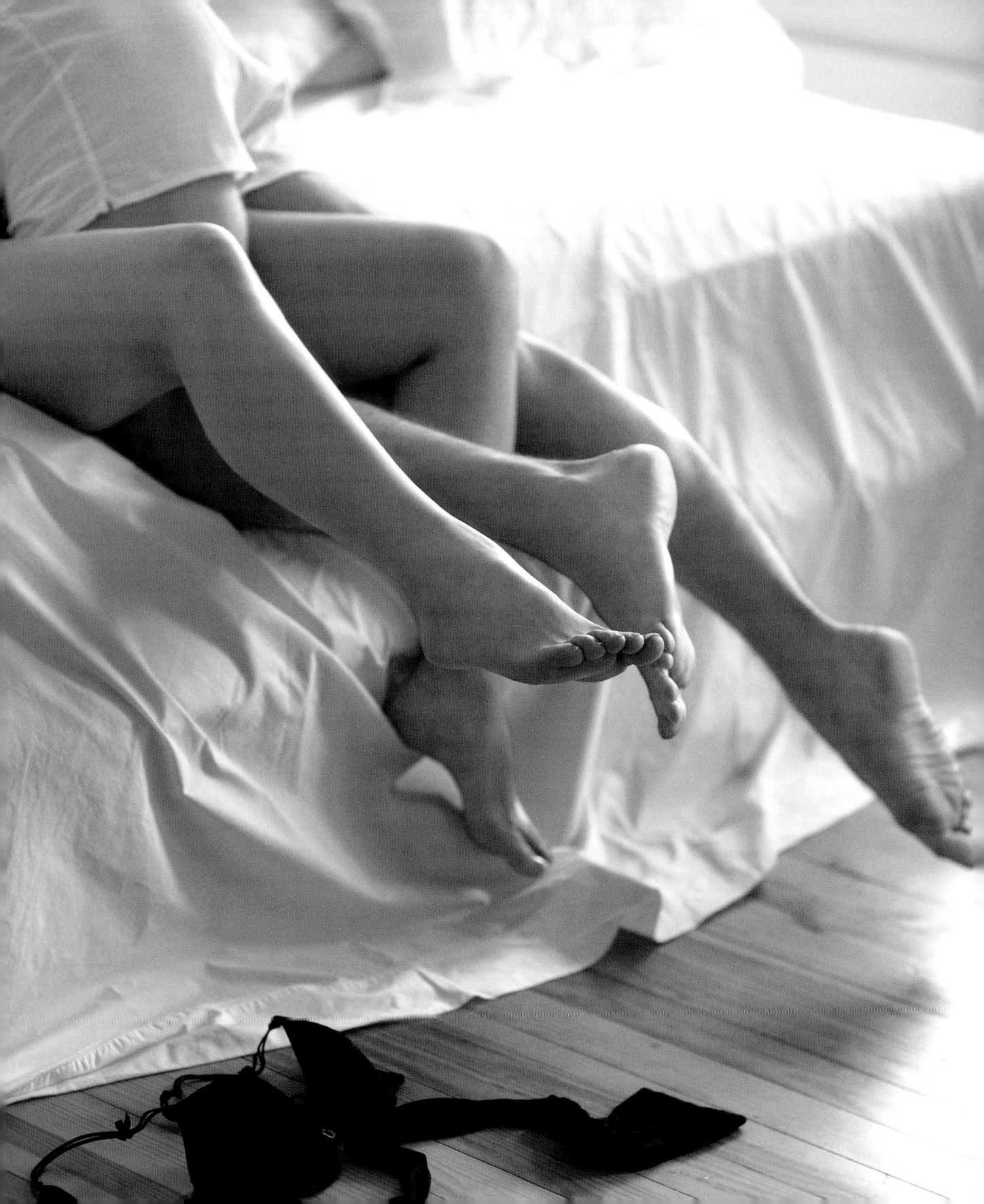

Weiterführende Informationen

Ein erfüllendes, aufregendes und erotisches Liebesleben entsteht nicht einfach über Nacht. Die folgenden Lektürehinweise inspirieren Sie vielleicht zu weiteren Experimenten. Zudem finden Sie unten Adressen von Einrichtungen und Websites, die Ihnen weitere Informationen liefern, Ihnen Beratungsstellen in Ihrer Nähe nennen oder einfach Ihre Neugier wecken können. Ebenso finden Sie Bezugsquellen für Sexspielzeuge und Erotika.

Portale

WomenWeb
www.womenweb.de
Portal mit Diskussionsforen und Artikeln zu den Themen Liebe, Sex, Fitness, Kinder, Gesundheit, Mode u.v.m.

goFeminin
www.gofeminin.de
Portal mit Foren und Themenartikeln zu Liebe, Beauty, Mode, Wellness u.v.m.

Shopping

Ladies First
www.ladiesfirst.de
Deutschlands erster Erotikshop und -versand von Frauen für Frauen

Femintim
www.femintim.ch
Schweizer Erotikshop und -versand für Frauen

Separée-Shop
www.separee-shop.com
Der sympathische Shop und -Versand in Wien

Babeland
www.babeland.com
Empfehlenswerte Sextoy-Website von Frauen für Frauen - mit Testberichten und vielen weiteren Infos (englisch)

Sinn und Sinnlichkeit
www.sinnundsinnlichkeit.com
Sympathische erotische Buchhandlung in München mit Onlineshop

Oscar Wilde
www.oscar-wilde.de
Buchhandlung und Onlineshop für Lesben und Schwule in Frankfurt am Main

Weiterführende Informationen

Partnerschafts- und Sexualberatung

Bundeszentrale für gesundheitliche Aufklärung
www.bzga.de
Die Bundeszentrale betreibt viele gut gemachte, seriöse Info-Websites für Jung und Alt zur sexuellen Aufklärung, zur Gesundheitsvorsorge usw.

Pro Familia
www.profamilia.de
Pro Familia berät in allen Fragen zur Verhütung, Familienplanung und Schwangerschaft und bietet Sexualberatung für Jugendliche und Erwachsene an.

www.sextra.de
Onlineberatung der Pro Familia

Bily – Jugend-, Familien- und Sexualberatung
www.bily.info
Die führende österreichische Sexualberatungsstelle

Pro Familia Schweiz
www.profamilia.ch
Pro Familia in der Schweiz

Sex im Alter
www.medizinauskunft.de
www.lebensfreude50.de
www.50plus.at
www.seniorweb.ch

Homosexualität

Lesben- und Schwulenverband in Deutschland
www.lsvd.de

Rosa Lila Villa
www.villa.at

Pink Cross
www.pinkcross.ch

Partnerschaftsberatung für Schwule und Lesben
www.courage-beratung.at
www.hetera.ch

Deutsche Arbeitsgemeinschaft für Jugend- und Eheberatung
www.dajeb.de

Gesundheit

Frauenärzte im Netz
www.frauenaerzte-im-netz.de
Medizinische Information im Internet

Anonyme Sexsüchtige
www.anonyme-sexsuechtige.de
Hilfe bei Abhängigkeit

Deutsche AIDS-Hilfe e.V.
www.aidshilfe.de
www.aidshilfe-beratung.de
Die deutsche AIDS-Hilfe bietet Beratungs- und Informationsmöglichkeiten

AIDS-Hilfe Österreich
www.aidshilfen.at
Auf dieser Seite wird man zu den regionalen Beratungsstellen weitergeleitet.

AIDS-Hilfe Schweiz
www.aids.ch

Wissenschaft

Institut für Sexualwissenschaft und Sexualmedizin
www.sexualmedizin.charite.de
Forschung am Zentrum für Human- und Gesundheitswissenschaften der Humboldt-Universität zu Berlin

Magnus-Hirschfeld-Archiv
www2.hu-berlin.de/sexology
Deutschlands führendes Forschungsinstitut zur Sexualwissenschaft

Deutsche Gesellschaft für sozialwissenschaftliche Sexualforschung
www.sexologie.org

Zum Weiterlesen

Ebenfalls bei Dorling Kindersley erschienen:

Anne Hooper:
Sex – Alles, was Sie wissen wollen

Anne Hooper:
Das neue Kamasutra

Anne Hooper:
Fit for Sex – So haben Sie wieder Spaß im Bett

Anne Hooper:
Der kleine Sex-Berater

Anne Hooper:
Was Männer wirklich wollen. So werden Sie zur Sexpertin

Anne Hooper:
Erotische Massage. Verwöhnen Sie Ihren Partner mit sinnlichen Berührungen

Tracey Cox:
Perfekt verführen. Wie Sie Ihre Körpersprache bewusst einsetzen

Anne Hooper:
Das Kamasutra

Anne Hooper:
Perfect Sex

Anne Hooper:
Play Sex!

Anne Hooper:
Kamasutra – Liebesstellungen für ihn und sie

Anne Hooper:
Der ultimative Sex-Test

Em & Lo:
Sex – Alles, was Lust macht

Weitere Bücher, Informationen und Bezugsquellen finden Sie im Internet:
www.dk.com

Register

Alter, Sexualität im 60, 228–231
anale Stimulation 39, 113, 124, 132, 134, 167, 173, 177, 193
Analsex 170, 176–177, 192
Andropause 226, 227
Aufklärung 245
Baden und Duschen 43, 46, 48, 71, 85, 121, 179
Beckenbodentraining 37, 119, 122, 124

Beißen und Kratzen 117, 121
Berührung 104–107
    erotische 107
    Massage 108–113, 130, 181
    nicht-erotische 104, 106
    siehe auch Vorspiel, manueller Sex
Beziehungen 72–81
    Affären 78–79
    Altersunterschiede 76
    Gelegenheitsbekanntschaften 76, 199
    Langzeit- 74–75
    neue 74
    offene 75
    wenn die Kinder aus dem Haus sind 76
Bondage 214, 247
Brüste streicheln 47, 103, 113, 117, 121, 139

Cockring 123, 170, 186, 189

Damm 36, 39, 113, 124, 132, 136, 157, 177
Depressionen 238–239
Dirty Talk 70, 214

Eierstöcke 36–37
Ejakulation
    männliche 39, 122, 245
    weibliche 119
Erektion 122

Erektionsstörungen 220, 227–228
Erotika 190–193, 198
Erregung 18, 98–103
    Anzeichen für 114
    männliche 18, 114, 116, 120–121
    weibliche 114, 116-17
    siehe auch Vorspiel, Küssen, Orgasmus
Essen
    erotisches 136, 181
    gesundes 63, 220, 222–223
Exhibitionismus 214–215

Fantasien 47, 49, 120, 130, 144, 194–215
    austauschen 200–201
    Beherrschung und Unterwerfung 203, 210–211, 214
    Fetisch- 214–215
    Kostüme und Requisiten 144, 181, 197, 198, 200, 201, 203, 204–205
    männliche 198–199
    Rollenspiele 70, 197, 199, 203, 204–205
    Schauplätze 212–213
    Striptease 58–59, 206–209
    weibliche 196–197
Fetische 214–215
Fitness 24, 42, 63, 65, 92, 118–119, 229
    Beckenbodentraining 37, 119, 122, 124
    gemeinsam trainieren 54, 57, 77
    Herz-Kreislauf-Training 42, 223, 237
    Sexy Sport 223
Flirten 71, 106

Gebärmutter 36–37
Gebärmutterhals 36, 114, 118, 147, 151

Gefährliches Sexualverhalten 247
Geschlechterrollen 19
Geschlechtskrankheiten 240, 242–243, 244
Gesundheit 92–93, 220–247
    seelische 232–239
Gewichtsprobleme 17, 42, 220
G-Punkt 36, 118, 119, 125, 132, 133, 139, 147, 149, 157, 160, 161, 165, 173, 189

Herpes 242–243
HIV/AIDS 243
Hoden 39, 136, 157, 167
Hormontherapie 62, 63, 226–227
HPV (Humanes Papillomavirus) 242
Humor 57, 83, 237

Intimität 12, 18, 20, 65, 66, 77, 82–85, 127, 140, 231, 234, 238

Kissenschlacht 57
Klitoris 34, 35, 118, 124, 125, 132, 133, 139, 147, 148, 151, 156, 160, 163, 167, 189
Koitale Ausrichtungstechnik (KAT) 170, 174–175
Kommunikation 86–95
    emotional intelligente 93
    fehlende 92, 126
    Körpersprache 86
    männliche 86, 90–91
    sexuelle 57, 86, 92, 113, 130, 138
    sexueller Bedürfnisse 14, 16, 19, 66, 86, 91, 92–93, 95, 116, 132, 136
    weibliche 86, 88–89
    Zuhören 94
Körper 32–39
    männlicher 38–39
    weiblicher 32, 34–35

Körpergefühl 17, 40–45, 55, 120, 228, 248–249
Körperpflege 77
Küssen 100–103, 106, 107

Labialplastik 34
Libido 60–69
　männliche 64–65, 127
　steigern 63, 114
　unterschiedliche 66–67
　verminderte 60, 62, 63, 64, 126, 127, 226, 236, 238
　weibliche 60, 62–63, 226
Liebe 77, 82
Liebesrituale 83

manueller Sex 130–135
　bei Frauen 132–133
　bei Männern 134–135
Massage 108–113, 181
　erotische 112–113, 130
　Kopf- 117
　sinnliche 108–111, 117
Massage der Vagina 133, 139
Masturbation
　gegenseitige 49
　männliche 48–49
　weibliche 46–47, 229
　siehe auch manueller Sex
Medien 12, 14–15, 16, 52
Meinungsverschiedenheiten 83, 90
Menopause 63, 226–227
Monogamie 18, 74, 75

Oralsex 125, 136–143, 170
　Cunnilingus 138–139, 244
　das große »O« 141
　Fellatio 140–141, 244
　Safer Sex beim 244
Orgasmus 16–17, 223
　gemeinsamer 124–125
　klitoraler 118
　männlicher 122–123
　multipler 118, 122
　vaginaler 118
　vorgetäuschter 116
　weiblicher 75, 118–119

Penis 32, 38, 114
　Eichel 38, 134
　Frenulum 38, 125, 134, 154, 161, 174
　Größe 17, 32, 123
　Harnröhre 35, 39
　manuelle Stimulation 134, 135
　Schaft 38
　Vorhaut 39
Prostata 39, 134

Quickie 80, 114, 120, 130, 179

regelmäßiger Sex 15, 32, 46

Safer Sex 75, 229, 240, 242–243
Schamhaar 37, 70
Schamhügel 34
Schamlippen 34, 113, 118, 132, 139, 167
Schauplätze 170, 178–179, 193, 212, 213
Scheidenöffnung 36, 132
Schlaf 62, 223
Schlafzimmer 106
Schwangerschaft, Sex in der 224–225
Selbstachtung
　bei Depressionen 239
　männliche 56–57
　verbessern 54–55, 56–57, 71
Sex ohne Penetration 180-181
Sexappeal 40, 42
Sexspielzeug 49, 123, 170, 186–189
Sexsucht 246–247
Sexualität 12–17
　männliche 16–17, 18, 19
　weibliche 14–15, 18–19, 52, 55, 70–71, 249
Sexualtherapie 52, 67, 79
Sperma 39, 122, 245
Spiele 95
Stellungen
　Analsex 170, 176-177, 192
　Frau oben 118, 144, 150–155, 185, 225
　Hündchenstellung 118, 123, 153, 157, 160–161, 165, 167, 170

　kniende 162, 165
　Koitale Ausrichtungstechnik (KAT) 170, 174–175
　Löffelchenstellung 113, 157, 159, 161, 177, 229
　Missionarsstellung 103, 123, 144, 146–149, 173, 174-175, 229
　orgasmusverstärkende 172-173
　Requisiten 125, 148, 149, 170
　seitliche 156–159, 225
　sitzende 162, 163–164, 173, 185, 231
　stehende 162, 167, 179
　Tantra 185
　V-Ausschnitt 170
Stopp-und-Start-Technik 122–123
Stress 235, 236–237
　abbauen 62, 65, 236–237
　und verminderte Libido 62, 64, 65, 236
Striptease 58–59, 206–209
Sucht nach Liebe 247
Syphilis 243

Tantra 170, 182–185

Unterwäsche 71, 121, 204, 228

Vagina 36, 37, 114, 144, 228
　Feuchtigkeit 34, 123, 228
　Geruch 37, 138
　Hygiene 37
　Muskulatur 37
Verabredung 77, 85, 222
Verhütung 62, 240, 243, 244–245
Vibrator 118, 124, 170, 186, 189, 231
Vorspiel 19, 107, 116, 229, 231
　siehe auch Berührung
Voyeurismus 214–215

Wechseljahre 63, 226–227
　des Mannes 226–227
Wildkatze 70–71, 138
Wut und Trauer 79, 232, 234, 234–235, 235

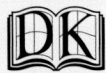

London, New York, München, Melbourne und Delhi

Bildredaktion Sara Robin
Redaktion Nichole Morford
Chefbildlektorat Kat Mead
Projektkoordination Adèle Hayward
Herstellungsleitung Jenny Woodcock
Bildrecherche Harriet Mills
Gestalterische Beratung Sonia Charbonnier
Herstellung Bethan Blase
Art Director Peter Luff
Programmleitung Stephanie Jackson
Projektbetreuung Louise Frances
Gestaltung Ruth Hope
Illustrationen André Metzger

Für die deutsche Ausgabe:
Programmleitung Monika Schlitzer
Projektbetreuung Florian Bucher
Herstellungsleitung Dorothee Whittaker
Herstellung Petra Kühner

Bibliografische Information Der Deutschen Bibliothek
Die Deutsche Bibliothek verzeichnet diese Publikation in der Deutschen Nationalbibliografie; detaillierte bibliografische Daten sind im Internet über http://dnb.ddb.de abrufbar.

Titel der englischen Originalausgabe:
The Sex Bible

© Dorling Kindersley Limited, London, 2008
Ein Unternehmen der Penguin-Gruppe

Text © Dr. Laura Berman

© der deutschsprachigen Ausgabe by
Dorling Kindersley Verlag GmbH, München, 2009

Alle deutschsprachigen Rechte vorbehalten

Übersetzung Dr. Judith Borgwart
Redaktion Ingrid Exo
Covergestaltung Verena Marquart

ISBN: 978-3-8310-1368-5

Color reproduction by MDP, Bath, UK
Printed and bound in Singapore by Tien Wah Press

Besuchen Sie uns im Internet
www.dk.com

Hinweis: Die Informationen und Ratschläge in diesem Buch sind von den Autoren und vom Verlag sorgfältig erwogen und geprüft, dennoch kann eine Garantie nicht übernommen werden. Eine Haftung der Autoren bzw. des Verlags und seiner Beauftragten für Personen-, Sach- und Vermögensschäden ist ausgeschlossen.

Ich widme dieses Buch meiner Großmutter Teal Friedman, die mich und meine Entscheidungen immer unterstützt hat, und die von Jahr zu Jahr attraktiver wird. Alles Gute zum 90. Geburtstag!

Dank der Autorin

Ich danke Dorling Kindersley, besonders Stephanie Jackson, Nichole Morford und Louise Frances, sowie meiner unglaublichen Agentin Binky Urban, die alle meine Idee zu diesem Buch unterstützt haben. Ich kann mich glücklich schätzen, mit euch zusammenarbeiten zu dürfen. Ich danke auch Empower Public Relations, die kreativ und unermüdlich sind, sowie meinen Managern bei Roar, Greg Suess und Erik Stone. Bridget Sharkey möchte ich danken, weil sie mir jeden Tag hilft, meine Gedanken in Worte zu fassen: Ohne dich wäre dieses Buch nicht entstanden. Danke, dass du mich so gut verstehst und meiner Stimme mehr Klang verleihst.

Ich danke allen Frauen in meinem Leben für ihre Unterstützung, und dass sie mich immer wieder dazu anhalten, mich selbst und mein Leben nicht so ernst zu nehmen. Meiner Mutter möchte ich sagen: Danke, dass du mir so früh beigebracht hast, offen zu sein und auf dem Teppich zu bleiben. Ich jammere vielleicht manchmal, aber ich schätze deine Ehrlichkeit in allen Dingen und eifere ihr nach. Meinem Vater sage ich Danke für die Lebensweisheit, dass man nur tun muss, was man liebt, und alles andere dann von selbst kommt – und dass du dein Leben auch danach ausrichtest.

Meinem umwerfenden Sam danke ich für alles, was er für unsere Familie und mich tut. Dieses Buch und so viele andere Dinge wären unmöglich ohne deinen Verstand, deine Hilfe und Liebe. Unsere zauberhaften Jungs Ethan, Sammy und Jackson – Ihr erinnert mich immer daran, was wirklich wichtig ist. Ich liebe euch über alles.

Dank des Verlags

Dorling Kindersley dankt Adam Brackenbury und John Goldsmid für die Retusche, Ally Williams für die Makeup-Assistenz beim Fotoshooting und Eleanor Hicks für die Requisite. Kesta Desmond, John Windell, Jo Godfrey Wood und Anne Johnson halfen beim Lektorat. Myla gebührt Dank für den Forget-me-Knot-Vibrator auf S. 187 und 189 (www.myla.co.uk).

Bildnachweis

Der Verlag dankt folgenden Unternehmen und Einrichtungen für die freundliche Erlaubnis zum Abdruck:

(o = oberhalb/oben, u = unterhalb/unten, m = Mitte, l = links, r = rechts):

25 PunchStock: Image Source (ol). 33 Science Photo Library: Helen Mcardle. 37 PunchStock: PhotoAlto Agency. 41 PunchStock: Digital Vision/ Helen McArdle. 43 PunchStock: Digital Vision/Adam Gault. 44 SuperStock: age fotostock. 49 Getty Images: Stone/Ebby May. 53 PunchStock: Cultura/ Philip Lee Harvey. 67 Getty Images: Stone/ Loungepark. 68 PunchStock: Image Source. 79 Getty Images: The Image Bank/Michael Poehlman. 93 PunchStock: Blend Images/JGI. 126 Photolibrary: Photographer's Choice/ Simon Stanmore. 192 PunchStock: UpperCut Images/Hill Creek Pictures. 197 Alamy Images: Tony Rusecki. 199 Getty Images: Photographer's Choice/Piotr Powietrzynski. 202 Getty Images: altrendo images. 205 Getty Images: Stone+/Javier Pierini. 221 PunchStock: Digital Vision. 225 PunchStock: Stockbyte. 230 Photolibrary: OJO Images/Paul Bradbury. Cover vorn: David Hanover/Getty Images

Alle anderen Bilder © Dorling Kindersley
Weitere Informationen: www.dkimages.com